中国近现代中医药期刊续编

第一辑

昌明医刊
国医新声

王咪咪◎主编

2019年度北京市古籍整理出版资助项目

北京科学技术出版社

图书在版编目（CIP）数据

昌明医刊；国医新声 / 王咪咪主编．—北京：北京科学技术出版社，2020.3
（中国近现代中医药期刊续编．第一辑）
ISBN 978－7－5714－0677－6

Ⅰ．①昌…　Ⅱ．①王…　Ⅲ．①中国医药学—医学期刊—汇编—中国—近现代　Ⅳ．①R2-55

中国版本图书馆CIP数据核字（2019）第300096号

中国近现代中医药期刊续编·第一辑　昌明医刊　国医新声

主　　编：王咪咪
策划编辑：侍　伟　白世敬
责任编辑：侍　伟　白世敬　陶　清　刘　佳　王治华
责任印制：李　茗
责任校对：贾　荣
出 版 人：曾庆宇
出版发行：北京科学技术出版社
社　　址：北京西直门南大街16号
邮政编码：100035
电话传真：0086-10-66135495（总编室）
0086-10-66113227（发行部）　0086-10-66161952（发行部传真）
电子信箱：bjkj@bjkjpress.com
网　　址：www.bkydw.cn
经　　销：新华书店
印　　刷：北京捷迅佳彩印刷有限公司
开　　本：787mm×1092mm　1/16
字　　数：260千字
印　　张：31.5
版　　次：2020年3月第1版
印　　次：2020年3月第1次印刷
ISBN 978－7－5714－0677－6/R·2731

定　　价：800.00元

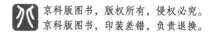

《中国近现代中医药期刊续编·第一辑》编委会名单

序

2012年上海段逸山先生的《中国近代中医药期刊汇编》（下文简称“《汇编》”）出版，这是中医界的一件大事，是研究、整理、继承、发展中医药的一项大工程，是研究近代中医药发展必不可少的历史资料。在这一工程的感召和激励下，时隔七年，我所的王咪咪研究员决定效仿段先生的体例、思路，尽可能地将《汇编》所未收载的新中国成立前的中医期刊进行搜集、整理，并将之命名为《中国近现代中医药期刊续编》（下文简称“《续编》”）进行影印出版。

《续编》所选期刊数量虽与《汇编》相似，均近50种，但总页数只及《汇编》的1/4，约25000页，其内容绝大部分为中医期刊，以及一些纪念刊、专题刊、会议刊；除此之外，还收录了《中华医学杂志》1915—1949年所发行的35卷近300期中与中医发展、学术讨论等相关的200余篇学术文章，其中包括6期《医史专刊》的全部内容。值得强调的是，《续编》将1951—1955年、1957年、1958年出版的《医史杂志》进行收载，这虽然与整理新中国成立前期刊的初衷不符，但是段先生已将1947年、1948年（1949年、1950年《医史杂志》停刊）的《医史杂志》收入《汇编》中，咪咪等编者认为把20世纪50年代这7年的《医史杂志》全部收入《续编》，将使《医史杂志》初期的各种学术成果得到更好的保存和利用。我以为这将是对段先生《汇编》的一次富有学术价值的补充与完善，对中医近现代的中医学术研究，对中医整理、继承、发展都是有益的。医学史的研究范围不只是中国医学史，还包括世界医学史，医学各个方面的发展史、疾病史，以及从史学角度谈医学与其关系等。《续编》中收载的文章虽有的出自西医学家，但提出来的问题，对中医发展有极大的推进作用。陈邦贤先生在

《中国医学史》的自序中有“世界医学昌明之国，莫不有医学史、疾病史、医学经验史……岂区区传记遽足以存掌故资考证乎哉！”陈先生将其所研究内容分为三大类：一为关于医学地位之历史，二为医学知识之历史，三为疾病之历史。医学史的开创性研究具有连续性，正如新中国成立初期的《医史杂志》所登载的文章，无论是陈邦贤先生对医学史料的连续性收集，还是李涛先生对医学史的断代研究，他们对医学研究的贡献都是开创性的和历史性的；范行准先生的《中国预防医学思想史》《中国古代军事医学史的初步研究》《中华医学史》等，也都是一直未曾被超越或再研究的。况且那个时期的学术研究距今已近百年，能保存下来的文献十分稀少。今天能有机会把这样一部分珍贵文献用影印的方式保存下来，将是对这一研究领域最大的贡献。同时，扩展收载1951—1958年期间的《医史杂志》，完整保留医学史学科在20世纪50年代的研究成果，可以很好地保持学术研究的连续性，故而主编的这一做法我是支持的。

以段逸山先生的《汇编》为范本，《续编》使新中国成立前的中医及相关期刊保存得更加完整，愿中医人利用这丰富的历史资料更深入地研究中医近现代的学术发展、临床进步、中西医汇通的实践、中医教育的改革等，以更好地继承、挖掘中医药伟大宝库。

李经纬 九十老人

2019年11月于中国中医科学院

前 言

《汇编》主编段逸山先生曾总结道，中医相关期刊文献凭藉时效性强、涉及内容广泛、对热门话题反映快且真实的特点，如实地记录了中医发展的每一步，记录了中医人每一次为中医生存而进行的艰难抗争，故而是中医近现代发展的真实资料，更是我们今天进行历史总结的最好见证。因此，中医药期刊不但具有历史资料的文献价值，还对当今中医药发展具有很强的借鉴意义。

本次出版的《续编》有五六十册之规模，所收集的中医药期刊范围，以段逸山先生主编的《汇编》未收载的新中国成立前50年中医相关期刊为主，以期为广大读者进一步研究和利用中医近现代期刊提供更多宝贵资料。

《续编》收载期刊的主要时间定位在1900—1949年，之所以不以1911年作为断代，是因为《绍兴医药学报》《中西医学报》等一批在社会上很有影响力的中医药期刊是1900年之后便陆续问世的，从这些期刊开始，中医的改革、发展等相关话题便已被触及并讨论。

在历史的长河中，50年时间很短，但20世纪上半叶的50年却是中医曲折发展并影响深远的50年。中国近代，随着西医东渐，中医在社会上逐步失去了主流医学的地位，并逐步在学术传承上出现了危机，以至于连中医是否能名正言顺地保存下来都变得不可预料。因此，能够反映这50年中医发展状况的期刊，就成为承载那段艰难岁月的重要载体。

据不完全统计，这批文献有1500万～2000万字，包括3万多篇涉及中医不同内容的学术文章。这50年间所发生的事件都已成为历史，但当时中医人所提出的问题、争论的焦点、未做完的课题一直在延续，也促使我们今天的中医人要不断地回头看，思考什么才是这些问题的答案！

中医到底科学不科学？中医应怎样改革才能适应社会需要并有益于中医的发展？120年前，这个问题就已经在社会上被广泛讨论，在现存的近现代中医药期刊中，这一类主题的文章有不下3000篇。

中医基础理论的学术争论还在继续，阴阳五行、五运六气、气化的理论要怎样传承？怎样体现中国古代的哲学精神？中医两千余年有文字记载的历史，应怎样继承？怎样整理？关于这些问题，这50年间涌现出不少相关文章，其中有些还是大师之作，对延续至今的这场争论具有重要的参考价值。

像章太炎这样知名的近代民主革命家，也曾对中医的发展有过重要论述，并发表了近百篇的学术文章，他又是怎样看待中医的？此类问题，在这些期刊中可以找到答案。

最初的中西医汇通、结合、引用，对今天的中西医结合有什么现实意义？中医在科学技术如此发达的现代社会中如何建立起自己完备的预防、诊断、治疗系统？这些文章可以给我们以启示。

适应社会发展的中医院校应该怎么办？教材应该是什么样的？根据我们在收集期刊时的初步统计，仅百余种的期刊中就有五十余位中医前辈所发表的二十余类、八十余种中医教材。以中医经典的教材为例，有秦伯未、时逸人、余无言等大家在不同时期从不同角度撰写的《黄帝内经》《伤寒论》《金匮要略》等教材二十余种，其学术性、实用性在今天也不失为典范。可由于当时的条件所限，只能在期刊上登载，无法正式出版，很难保存下来。看到秦伯未先生所著《内经生理学》《内经病理学》《内经解剖学》《内经诊断学》中深入浅出、引人入胜的精彩章节，联想到现在的中医学生在读了五年大学后，仍不能深知《黄帝内经》所言为何，一种使命感便油然而生，我们真心希望这批文献能尽可能地被保存下来，为当今的中医教育、中医发展尽一份力。

新中国成立前这50年也是针灸发展的一个重要阶段，在理论和实践上都有很多优秀论文值得被保存，除承淡安主办的《针灸杂志》专刊外，其他期刊上也有许多针灸方面的内容，同样是研究这一时期针灸发展状况的重要文献。

在中医的在研课题中，有些同志在做日本汉方医学与中医学的交流及互相影响的研究，这一时期的期刊中保存了不少当时中医对日本汉方医学的研究之作，而这些最原始、最有影响的重要信息载体却面临散失的危险，保护好这些文献就可以为相关研究提供强有力的学术支撑。

在这50年中，以期刊为载体，一门新的学科——中国医学史诞生了。中国医学史首次以独立的学科展现在世人面前，为研究中医、整理中医、总结中医、发展中医，把中医推向世界，再把世界的医学展现于中医人面前，做出了重大贡献。创建中国医学史学科的是一批忠实于中医的专家和一批虽出身西医却热爱中医的专家，他们潜心研究中医医史，并将其成果传播出去，对中医发展起到了举足轻重的作用。《古代中西医药之关系》《中国医学史》《中华医学史》《中国预防思想史》《传染病之源流》等学术成果均首载于期刊中，作为对中医学术和临床的提炼与总结，这种研究将中医推向了世界，也为中医的发展坚定了信心。史学类文章大都较长，在期刊上大多采用连载的形式发表，随着研究的深入也需旁引很多资料，为使大家对医学史初期的发展有一个更全面、连贯的认识，我们把《医史杂志》的收集延至1959年，为的是使人们可以全面了解这一学科的研究成果对中医发展的重要作用。《医史杂志》创刊于1947年，在此之前一些研究医学史的专家利用西医刊物《中华医学杂志》发表文章，从1936年起《中华医学杂志》不定期出版《医史专刊》。（《中华医学杂志》是西医刊物，我们已把相关的医学史文章及1936年后的《医史专刊》收录于《续编》之中。）这些医学史文章的学术性很强，但其中大部分只保存在期刊上，期刊一旦散失，这些宝贵的资料也将不复存在，如果我们不抢救性地加以保护，可能将永远看不到它们了。

上述的一些课题至今仍在被讨论和研究，这些文献不只是资料，更是前辈们一次次的发言。能保存到今天的期刊，不只是文物，更是一篇篇发言记录，我们应该尽最大的努力，把这批文献保存下来。这50年的中医期刊、纪念刊、专题刊、会议刊，每一本都给我们提供了一段回忆、一个见证、一种警示、一份宝贵的经验。这批1500万～2000万字的珍贵中医文献已到了迫在眉睫需要保护、研究和继承的关键时刻，它们大多距今已有百年，那时的纸张又是初期的化学纸，脆弱易老化，在百年的颠沛流离中能保留至今已属万分不易，若不做抢救性保护，就会散落于历史的尘埃中。

段逸山、王有朋等一批学术先行者们以高度的专业责任感，克服困难领衔影印出版了《汇编》，以最完整的方式保留了这批期刊的原貌，最大限度地保存了这段历史。段逸山老师所收载的48种医刊，其遴选标准为现存新中国成立前保留时间较长、发表时间较早、内容较完备的期刊，其体量是现存新中国成立前期刊的三分之二以上，但仍留有近三分之一的期刊未能收载出版。正如前面所述，每多保留一篇文献都是在保留一份历史痕迹，故对《汇编》未收载的期刊进行整理出版有着重要意义。北京科学技术出版社秉持传承、发展中医的责任感与使命感，积极组织协调本书的出版事宜。同时，在出版社的大力支持下，本书入选北京市古籍整理出版资助项目，为本书的出版提供了可靠的经费保障。这些都让我们十分感动。希望在大家的共同努力下，我们能尽最大可能保存好这批期刊文献。

近现代中医可以说是对旧中医的告别，也是更适应社会发展的新中医的开始，从形式上到实践上都发生了巨大的改变。这50年中医的起起伏伏，学术的争鸣，教育的改变，理论与临床的悄然变革，都值得现在的中医人反思回顾，而这50年的文献也因此变得更具现实研究意义。

《续编》即将付梓之际，恰逢全国、全球新冠肺炎疫情暴发，在此非常时期能如期出版实属难得；也借此机会向曾给予此课题大量帮助和指导的李经纬、余瀛鳌、郑金生等教授表示最诚挚的感谢。

王咪咪

2020年2月

目　录

中国近现代中医药期刊续编·第一辑

昌明医刊

提要　王咪咪

内容提要

【期刊名称】昌明医刊。

【创　　刊】1935年。

【主　　编】沈石顽。

【发　　行】上海法租界辣裴德路十八号昌明医学书局。

【刊物性质】中医学术期刊。

【办刊宗旨】宣传中医学术思想，继承、发展中医，发扬民族本位文化。

【主要栏目】医籍珍本、长篇专著、西医学说、药物、医药评论、译作、医案。

【现有期刊】创刊号、第1卷第2期。

【主要撰稿人】许半龙、秦伯未、包天白、钱公玄、沈仲圭、盛心如、章次公、沈石顽、曹颖甫、谢诵穆、朱寿朋、陈存仁、叶橘泉等。

沈石顽和许半龙是同时期的中医名家。在沈石顽主编的期刊中，许半龙写了一篇宣言。可以说，这篇宣言既代表两人对于中医发展所持的基本态度，也是两人为继承、发扬中医学术而对社会所发出的倡议。宣言的部分内容如下：“百年以来，万国交通欧美学说，与夫技术工艺源源输入，中国本位文化相形见绌，而以物质为尤甚……旧有学说都在摒弃之列。偏于守旧者，则主张保存国粹固有文化，皆负发扬之责……又有主张调和其间者，窃取执中之论调，亦曾风靡于一时，继而又感不能互相沟通，于是维新守旧，门户之见更深……过犹不及之弊则一，执中派则模棱于两可之间，极其弊不中不西，新者笑而旧者诽……又岂能适合于社会上生活之需要乎。呜乎……倘能以学术为前提，刻苦研究，互相讨论，则争辩愈烈，收获愈丰……倘不能活人疗病，其术虽切合于科学，亦奚足为贵。故在今世界之医术，无论其为法、日也，为英、美也，为非科学之中医，岂能夸口无不死之术，有必治之效。吾知其未能也。”这部分宣言评论了当时医者及读者对中医的看法，反映了编辑者在当时的情况下创办期刊的基本思想，即宣传中医的基本学术思想，力求继承、发扬中医的优良传统。

从目前资料来看，该刊只出版了两期。从这两期的内容来看，几乎一半内容都是连载。

该刊的一个主要栏目是“长篇专著”。该栏目共有12篇文章，其中9篇为连载，如《内科类证鉴别及治疗法》《儿科类证鉴别及治疗法》《湿温证治》《金匮发微》《传染病文献之搜集》《民间药之新研究》《中西内科学参证》《中国简明外科学》《外科实验谈》等。这些文章基本都是当时的中医名家对于中医学术的体会。如《内科类证鉴别及治疗法》的作者盛心如，既是一位中医学院的老师，又是一位有着丰富临床经验的中医大夫。曹颖甫先生的《金匮发微》分节、分段地对《金匮要略》进行讲解，是读者学习《金匮要略》非常好的参考资料。《湿温证治》是章次公先生对湿温病的深入讲解，此文章曾被多种期刊转载，对后人学习湿温病的辨证施治有很好的借鉴作用。《传染病文献之搜集》是民国时期文献学家谢诵穆撰写的一篇关于中医传染病相关资料收集方法的文章，该文章以传染病为切入点，讲述医学资料收集的方法、途径、分类诸方面知识，为读者展示了一种挖掘中医宝库的方法。

日本的汉方医学在民国时期已发展得很成熟。一些中医的有识之士想要通过翻译日本汉方医学的著作，使其在中国传播。该刊的“译作”栏目刊载了主编沈石顽先生翻译的多部日本汉方医学著作，如《中国中世医学史》《日本汉方医学变迁史》等，使国内的中医人能了解到中医学在日本的传播和发展情况。这些文章保存至今，对研究那一时期的中日医学交流，以及中医学与日本汉方医学在学术上的异同点都是很有益处的。

该刊中还有两个重要栏目，即“药物”及“医药评论”。这两个栏目的主要文章有《茶之研究》《附子之研究》《栀子豉汤是否吐剂之研究》《石膏之研究》《中国药学大辞典银耳种植法之商榷》，以及《现代国医药界应有之自觉与改造》《如何改良国药》等。这些文章反映了当时医界的关注热点，对于药物学研究也有参考价值。

期刊中还有“医籍珍本”“西医学说”“医案”栏目。

作为20世纪30年代的一本中医期刊，目前该刊虽然仅存两期，但还是能从中看出中医人在努力以实际行动宣传、继承、发扬中医。也正是因为有这样一批中医人，才使中医学不断得到发展。

王咪咪

中国中医科学院中国医史文献研究所

姓名地址請用正楷繕寫切勿潦草愈詳愈佳以免延誤

昌明醫刊定單

茲匯上大洋　元　角定閱

貴刊　份自　第卷　期起至第　卷第　期

止請照下開地址按期寄發幷希款到時即填給收

據爲荷此致

昌明醫學書局　台照

定閱人　　啓

姓名	
地址	

中華國二十　年　月　日

宣言

百年以來。萬國交通。歐美學說。與夫技術工藝。源源輸入。中國本位文化。相形見絀。而以物質爲尤甚。科學萬能。日新月異。於是新舊之爭。若怒潮之湃澎。普通人士。莫不爲之目迷心駭。率無自主之能力。至若優秀之士。力趨維新者。則主張全盤西化。舊有學說。都在摒棄之例。偏於守舊者。則主張保存國粹。固有文化，皆負發揚之責。始固背道而馳。形成意氣之爭。又有主張調和其間者。竊取執中之論調。謂宜兼收並蓄。即以清末張之洞輩所叔中學爲體。西學爲用之說。庶幾體用兼賅。是說也。亦曾風靡於一時。繼而又感不能互相溝通。于是維新守舊。門户之見更深。竊以爲三者之說。均屬室淡。未能實際觀察。不知凡百學術之成立。與其演進。無不有其自然之步驟與階段。其時代以變遷。求其適合於社會生活之需要爲原則。守舊者。既昧於時代。未能進取。維新者。復不顧事實。超乎環境。其不能適合於社會上生活之需要。過猶不及之弊則一。執中派則模稜於兩可之間。極其弊不中不西。新者笑而舊者誹。似乎迎合潮流。順應自然。其實何嘗盡合。又豈能適合於社會上生活之需要乎。嗚呼。此果學術本身之病徵。抑亦研究者主觀之見太深。不能站在客觀地位。靜心研究。遂離現實太遠。而常在空間泛論。觀於近日政治法律文學諸系。以及農工醫理等實用學科。既不能適合國情。每呈矛盾之現象。致失進步之狀況。而尤以醫學中西新舊之爭爲最烈。儻能以學術爲前提。刻苦研究。互相討論。則爭辯愈烈。收獲愈豐。無奈今之互相爭辯者。輒以營業之地位。與其餬口之問題爲前提。於是雙方爭辯。流於村婦駡街。不值識者一哂。不知學術爲天下之公器。非但無國界之可言。更無古今之不同。而況於醫藥技術。及其責任。起死回生。救人濟世爲主旨。果能生死肉骨。恆諺所謂單方一味。氣死名醫。即非科學方法。亦不足爲詬。其學理或尚未至發明時期也。倘不能活人療病。其術雖切合於科學。亦奚足爲貴。故在今世界之醫術。無論其爲法日也、爲英美也、爲非科學之中醫。豈能誇口無不死之術。有必治之效。吾知其未能也。是皆未必是。而非者或未必非。今日之所是者。安知明日不以爲非。後日以爲非者。安知非前日之所爲是。由是觀之。新舊之所互相攻訐。互相毀詆者。以冷靜之態度。居于客觀之地位。加以視察。尚何絲些價值之可言。一言以蔽之。門户之見而已矣。然則彼兩可其間。而自認爲執中者。其於雙方。均未必有切實之研討。與相當之認識。依違其間。畏首畏尾。真理既晦。進步更鮮。又無明顯之効用。遑論溝通與融貫者哉。二十年間。經若是之紛擾。於是有特立獨行之士。始叛改進中國醫藥主義。因此激起中醫革命之高潮。議論風發。壁壘一新。即西醫偏激之流。目中醫爲虛誕。而主張完全消滅者。亦相顧睜眙。然而從事於整理與改進之工作者。伊誰。雖非絕無。確亦僅有。毋是真言之匪艱。行之維艱耶。竊嘗思。凡從事於醫者。不論其爲中爲西。其負有盛名者。類爲業務所羈。非特無暇。而才亦有所不逮。其才略豐富者。或困於經濟。而有志未逮。其傑出不羈者。初步工作。未嘗不光明磊落。及其名成。則急流勇退。匿跡銷聲。誅心之論。無非爲名利而已。至於依違兩可之士。不惜違反初衷。甘爲叛徒。至今有才難之歎。能不憮然。吾人始終站於客觀之地位。深知其所以然自負起全責。遵先總理知難行易之訓。迎頭趕去。努力進行。而孟子亦有非不能也。是不爲也之感。事惟不行不爲以致於失敗。用敢不計成敗功罪。另闢光明之途徑。捐除成見。誠意合作。倘復執迷不悟。在守舊舊者。既不能保存國粹。更無所謂發揚進取。在維新者亦未能適合國情。亦無裨於努力革新。務須檢討過去。主持現實。創造將來。茲事體大。決非少數人之才智能力以及經濟所能促其實現。祇行發憤有爲之士以學術爲前提。發揚民族之本位文化。吸收歐美新知。共同努力積極改進。務期達到創造新中國健全之醫學爲爲正鵠。毋使光明燦爛之國醫。毋自我而覆亡。萬望海內外同志。切實指導仝人等抱負決心。知吾罪吾。盡在斯編。謹此宣言。昭告天下。

本刊同人

昌明醫刊 創刊號 目次

新中醫之外科實驗談

外科之爲學也。在中國已脫離手術時代。而入於藥療。蓋自倉公華陀。奏刀砉然。進而爲內科的全體療法。絕對不使疾患者。有人工之手術痛苦。爲西醫所未嘗夢見。苟欲決定外科之療法。必須研究已往之經驗。探討其病患之名位。況中國外科。積四千餘年之經驗。其所以繼繼繩繩。浩浩蕩蕩。形成偉大之專科。豈無故哉。半龍受諸先民之遺教。而還諸後起之英才。以爲新中醫改進之資。爰就個人治驗。及聞諸師友。徵之古籍。不憚瑣瑣。筆而錄之。倘猶賢於拾晢族之餘唾。效東鄰之故智者歟。

一　腦疽

許半龍

上海張某。素喜服溫補藥。年近六旬。生一對口。治宜祛風托毒爲主。被他醫預服補藥。以致頭面頸項通腫。兩目合縫。來請予視。疏方用羌獨活各錢半 荊芥錢半 防風錢半 乾葛錢半 黃芩錢半 只壳錢半 土貝三錢 甲片三錢 角針錢半 淨銀花三錢 甘草五分 葱白頭五個 服二劑。頭面腫勢稍退。瘡頂焮高疼痛。夜寢枕上。口出血。外摻止血丹。蓋太乙膏。煎涼血托毒二劑。血止肉腐。服托裏消毒加減。腐去新生。惟胃氣不能強。不意因家庭之怒。瘡腫。皮色紫滯。舌高捲縮。唇口青紫。予意素服熱藥之毒。法宜滋陰。方用大原生地一兩 天門冬一兩 甘枸杞五錢 嫩鉤勾三錢 白茯神三錢 加桂圓十枚 蘆根三尺 服四劑。惡症頭脹盡退。胃氣甚佳。調理漸愈。

——未完——

茶之研究

方六書

外國名稱　Thea拉 Tea英 Thee德 チヤ日

別稱　茗。苦茶。荈。蔎。檟。

學名　Thea, Sinensis,

科屬　屬山茶科之常綠灌木。

產地　中國各地，均有培栽，日本亦有出產。

形態　高者五六尺，低者三四尺，葉作長橢圓形，長寸許，色綠有光澤，邊有細鋸齒。葉初生時，背微有白茸。至秋末間開白色單瓣花，果實作褐色，扁圓形，成熟有三子裂出。

生藥　供藥部分，爲茶之葉。子。根。

成分　0.006% Ess ntial oil 揮發油 Caffein (1.5—17%) 20—22% Tanin 及少量 Theophylline Theobromine

藥理　Caffein服用過量，起急性中毒。如頭暈，目眩。又含有鞣酸，能阻止食慾，使患便祕。

性味　葉苦甘微寒。子苦寒。根苦平。

主治　葉利小便，去痰熱，悅志止渴。子治欬嗽喘急，去痰垢，根治口爛。(代茶)

效能　以作神經興奮劑，下氣消食，去痰止渴，清目醒睡，解酒及油膩，陳者煎湯洗治濕瘡癩痢，子搗作泥，除衣上油膩。

應用　茶葉煎服，茶末以製咖啡之原料。

用量　三錢至五錢。

配合　白礬，芽茶等分，冷水服，解諸中毒。梔子，芽茶，治風痰顛疾。白殭蠶，好茶末，治痰喘欬嗽，不能臥。

禁忌　脾胃虛寒水腫瘕疝者，禁用。

按茶為吾國特產，且為一般人所嗜之飲料，本經主味甘氣寒，入肺清痰利水，入心清熱解毒，是以垢膩能滌，炙煿能解；入胃則其所含之單寧，制止消化酵素之作用，及凝固已消化之蛋白；其精油（香精）則刺激胃府，使胃分泌增加，由幽門而達十二指腸，小腸，等處，次第將茶精吸入血中，由微血管而傳達中樞神經，使血液環循加速，腦部血量增多，精神遂被激而興奮，令人少睡；近據日本大阪山口博士研究所得，「茶內實含有偉大殺菌力，以之治却瀉司，虎列拉，赤痢，等症。最見功效」，因其內含多量單甯酸，細菌中之蛋白質，遇茶中之單甯酸，即被吸收結合而停止其生活力，至於死亡，然吾國聖濟總錄中，已有治霍亂之記載，是故普通以茶作飲品，不但可以預防傳染，即以治療疾病，亦大有殊功也。

中國簡明外科學

沈　宗　吳

緒　言

中醫之外科學。勢成強弩之末。誰人不能否認將為歐西醫藥所淘汰。其原因之大者。不外忽略消毒。器具簡單。鮮知解剖。麻醉綳紮之術。未有設備。癰腫內瘍之來求診者。果有無法以手術應付之憾。

雖然佔外科之普遍者。係疔瘡癰疽。能視其地位之所生。按其質地之軟硬。望其形色之順逆。藉施強烈之提毒藥。或助以內服之攻補劑。此爲中醫之所長。而往往可以超過彼等術後之愈期也。吾人站在今日之中醫界。固有發皇舊說。與添補新知之使命。故此篇可述。擬先論疔瘡癰疽。次論外科雜症。而人身地位與瘡瘍之固有命名。須消毒與防腐。及內服消托之法。務求其合理簡明尙實際爲歸宿。

疔疽癰之鑒別

外瘍之發生。多半由皮膚直接傳染菌毒而起。以爲十二經流毒之說。則不敢贊同。故向來重視皮膚之保護與清潔者。自少有菌毒之傳染而發現外瘍。外瘍之種類不一。但甚簡單而容易鑒別。不若一切內症之複雜。茲先論佔外科上之普遍者。爲疔疽與癰。疔之發生。比較有一定之地位。不離乎面部與手指。手部之疔。其形色與面部迥異。而少危險性。蓋系乎肌膚組織之各異。不若面部疔毒之容易侵襲腦神經爲可怕。面疔既發生。不可以圍藥消散之。因疔瘡之侵襲。起初雖在膚表。僅現平常之小瘰。早以具不可消散之化膿性。忽略之者。小瘰由輕微之搔痒。周圍漸形堅硬漫腫。深入底層。小瘰隱沒者。其腫處大多色白。針之無膿。往往釀成危險。小瘰不隱者。腫處大多色紅。鍼之易膿。而少危險。面部好發之地位。爲口角與頰下。顴眉次之。雖腫延全頰。有時全無疼痛。僅感覺輕微之麻木。此種疔症。其腫硬皮膚。必呈淡黃。針之必無膿出。反之。有疼痛姓者。必然瘡頂掀紅有膿也。總之疔症之所以引人談虎色變者。因其疔部皮膚之深厚木硬。無邊之漫腫。針刺二三分之深度。往往無半滴微膿。迨有惡寒壯熱。已入走黃之險途。外瘍以有之地位爲全身而非局部。輕重殊懸殊。小則周圍不膿爲吉。無膿爲不治。疔正犯之。疽與疔。形同而過如錢大。大者可如覆盆。發背與搭手實隸于疽症實異。亦有因地位關系而起意外者。究屬罕覯。始也。素問云。癰者。皮薄而澤。癰之爲患。其來勢起細瘰。邊緣雖與疔作同樣之堅硬與漫腫。亦因先頗凶。其愈亦甚速。初起焮紅疼痛。漫腫無頭。作膿後潰之故。不可施圍藥以冀消散。但腫處不若疔寒作熱。根盤雖大。而少深固之堅硬。若初起堅硬症之色白無華。大多焮紅疼痛。甚則挾有寒熱。痛。紅腫不甚。往往幸得消散。若按之軟陷。不按亦甚難忍。針後大多得膿。數日之後。瘡口有無數之痛。痛如錐刺。是膿已成矣。疔疽癰乃外科之繁症蜂窩細眼。同時出膿。此種膿汁。因深着與肌肉相。無醫學知識者。有時亦得而鑒別之。故從來外科連之故。每當捺瘡周圍而得出。此爲其特性。發生。不尚診斷而尚治療也。

中西內科學參證

黃錫昭 程紹典 合作

痢疾

病名 A.中名：痢疾　腸澼　滯下　大瘕泄

B.西名：赤痢

病原 A.中醫病原：古人論痢病原統括之可分爲五種

(一)風濕交爭——內經曰。太陽司天。風濕交爭。民病注下赤白(二)火淫所勝——內經曰。少陽司天。火淫所勝。民病注下赤白。又。歲少陽在泉。火淫所勝。民病注泄赤白。腹痛溺赤。甚則血便。(三)飲食不節。起居不時——內經曰。飲食不節。起居不時。則陰受之。則入五藏。入五藏則䐜滿閉塞。下爲飧泄久爲腸澼(四)藏腑傳化失職——總論云。此證緣藏腑傳化失職。津液受傷。致奔迫無度而下痢。(五)濕蒸熱瘀——明醫指掌云蓋人日受飲食之積留滯於內。濕蒸熱瘀。伏而不作偶或調攝失宜復感酷熱之毒。至秋陽氣始收。火氣下降。蒸發蓄積而滯下之病作矣。

B.西醫病原：(一)細菌性赤痢——一八九八年志賀氏在日本赤痢大流行時所發見。爲桿菌之一種。其後Kruse氏及Flexner氏相繼在德國及菲律賓發見此桿菌。以是細菌性赤痢之病原遂告確定(二)變形蟲性赤痢——本病之病原在Hippocrates氏時代雖已洞悉。迨一八七五年Lösch氏於一慢性下痢之農人便內。證明多數變形蟲。一八八三年Koch氏又發見變化蟲侵入內組織。繼賴Schaudinn詳細研究始判明非病原性與病原性二者之區別。變形性赤痢至此在始告確定。

證狀A.細菌性赤痢：潛伏期二至八日。或發食慾缺乏。腹痛及大便不正等。前驅期初起時常數次下痢。(若發熱則略現全身症狀)繼而大便時漸覺雷鳴疝痛。遂現裏急後重及帶血液。粘液血。其血多者。呈紅色。膿多者呈黃色。輕者日不過五六行。重者至六七十行。裏急後重之甚者每有脫肛之患。病重則羸瘦眼陷。顏面蒼白。苦悶。腹部陷沒左側有索狀物。有壓痛。舌苦乾厚多苦口渴。(體溫初期可昇至三十八至四十度)。病初若施治不得法。間可轉成慢性歷一年數月仍時時排洩固有糞便。有歷二三星期下痢不減裏急後重如故。食慾不振營養大衰則覺四肢厥冷體溫下降。脈搏弱小。或昏睡譫語不穩等神經中毒症致死。凡老人小兒等尤然。

合併症：關節炎在恢復期甚多。約可30%爲神經系統。肝膿瘍。穿孔性腹膜炎等偶或有之。殊屬罕見。

B.變形蟲性赤痢：(一)急性及亞急性——急性者多無前驅症。亞急性者則於一二日前有腹內不快。食慾不振。四肢倦怠。輕度頭痛噯氣嘔吐等症狀。每好於夜間忽然腹痛下痢。初下水樣粘液便混有糞便。翌日即不見糞便純爲粘液便。或粘液血便。裏急後重。日可十餘次至七八十次之多。尤以夜闌人靜時爲甚。體溫大抵在發病之際同時惡寒而昇至三十八度左右。或全無熱者。發熱時熱形爲弛張性。多在一星期後逐漸退熱諸症減輕。但易轉成慢性(二)慢性：急性及亞急性之治療調養不良者往往轉成慢性。在慢性經過中。復時時逆轉爲急性。如是一進一退可歷數年。榮養衰落。皮膚蒼白。腹部陷沒。下肢易起羸瘦性浮腫。大便次數。日一二次。混有少量血液與粘液。多不易治。轉逆而死。

合併症：肝膿瘍最所習見在肝右葉觸知大小不同之硬塊。時見波動且有弛張熱。每發黃疸。神經炎關節炎偶亦見之。

診斷：便意頻數。裏急後重。粘液血便等固有症候。以及發病較速兼有多少發熱者皆可確定。

預後：細菌性赤痢視流行性質之良惡。患者體力之強弱而異。然多難樂觀。變形蟲性赤痢往往易成慢性。可因衰弱或併發肝膿瘍以致死。

古人治痢經驗。洞泄如油者死。高熱痢不止者死。嘔吐食不下者死。休息痢以後見水腫者死。脈大者危。

看護：赤痢病人。雖輕症亦必靜臥休養。下腹部宜溫包。腹痛劇時可用熱布包罨。病人及衣服器皿宜行消毒。尤以瘥後爲然。房屋宜裝紗窗以流通空氣。而防飛蟲之侵入。

治療A.細菌性赤痢——本病之下粘液便者。中醫稱之爲白痢。下血液便者稱之爲赤痢。其實究爲一病而已。

歷考古人治療之通則。以清化濕熱。導滌滯積。行氣和血三者爲主。初起下痢裏急。發熱脈浮。法當表裏雙解宜葛根湯。葛根芩連湯。敗毒散。痢疾無憂散。治痢散。當歸四逆散。發高熱而下紅痢者。宜葛根芩連湯加赤白芍桃仁。紅花地榆炭。銀花炭薺菜花炭。發高熱而呈神昏譫語者。則加犀角羚羊之屬。繼而腹疝痛裏急後重痢下赤白次數頻繁。宜和血行氣。古人所謂血和則腹痛自止。氣行則後重自除。方如芍藥湯。痢疾神散。枳實導滯丸木香檳榔丸。香連丸白頭翁湯大黃湯潔古大黃湯。芍藥湯。當歸導滯湯。純下白痢宜家祕和中丸(註一)

如下稀血水或洞泄如油者。如魚腦凍。此時腸粘膜有穿孔之虞。宜用桃花湯。羊脂煎。膠臘丸猪肚丸等以濇之。若夫遷延日久以致羸瘦疲憊眼陷顏面蒼白苦悶腹陷苔厚。甚至四肢厥冷。脈沈小弱。營養大衰。此時宜以扶正爲重。急予溫補回陽。和中丸。眞人養廩湯。理中湯。附子理中湯。四逆湯等。至於納呆。飲食不下。成禁口痢其爲自家中毒所致近於危險。治法如倉廩湯。然亦有效有不效。

B.變形蟲性赤痢——

甲、急性及亞急性：中醫惟持辨證用藥之原則。不分乎細菌性與變形蟲性。證候同則用藥亦同。本病外症既與細菌性赤痢大致相同。故治法亦與前同一無異。

乙、慢性：本症即中醫之休息痢。前賢治療通則。厥爲扶正培脾。淸化溼熱導滯。適應劑如烏梅丸。駐車丸。臟連丸等。

本病如見水腫。即須注意併發肝臟瘍。肝臟瘍既確則百計爲難矣。

作者案古人論痢之範圍甚爲廣泛。舉凡腸粘膜損傷之腸風便血。初起腹痛嘔逆。水瀉後重之腸炎古人皆混稱爲痢。且以其所下糞色之紅白。而據以爲診斷治療之標準。如以紅者屬熱。白者屬寒。殊不知糞色之紅白。係關於腸中血與粘液雜入之多寡。故謂紅痢白痢究係一病者良有以也。

痢之因於變形蟲者。爲休息痢。彼時身體羸弱。力不勝癒。前人亦謂之虛寒。然則吾人今日之觀念。宜以診察病之究屬休息痢與否爲斷。而不宜以滯下之赤白而辨其爲寒熱也明矣。至於古人論痢之原因。雜說紛紜。莫衷一是。證之西說則爲桿菌與變形蟲二者。且其病灶在腸。是飲食不節。生冷油膩濕熱醞蒸。雖非眞正病原。亦未始非重要之誘因。歷考治療通則。淸化濕熱。所以消彌腸部炎症。以免蔓延擴大而延長經過。且有間接滅菌之能力。潤導（或導滯）所以排除腸腔內容物——糞便。炎性分泌物。血液便等——以免發酵而助長炎症之患。行氣和血。所以止其腹痛。除其後重以減少病者痛苦為主的。

統計常用藥品：

解熱：柴胡　葛根　前胡　羌活　獨活

止澀：赤石脂　阿膠　訶子　龍骨　牡蠣　石榴皮　五味子

導滯：油當歸　檳榔　桔梗　枳實　枳殼　桃仁　瓜蔞仁　（未完）

附子之研究

劉行方

（一）科屬：毛茛科，附子屬。A. Fischeri.

（二）產地：四川省綿陽縣。平武縣。彰明縣。犍為縣。

（三）形態：多年生草，自生於山中。莖高三尺，根多肉，略如烏頭，故又謂之烏頭。四圍附之而生者，稱為附子。莖如芋魁芋子之別。葉互生，掌狀分裂，有光澤。夏時，開紫色之花。秋時，呈紫碧色，或白色，美麗可觀。其狀如帽，實小而黑。

（四）成分：現尚未明，但知其含有麻醉毒。

（五）性味：辛溫有毒。

（六）主治：本經：風寒咳逆邪氣，寒濕踒躄，拘攣，膝痛不能行步，破癥堅，積聚血瘕，金瘡。

別錄：腰脊風寒，脚氣冷弱，心腹冷痛，霍亂轉筋，下痢赤白，溫中強陰，堅肌骨，又墮胎，爲百藥長。

元素：溫暖脾胃，除脾濕腎寒補下焦之陽虛。

李杲：除臟腑沉寒，三陽厥逆，濕淫腹痛，胃寒蛔動，治經閉，補虛散壅。

好古：督脈爲病，脊強而厥。

時珍：治三陰傷寒，陰毒寒疝，中寒，中風，痰厥，氣厥，柔痓，癲癇，小兒慢驚，風濕麻痺，腫滿，脚氣頭風，腎厥頭痛，暴瀉脫陽，久痢便泄，寒瘧瘴氣，久病嘔噦，反胃噎膈，癰疽不斂，久漏冷瘡，合葱涕塞耳治聾。

（七）藥徵攷徵：主逐水也，故能治惡寒，身體四肢，及骨節疼痛，或沉重，或不仁，或厥冷；及旁治：腹痛，失精，下利。

（八）近世應用：回陽，補腎命火，逐風，寒，濕。

（九）用　量：小量八分至一錢。中量錢半至三錢。大量五錢至八錢。

（十）炮　製：生者，去皮臍，切薄片，以東流水並黑豆，浸五日夜，取出，置日光中曬乾，熟者，去皮臍，水浸，麵裹煨，令發坼，乘熱切片，令內外俱黃，去火毒用。又法，甘草二錢，鹽水，薑汁，童便，各半盞，煮熟用。或童便黑豆煮用。或蜜炙密煎用。

(十一)禁　忌：凡非大寒直中陰經，及眞陽虛散欲脫者，俱禁用。

(十二)處　方　引補氣藥，追復散失之元陽。引補血藥，涵養不足之眞陰。引發散藥，驅逐在表之風寒。引溫暖藥，祛除在裏之冷濕。配蜀椒，食鹽，下達命門。配乾薑，治中寒昏困。配生薑，治腎厥頭痛，配黑山梔，治寒疝諸痛。配肉豆蔻，粥丸，治臟寒便泄。配白朮，治寒濕。配半夏，生薑，治胃冷有痰。配澤瀉，燈心，治小便虛閉，兩尺脈沉微者。配荊芥，治產後瘈瘲。

(十三)名　方　四逆湯——治陰證厥逆。

參附湯——治腎陽虛汗。

按：附子以四川省產，底平八角，重一兩以上者，最佳。生用，具發散之能。熟用，有峻補之功。汪昂曰：『附子味甘氣熱，峻補元陽。陽微欲絕者，回生起死，非此不爲功』。又曰『附子熱藥，本不可輕用，但當病，雖當暑熱時月，亦可用也』。觀此，則世俗之畏附子如蛇蠍者，可以悟矣。仲景用附之方，凡三十餘。皆以回陽，固陽，逐水，祛表寒，汗出不止，爲其治療之目的。如桂枝附子湯用之，治太陽病，發汗，遂漏不止，其人惡風，小便難，四肢微急，難以屈伸者。四逆湯用之，治下利清穀，三陰厥逆，惡寒，脈沉而微者。又治身體疼痛，手足厥冷。乾薑附子湯用之，治下之後，復發汗，晝日煩躁，不得眠，夜而安靜，不嘔不渴，無表證，脈沉微，身無大熱者。茯苓四逆湯用之，治發汗，若下之，病仍不解，煩躁者。眞武湯用之，治太陽發汗，汗出不解，其人仍發熱，心下悸，頭眩，身瞤動，振振欲擗地者。附子瀉心湯用之，治心下痞而復惡寒汗出者。甘草附子湯用之，治風濕相搏，骨節煩疼，掣痛不得屈伸，近之則痛劇。麻黃附子細辛湯用之，治少陰病，始得之，反發熱脈沉者。麻黃附子甘草湯用之，治少陰病，得之二三日，無裏證，微發汗。附子湯，用之，治少陰病，得之一二日，口中和，其背惡寒者。又治身體痛，手足寒，骨節病，脈沉者。白通湯用之，治少陰病，下利者。通脈四逆湯用之，治少陰病，下利清穀，裏寒外熱，手足厥冷，脈微欲絕者。烏梅丸用之，治蛔厥，又主久利方。大黃附子湯用之，治脅下偏痛，脈緊弦，此寒也，以溫藥下之。黃土湯用之，治下血，先便後血，此遠血也，亦主吐衄，……等皆是。既知施用附子之標準，乃進而言誤用附子之弊端。李士材曰：『附子，退陰益陽，祛寒濕之要藥也。若非陰寒寒濕，陽虛氣弱之病，而誤用於陰虛內熱，禍不旋踵』。信然，本品含有嗎啡，溴化鉀，等類似麻醉性物質，能減少大腦機能，使神經感覺滯鈍，對於疼痛，痙攣，有抑鎮作用，斯則爲仲景頭風摩散之所由作歟？

國藥貿易情報

小言

倪壽常

天曉得，中國不亡，眞的帝國主義者底客氣嗎？不見得吧！依舊做着過去的迷夢，昏沉不醒的下去，恐怕不亡也須被瓜分了完結。

一批一批的，選派出洋留學底同胞，總算多了，學成歸來，爲祖國謀幸福的固然大有其人，可是在外國吃了幾年麵包，回到祖國，不要說幇助國家社會，就是他從小用慣的筷碗也會忘却使用了，他所留學帶回來的本領，除了向爺娘面前賣洋，與愛人在馬路上擁抱……外，或天天鑽營着勞民傷財底貪官迷夢，要算最有良心的說出幾句留學生本來話；中國的一切都比不上外國的文明，非將外國所有的搬到中國來，什麼科學呀，進化呀…………我想這樣的所謂留學生，恐怕要佔大多數吧!?

我們貴國民衆的劣根性，眞的是天成，一看到外國輸進來的東西，衆口同聲的會贊美牠，歡迎牠，不要說直接運自外國的，就是我們培植的土產，到了外國去轉了一轉，也就會身價百倍啦，這眞是荒天下之大唐，我們不拿一切一切的事實來雄辯，簡單的說，獨是維護民族生命的醫藥一個問題，這就大有討論，我們也不說自己一定是好的，固然也有改良的必要，那末外國人所發明的也未必見得盡善盡美萬妥萬穩的吧！所謂「科學」，科學到現在恐怕也還沒有到達盡頭呢？比如國醫治病所用的石膏一味，我國已在四千年前就發見有治病的效能，據西醫說「石膏一物化驗結果僅僅除作工業用的原料外毫無醫效成分」，那末我們醫治熱……病確實靈效，驗方醫案鐵一般的擺在科學家的面前，何得強辯，西醫所說的石膏沒有藥效成分，這也許是科學還未到達最高峯，換句話說，就是科學果然萬能，但是化驗石膏的程度相離得還遠哩！

話又要說回來了「科學」在這現實的世紀裏，當然是佔着很重要的地位，也可以說社會經濟發展的過程中必有的產物——（手段）—，是人類的生存原，國家社會的繁榮所必要的條件，尤其是我們一團糟的中國，但是看那一般昏狂譫語的洋派先生（最可恨的一般帝國主義者底便衣隊——漢奸——）不求實際的盲人瞎馬樣的亂闖，結果，事情愈弄愈糟，想起來眞可殺呢？

造成中國目前的病態，牠的原因固然很多，要使國家囘復到繁榮，擠上國際齊驅的場合，實在無從着手，事實雖是這樣，但是我們四萬萬的每個分子，能夠個個振作精神，分工合作，團結一致，無論先本後末或是先末後本的做去，最後的勝利，定屬我們的，好在我們的領導者，先知先覺的總理孫中山先，早早指示我們的出路，我們不能再有疑義了，好，我們幹，我們快快爽直地起來幹。

我們先來認定工作，担起我們的使命，認淸我們的敵人，絕對不遮避的，痛快地擊破個個的私祕爲民族的，爲我們自己的，失敗也是成功的。

我們從最下一層做起，抓住固有的文化，夸上世界文明的高潮，洗去我們陳腐的垢埃，發揚光大，使那自命爲文明底先進者瞠目驚訝！

不免現的空頭口號，可不必多叫，我們脚踏實地的幹去吧，我們學習的是醫與藥，醫藥事業也是民族文化之一，尤其是重要的一部，我們醫藥界的同仁當然是民族文化革命軍的一營，同志們，吹張的軍號聽到嗎？起來吧！整齊我們的陣容，嚴密我的隊伍，踏着陣線幹去吧！

醫藥事業，不僅是爲我民族爭榮，還須普救世界上一切的人們 總理說的中國革命就是世界革命，那末中國的文化，豈道沒有世界性嗎？

中國的醫藥學說，唱着什麼陰陽五行，天地交黍：等等古色古香的高調，被一般時代的摩登朋友所譏諷「爲不科學」「落伍的老朽物」淘汰的日子看得到快了……」固然不錯？要曉得所謂陰陽五行等等名詞，並非國醫學上省不了的固定說法，這不過是古代學術上的術語，本來是否定的，也好像科學家作業時方程中所有的一切符號一樣，說穿了，可不要少見多怪，着實地說我們所認識的是事業，是現實的，不僅僅空談理論的，你說中醫非科學，不合時代，這或須是你吃慣了土司，不喜入魚翅席吧，閒話少說，我們的短處當然要假別人的長處來補救，我們自然也要跟着潮流的前進，但是我們的工作是有步驟的，有系統的，是改進的，不唱老調的，先聲明一句「跑在我們前面的不要嬌」，「落在我們後面的不要妒，」我們自有超前扶後的一天，話，完了！幹我的前程吧，這篇小言，就算我們底宣誓，國藥貿易情報，不過是我們工作中最小的一分！

情報表

品名	
產地	
每年產量	
產地市價	
藥肆售價	
主要行銷區域	
生產手段	
運輸方法	
藥治用量	
其他用量	
最高市價及時間	
最低市價及時間	
市價漲落的原因	
改良品類的意見	
從何處調查	
年　月　日調查	
附註	

兒科類證鑑別治療法

秦伯未

引

小兒之病。風稱難治。一由於診斷之不能精密。則方藥難期熨貼。一由於體質之未臻充實。則傳變速於焚燎。近人以爲兒病至簡。不感於寒。卽傷於食。安知卽此感寒傷食二門。已能成驚疳之重證乎。是故兒病之初。首重鑑別。鑑別之法。微異大人。如心實則叫哭發熱。飲水而搐。虛則臥而悸動不安　肝實則目直大叫。煩悶項急。虛則咬牙多欠。脾實則困睡身熱飲水。虛則吐瀉。肺實則悶亂喘促。虛則氣短哽氣。腎實則溼洩不利。虛則體重目無精光。此可因症而識其病之在藏及虛實也。又如目赤兼青者。欲發搐。目直而青。身反折強直者。生驚。咬牙甚者。發驚。昏睡善嚏悸者。將發瘡疹。吐瀉昏睡露睛者。胃虛熱。吐沫及痰或白綠水者。胃虛冷。口噤不止者。則失音。呼痛吐水者。蟲積。顖腫及陷者不治。病重面現五色不常不澤者死。此可因症而辨其病之所自及吉凶也。茲就兒科類證。詳述鑑別治法。倘能臨床之時。從容揆度。比類參伍。保赤多矣。

■痲疹

痲疹者疹出如痲或粟。俗稱痧子。皆象其形而名之。小兒所不能避免。大人時亦有之。歷來歸於胎毒。要亦時氣傳染之類也。與發斑丹毒。類似而實異。最宜鑑別。凡初發熱時。頭溫足冷。眼胞浮腫。目淚鼻涕。面赤欬嗽。惡心嘔噦。脈浮洪數者。必發痲也。如壯熱不解。頭溫足冷，眼澀鼻乾。煩悶欬嗽。脈緊洪數或有歇者。必發斑也。若赤白二丹。發於皮膚。無頭無粒。無根窠。遍體成片。色赤如雲霞掀起者。曰赤丹。發時色白。似風疙瘩者。曰白丹。癢不可言。搔之成塊而高起者。俗謂風斑。又有隱疹。隱於膚內。膚瘡收後成瘡。則係脾受風濕熱邪而發。微汗自退矣。張路玉云。痲爲手足太陰陽明二經蘊熱所發。發熱時。多欬嗽。多嚏。多嘔。眼中多淚。面浮顋赤。多瀉多痰。多渴多熱。多煩悶。甚則躁亂咽痛。唇焦神昏。通身紅赤。起而成粒。勻淨而小。斜目視之。隱隱皮膚之下。以手摸之。磊磊肌肉之間。其形若芥。其色如丹。可謂痲疹之狀。盡情寫出。

是以痲疹發熱之初。多似傷寒。惟痲則欬嗽噴嚏。鼻流清涕。眼胞俱腫。含淚汪汪。面浮腮赤。惡心乾嘔爲異。但見此候。卽宜謹避風寒。戒葷腥厚味。並用藥物疎表。使皮膚通暢。腠理開豁。惟發散之藥。須與歲氣相參。如時令溫暖。以辛涼之藥發之。暄熱。以辛寒之藥發之。大寒。以辛溫之藥發之。時寒時煖。以辛平之藥發之。此因時用藥之法。世多忽略。或執此症以疎表爲主。不知倘有他法。如察其虛實。見大便祕結。煩熱甚而不出者。可以黑丑利之。吐瀉不止者。可以參苓補之。又察其形色。見火化而紅者。可以白虎湯佐之。血不足而白者。可以養榮湯解之。又察其兼症。如衄血不止。火毒逼迫。血液妄行。可以茆花湯止之。咽喉腫痛。毒火拂鬱。上薰肺系。可以甘桔湯清之。此隨症用藥之法。世亦多忽略。而實至須研究者也。

——未完——

沙眼

西醫 張在珊

我國自神農嘗百草，開始醫藥以來，迄今已五千餘年矣。其間名醫迭出，如扁鵲華陀等，均名傳國史，尊爲醫聖，雖各有著論立方傳世，惜於眼科一道，未見其有精詳垂論，致使後學者無所依歸。

夫眼與人身疾病，實有至密切之關係，往往各種疾病，非視目之神色，卽難以斷定，故今各國醫者，對于眼科，甚爲注意，常賴科學之能力，時有新穎之發見，而我國醫界，惜不重視，仍孜孜守舊，誠有改進之必要也。

茲有國醫巨子沈石頑先生，有鑒於斯，特創昌明醫月刊以提倡國醫學術，並集諸同志之經驗，研討中西各科醫學，約余著稿眼科，然余僅知西醫，對國醫學不甚了解，恐不附本刊融會中西之宗旨，且爲期又促，姑得將沙眼一章，供國醫界作探討，謬誤之處在所難免，諸希明教。

沙眼

沙眼西名托拉火姆（Trachom），係特種之傳染病，蔓延甚速，患者結膜面呈粗糙不平，並起顆粒之形成，故名沙眼，沙眼在我國爲最多，而兵營學舍工廠監獄等處尤甚，近據哈氏之統計，我國人之患沙眼者約一萬萬人，其每歲新增約五百餘萬人，內中患者大半爲兒童，又云：我國人至少有壹百萬人雙目均瞽，三百餘萬人一目失明而瞽，二千餘萬人其目力每因曾患沙眼，而發生眼炎，此種驚人之統計，破世界各國之新紀錄，能不愧哉，夫患眼病者，皆由沙眼而起，是故歐美人士，對此甚爲重視，而政府方面，又嚴締患此症者登陸，且又每年強制人民檢查一次，此外並作醫藥預防宣傳，故均逐年減少，回顧我國反逐年見增，此因人民缺少衞生知識，要亦國家處置之不當也。

原因：其原發之誘因，尚未確知，一九〇七年潑羅乏來克氏由急性沙眼之結膜上皮中，發見小體，認爲本病之病體云。

症狀：沙眼有急慢性之別，急性者，眼瞼結膜，著明紅腫，反轉視之，其贅殖之乳頭間，有帶黃灰白色之顆粒，當顆粒未發生時，與急性單純性結膜炎，甚難區別，眼球結膜亦潮紅腫脹，有羞光，流淚，灼熱及異物感，慢性者，第一期上眼瞼結膜發生散在性灰白色顆粒，軟骨上緣，著明隆起，下眼瞼結膜顆粒少而視力漸次障礙，第二期乳頭增大，顆粒消散，或變爲潰瘍，生肉芽及刺激症者最多，第三期肉芽變爲瘢痕，分泌減退，刺激消除，沙眼可分爲數種，茲略述之如左：

(一)乳頭性沙眼(Papillares Trachom)

結膜面之乳頭贅殖，而缺顆粒，呈天鵝絨或覆盆子狀。

(二)顆粒性沙眼(Korniges Trachom)

眼瞼結膜發赤，生多數之顆粒，狀如魚子，在上眼瞼穹窿部及內外眥爲最多。

(三)膠樣性沙眼(Sulziges Trachom)

上皮顆粒軟化，或硝子樣，或由脂肪變性所起之膠樣云。

(四)瘢痕性沙眼(Narben Trachom)

沙粒消退後，軟骨部呈蒼白色之瘢痕，索條縱橫呈網狀，終至穹窿部結膜呈萎縮。

(五)混合性沙眼(Yemischtes Trachom)

上述四種之症狀不能分明區別者，概稱爲混合性沙眼。

沙眼之合併症

(A)沙眼性盤奴斯：角膜上緣稍稍腫脹，在此部之角膜周圍充血，最先在表層於角膜緣相接處生浸潤，同時表層周圍蹄係網之纖細血管，新生於溷濁部中，漸次表層溷濁著明，新生血管增多而附肉樣，向角膜表面延生，自上漸次而下，成水平線狀，就所謂重簾翳，因之角膜粗糙不平，呈灰白色半透明之溷濁，至後角膜側方或下方，有血管如樹枝狀分歧而進，將角膜全部蓋沒，當盤奴斯激烈時，常能引起虹彩充血，炎症，又盤奴斯向瞳孔領進行時，視力因之發生障礙，且引起角膜潰瘍，及羞明疼痛，甚者往往失明，又本症退行時，角膜恢復透明有之，而留永久痕跡亦有之，盤奴斯又分爲數種今附錄於左：

(一)淡性盤奴斯(Pannus tenuis)血管少，溷濁亦輕。

(二)血管性盤奴斯(Pannus vasculosus)富於血管。

(三)濃性或肉樣盤奴斯(P. Crassus. S. Carnosus)著明肥厚。

(四)肉腫樣盤奴斯(P. Sarcomatosus)肥厚肉芽樣。

(五)乾燥盤奴斯(P. siccus)陳舊之症，血管極纖細且少云。

(B)眼瞼彎曲及睫毛亂生：因結膜及軟骨瘢痕收縮之故，使眼瞼彎曲，則睫毛亂生或眼瞼內反症由此而來矣。

(C)眼瞼外反症：下眼瞼結膜肥厚，兼輪匝筋痙攣而發生此症。

(D)上眼臉下垂症：患沙眼者，常有此症之發見，是因眼臉肥厚，重量增加之故。

(E)淚囊炎：因過於流淚而發生淚囊狹窄，由此起化膿，若用指壓內眥部，則膿汁由淚點流出，易引起匐行性角膜潰瘍，甚是危險。

治療法

(一)如初患沙眼者，其分泌旺盛時，可用百分之〇•二五——一•〇硝酸銀液點眼，然後用百分之一食鹽水，充分洗淨。

(二)平時患者自用百分之〇•三硫酸亞鉛水，每日點眼五六次，及百分之二硼酸水，常溫罨之。

(三)重症者請醫師施用壓出術。

預防法：

沙眼之傳染，全在患者之眼脂與眼淚，故患者日常所用之手帕手巾面盆等物，常與他人分置，切勿共用。而浴室理髮店茶酒樓戲館等公共場所之手巾，最爲危險，尤宜愼重，最好不揩爲妙，否則，受害不淺焉。

如何改良國藥

馮明政 包天白

「國醫科學化」。「改良國藥」。此二種呼聲。經若干年以達於今日。幾成爲普遍之口號。在反對國醫藥方面之人。當然意有別屬。而在國醫藥界自身者。亦有覺悟非改良不可之事實。卽推於社會一部份智識份子。亦以爲非改進不足以圖存。由是國醫與國藥界有志人士。乃各行其所謂「科學化」「改良」國醫國藥之工作。然而國醫之理論。終以基本學說之意義太深奧。除少數人大胆將張冠李戴。以二三日本名詞附會外。實際國醫科學化之成績。曾不可見於萬千里外。而國藥改良。前自粹華製藥廠開導於先。今則有佛慈國藥廠繼續努力於後。雖不敢謂差有可觀。而改良丸散之風行稱便。提精藥水之日漸推行。或信對於科學改良之說。庶幾近矣。惟以歷年致力之經驗。深知欲改良國藥之成功。尙非易事也。今就其最感困難之點。舉以告吾同志。或能依他山之攻錯。通力合作。而共促其早有成乎。

雖然。國藥治病之神效。固早已嘖嘖於人口。大而國家機關。小而私人試驗。亦恆多研究。惜所研究者僅求其成份。而對于國醫使用之學理。則依然無所發明也。故研究改良國藥之工作。尙不能不責任國醫國藥界之本身負之也。是乃有下列之必有難題矣。

國藥缺乏之特效之標準

若謂國藥中無特效藥不可也。在數千年經驗治療之下。因多效方。亦多靈藥。唯以近來用藥處方者。漫無限制。譬如利尿之劑。多至十餘種。醫生處方。用二三種者有之。用四五種者亦有之。其目的雖同屬利尿。而用者固自有其使用之理由。在研究藥學者。則不能不有所懷疑。以二藥均同能利尿。何以不用一藥。或以其效力有不同。則以梗通與車前子而論。化驗結果。梗通無成分可得。而效力又不及車前子之巨。何以已用車前。而復用梗通。或更加以赤苓澤瀉之類。果何意乎。如謂梗通非僅限于利尿之用。則可知中藥缺乏之特效之標準矣。復何所得而改良。而科學化哉。由是

國醫處方須減少藥味

始可以收臂助之功。夫國醫古方。前本多種。有大小緩急奇偶複之別。固不限定十一味，十三味，二

十一味也。然今人處方類多在十一味以上。問病寫藥。雖未盡屬味淡加鹽味酸加甜之濫觴。對於藥物特效。確甚少研究。或爲知其所然。而不知其所以然及其所必然之謂。故欲改良國藥之澈底成功。醫生處方。必須減少藥味。藉明某藥治某病之眞正效力。此蓋對於病症毫無影響，而試驗國藥之特效力量。則得益殊不淺者也。迨後一方研究一方試驗。方能達改良之目的也。今同人方思設法解決此難題。且以所見如是。作如上文。或亦可得同志之同情而贊同實行者乎。暇當更爲本刊撰改良國藥之實際文字。與諸君商正也。

梔子豉湯是否吐劑之研究

錢公玄

夫傷寒論爲外感病之論說。已爲世所公認。而其所列之方。雖有一百十二種。歸納而言之。不外汗吐下和四法。錯綜變化而成者也。蓋外感病重在祛邪。祛邪之法。不分汗吐下和。觀其邪勢之所在。擇其當用之法施之。鮮有不效者也。但一百十二方中。取吐之方最少。僅瓜蒂散與梔子豉湯而已。而梔子豉一方。尙疑其無取吐之效能。後世註家亦頗有作是說者，夫則研究此問題。當分二點以討論之。如左。

(一)梔子豉湯是否有取吐之能力。

(二)梔子豉湯症是否需要取吐。

關於第一點。後世以仲景於梔子豉湯方下註曰。得吐者。止後服。故以爲是吐劑。殊不知梔子及豆豉二味。皆未有取吐之效力。梔子之性苦寒。屈曲下行，爲清熱之妙品。往昔梔子俱係用生者。其泄熱之力尤大。後世以爲生梔子能吐。此言尤謬。仲景梔子柏皮湯。茵陳蒿湯。俱用梔子。皆不言吐。則可證明梔子之非取吐藥也。至於豆豉一味。近代列入解表藥中。其性甘平。蒸而爲豉。上行而宣發。可調暢胸膈之氣機。後世以瓜蒂散中用豆豉。遂以爲豆豉可吐。殊不知瓜蒂散之取吐。其作用全在瓜蒂。另有一物瓜蒂散。單用一味瓜蒂。即能取吐。可以明矣。瓜蒂散用豆豉之義。以豆豉之性上行。可以宣發氣機。以助之作吐也。且梔子豉湯條下。嘔加生姜之明文具在。一以取吐。一以止吐。則服此湯。欲其吐耶。抑不欲其吐耶。仲景豈有此自相矛盾之文字哉。梔子豉湯之非吐劑。可以明矣。

其次更言梔子豉湯症。傷寒七十七條云。發汗吐下後。虛煩不得眠。若劇者，必反覆顛倒。心中懊憹。梔子豉湯主之。細玩語氣。乃傷寒經汗吐下後。邪去正傷。陰氣不足。故有虛煩懊憹之現象。煩字而冠一虛字。則可知此煩乃邪去正虛之煩。非轉屬陽明之煩躁矣。蓋傷寒之邪在表者。汗之。在裏者下之。在高者因而越之。可用吐法。今仲景言發汗吐下後。虛煩不得眠。乃或經吐。或經汗。或經下後。邪去陰傷。乃與梔子豉湯也。梔子豉湯以心中虛煩爲主症。故梔子豉湯加減諸條。皆言心煩。方用梔以清熱養陰。陰足則煩可去。更以豆豉以作降胸膈之氣。使胸膈之懊憹窒痛可除也。由是觀之。梔子豉湯症亦並無取吐之必要者也。蓋吐法必上焦有痰水食滯等有形之積。方可行之。若梔子豉症。仲景既申言由於汗吐下後之病。而又申之以虛煩不得眠。顯見其非實邪之病也。甯有取吐之理耶。故吾以爲梔子豉非涌吐之劑也。

產後血暈急救法

沈仲圭

婦人生產以後，常有血暈之症急救之法，鉄錘燒紅淬以米醋，取烟熏鼻，須更卽甦 江方書載之，老嫗習之幾同民間療法矣，惟世人僅讚其效之神，莫明其用意何在，則稍解科學之士，必目爲倖中而未敢一試，爰本所知畧釋如左：

所謂產後血暈，並非惡血上衝，乃分娩之際，血液屬集腹部，腦中起急性貧血所致，故暈厥之時，口張，手撒，面白，脈微，虛脫症狀，顯露於外也。醋之主要成分爲乙酸 Ch3 Cooh. 遇驟熱，則分解而生猛烈之酸臭，取此氣刺激產婦之嗅，覺神經能使下部多量之血，復返於上，則厥逆頓止，神志自清，惟當注意者熏嗅時間，不得過長（以二分鐘爲限），否則有崩壞赤血球，而成中毒之虞，又此法不但治產婦血暈，其他因出血太多（如吐血血崩）而虛脫者亦可用之以救急也。

內科類證鑑別及治療法

武進 盛心如醫士著

遜清初葉，有位經學家：叫毛奇齡，據人傳說，他的天資很穎異，常設帳授徒，與生徒講習，口授章句，目閱課卷，耳聽背誦，手中執筆批改，其夫人在內室詬罵，亦還詈之，人稱其五官並用，嘆爲奇才，現在有幾位大名鼎鼎的醫士，他們在應診不暇的時候，居然對付病家，一壁診脈，一壁酬應，一壁聽病人的訴述病症，一壁還要口授學生開方，眞是難能可貴，以今例昔，則毛奇齡，蓋又不能專美，而一時五官並用的奇才，更足使我們小區區，要崇拜得五體投地呢！

拾人牙慧錄　燕燕

內科類證鑑別及治療法

盛心如著述

引言

醫者之療病。猶法官之聽訟也。法律者。所以保障人權。醫藥者。所以維護健康。均足以操人命生殺之權。法律之重要關鍵。在於人證與物據。而醫藥則在於病證與藥徵。條例誤引。總有平反之機。藥證誤投。萬無回生之術。是則醫者之鑑別證情以定診斷。其責任尤重於法官之定讞也。然法律之範圍。各隨各國各地之風俗人情而定奪。決不能以一國之法律。統繩萬國之罪犯也。所以在某國則以爲定律。而在某國則格不相入。醫藥之效能亦各隨各地各人之環境體質以爲變遷。必不能以一方之醫藥。統治環球之病人也。是以在某國則相宜。而在某國則未必相合。然則年來中西新舊之爭。不亦可以已乎。但學術無國際之界限。其進展亦無有限量。世界任何各國之醫藥。必不能謂獨某一國爲盡善盡美。果爲盡善盡美。則其進展亦有限。果認爲盡善盡美。則應無不治之證。不死之人。若以爲未果。安得認爲萬能。是則年來中西醫學界之互相爭誹者。毋乃各守門戶之見。而未能互相加以深刻之研究歟。間嘗與諸同志討論。以爲必須探得中西醫學技術上出發之進點。加以分晰。然後可以解決糾紛。進而謀互相以發明。徒擾攘於局中。不從旁以觀察。適以自見其渺小。而愈趨於迷途也。蓋中醫出發之點。始於藥物。由藥物之功能。從奇趨複。配合成方。更從方劑之所主治。以求證狀之所適應。積經驗之所得。於是知用某方適應於某證。某藥爲某病之特效。是以某證某病之所以愈者。輒知其然而不知其所以然。由其然而推察其所以然之理。於是學理多落於定泛。是蓋先獲其果。而後執果以溯因。故其學說。純爲自然之科學。科學中之一部份而未曾加以詳細分晰者也。若謂其不合於科學。而不能治病。庸非武斷之談。若西醫出發之點。則從各種生理病理細菌等學科。而探求治療之藥品。對於治療之主要藥品。未能有相當之發明者。則病之過程。猶在期待時期。是蓋先探其因。而後從因以尋果。故其學說。偏重於物質。雖屬極合於科學。而對於治療方面未臻完備。則猶未足爲貴也。吾以爲譬之行路。一則由南而之北。一則由北而之南。雙方均止於中途。則尚有半途之路程。皆未有所經歷。徒相持於道左。而不知相讓以前進。安見其能達於兩極。適爲旁觀者所竊笑也。設彼此各蹈固所循獲之轍。互相前進。竟全途之路程以造於極。正事半而功倍也。

而各國之學者。現正努力於研究我國之醫藥。離全途之路程。行將不遠。乃我國之學者。反深閉固拒。不思吸收新知。我則中止而不前。彼則兼程以前進。斯則有越俎代謀之慮。正我中國醫藥之危機也。迷夢不醒。焉得不大聲疾呼。以促我醫藥界同志之覺悟。際此非常時期。固不乏頭腦清醒之士。出而提倡改進與整理。坐而言者有之。立而行者可謂無人焉。固有之特長。漫無系統者。猶未遑整理。更何論乎改進以發揚。眷顧前途能無悚焉以懼。蹶焉以興者乎。顢頇之人。動輒言曰。中醫之長長於內科。西醫之長。長於外科。試問其所長安在。則又瞠目而不知所對。噫何其輕於言耶。試觀現社會之人士。凡屬中上階級。其對於中醫之認識爲何如。既受歐風美雨之洗禮者。甯進大菜麵包。而不願食魚翅筵席。其懷疑也。亦固其所。在我寢食於中醫者。猶不自知其所長。甯非可恥。故欲袪除人之懷疑。必先於自己有確切之認識。應知中醫之所長。在於治療。治療之根本。在於鑑別。鑑別之分析在於證候。對證發藥。效如桴鼓。老吏斷獄。百無一失。各科之規律。靡不如此。又豈特於內科。即分科之非從局部治療。可以全愈者。亦必從內科診斷之法以鑑別之。是故本篇之重要關鍵。猶之法律上之人證與物據。就病證之相類者。加以鑑別。然後衡以適應之治療。此乃整理之初步工作。從整理之後。漸求改進以發揚。庶乎循彼此所經歷之路程。竟全途以造於極。於是我中國醫藥之長處。可以獨特健全燦爛而大放光明。又安有中西新舊之可辨耶。

中華民國二十四年六月武進盛心如述於昌明編輯室

第一章　呼吸器系統病

總論

肺於人身之藏器爲最高之機關。上連喉鼻。下通心肝。外應皮毛。所以司呼吸出納。內以促進血液之新陳代謝。並以供給於衆藏。外以抵禦外界之侵襲。並以温分肉而充皮膚。肥腠理而司開闔。設肺藏之本身發生變化。則呼吸之作用立時發生障礙。若鼻竅喉管與皮毛之間發生障礙。亦立時影響於肺。是則內外百病之起、雖謂皆起于呼吸器系統、亦無不可也。是以由其肺部之强弱。卽可以覘其人體質之强弱。然病魔之侵襲、必因其本身先有弱點。而後足引起爲病。所謂邪之所湊。其氣必虛。何况肺主一身之氣。內爲諸藏之華蓋。外司衛外之邊防乎。呼吸系統既受障。而所以爲反抗之排泄作用者、則以欬嗽爲始。則咳嗽之病態。可爲百病之起點。於是而肺部氣管鼻竅外及胸膜皮膚。皆爲受病之領域。惟爲病之由。不越三條。一爲外來之感染。一爲內部之變化。一爲擊仆之受傷。所謂三因是也。辨證之情。亦不外寒與熱。以及寒熱錯雜之三論。而分病之類。更不外實證與虛證。以及虛實混淆而已。是以治療之要。亦不越乎温法。清法。温清合法。補法。瀉法。以及補瀉合劑之法而已。但病之在表者。多隸屬於太陽所轄之部位。又當辨其若者爲主證。若者爲副證。由內部變化之所發者。必當先詳審其原發證之所在。所謂治病必求其本者此也。是說也。固不僅對於呼吸器系統一部分之證狀而言。其他系統爲病之鑑別。亦罔不如此。茲先就本章之證類。分述於在。

肺部領域

- 欬嗽——痰飲
- 咯血
- 咳血
- 肺脹
- 肺閉
- 肺癆
- 肺痿
- 肺癰
- 痰厥

喉管領域

- 喉痛
- 白喉
- 喉痺
- 喉風
- 喉瘖
- 喉痧
- 梅核氣

鼻管領域
- 鼻衄
- 鼻淵
- 鼻痔

皮膚領域—痧疹

胸膜領域
- 胸痞
- 結胸
- 胸痺
- 龜胸
- 息賁

第一節

甲 欬嗽

經謂肺病善欬。凡肺部受病未有不作欬嗽者。至欬與嗽之分。河間謂欬無痰而有聲。欬之于肺。氣傷而不淸。嗽無聲而有痰。欬之于脾濕。動而生痰。有痰有聲。則因肺氣動於脾濕。而劉子新則反其說以爲肺主氣而聲出焉。肺傷寒飲。鬱而爲痰。聲欲上出爲痰所累，故相攻作聲。痰出聲乃通利。斯爲之欬。外感風寒。肺管爲寒氣所束，聲出不利。均亦相攻作聲。然無物也。斯爲之嗽。是說較前說爲精。然亦無須乎細辨。因知氣逆而作欬嗽者。無非氣管之不利。氣管之所以不利。非痰飲爲患。卽風寒火燥。一則由口鼻皮毛而入於氣管。一則從腸胃膈膜而入於氣管。河間之說。則內經不獨於肺之旨從內傷而立說也。子新之說。則從外感立說。總之不論有痰無痰。因欬而嗽。因嗽而欬。鑑別之要。先從外感與內傷分列二類。則如提綱挈領。而不致於混淆不清矣。

（一）外因欬嗽　傷風咳嗽　傷濕咳嗽　傷寒咳嗽　傷燥咳嗽　傷暑欬嗽　傷熱咳嗽

傷風欬嗽。內經云傷於風者上先受之。此明言從口鼻而成染。上體先受其累。以治而及於下。其證狀大抵爲頭疼鼻塞。流涕。欬嗽聲重。此乃傷風之輕證也。若連毛竅感受風邪。則必更見惡寒發熱。自汗惡風。痰結肺管。甚或作喘。脈搏現浮緩浮滑之象。舌苔薄白。全身證狀。有類於太陽病之中風證。此種證候。在春令及秋涼之初。多在無意中而感染。或當天時燠悶煩熱之際。空氣變調。驟起涼風。衣衫單薄。似乎稍覺形寒之象。是以往往成爲流行性之傷風欬嗽。或其人之體質。素屬於肺熱。偶冒風寒。束於肌表。肺熱不得發泄於外。粘液上逆於氣管。自求排洩之出路。而傷風痰嗽之證。亦因此而作。但脈搏必見浮數。苔白而舌質。或舌尖必紅。此其辨也。

傷寒欬嗽。其證狀與傷風相同。證情以較爲重。但彼屬有汗而此屬無汗。脈搏則現浮緊。亦同於太陽病之傷寒證。蓋風寒本屬一體。風卽是寒。寒卽是風。但風之定義。概指流動之空紀曉嵐先生，性愛滑稽，一日朝畢，值同僚某公，見其項間生一贅瘤，其大如盌，紀熟視之，遂問何不割治。以無善醫對，紀笑曰，城外有某醫，爲割疣能手，公曷詣之。並告以姓名居址，某欣然受教，翌日，驅車詣某醫處。相見之頃，見該醫項間亦生一贅，部位大小，與某公等，某始悟受紿，嗒然而返，一時莫不傳爲笑柄。

拾人牙慧錄　燕燕

溼温證治

章次公講述　馮超人撰次

溼温證治目錄

溼溫證治自序

成之年十三先兄端甫卒業於同濟大學之預科返里省親嬰熱病煩渴撩亂不旬日而歿府君慘然傷感乃令成之于文事之餘兼攻醫學稍長入中醫專校聞曹拙巢先生之議論犂然有當於心執贄門牆出入數年相得也時武進惲鐵樵先生創言溝通中西醫學欲爲中醫立極顧好以華辭泛論飾其拘牽之說皮傅之談其弊浮夸大而少實驗矛盾而自陷者可覆按也然余醫學革命之萌蘖固曾受其影響旣卒業授藥學于母校大放厥辭排斥玄虛祇以學殖短淺見聞未廣時就宗人餘杭先生而質疑古今醫學源流得窺崖略予維察事辯理判別眞似無箸世親之術尚己間從先生講受因明恍然五行六氣之說虛無難稽繩以三支軌式無一而可剪闢之心益堅切矣旋與王一仁許半龍秦伯未諸君創中國醫學院昌言醫學革命凡所紓述務反世俗玄黃之論欲以移其風氣同此志而言行者僅川沙陸淵雷無如守舊維新趨舍殊途彈射糾發意見紛如言之雖誠聞者不譬其爲雷同所排固其宜也於是與摯友徐衡之設國醫學院發皇古義融會新知與彼鍥內難不舍視

西說若仇讎者殊迴覃思淵轍闢境蠶叢奮門五年舊染污俗日漸湔除百蠹千穿日臻完善卒受一二八中日戰事之影響學院停辦皇皇如也學術不息菁英斯存余雖休肩講學不輟假之以行所懷而其道不憖恢廓鴻圖豈敢希冀自應世以來兼任世界紅卍會醫院初則醉心仲景薄宋後方劑非西醫療法臨診既久疏方用藥每感下筆躊躇遂探討時方亦多著效始悟時方可以效法者亦多也自後常與鄧源和李邦政陳端白李棻唐瑞源諸醫師相切磋于遠西療法亦勤求之矣中土醫學理解皆憑臆測故命名病理診斷諸說輒與遠西相悖至于治療藥雖歧異而愈病實同蓋藥治之適應于人體變化則一也例如遠西之治腸窒扶斯以强心劑爲主予因審化濁燥溼開竅慧神之理無非維持心藏之衰沈次則撲滅腸中細菌毒素先哲所謂苦以燥溼寒能清熱如苦參黃柏芩連之類也西醫以溼溫之熱頑梗難退正氣易衰增進病人之體力則有營養療法與國醫之生地石斛麥冬洋參之法殊相契合此國醫之所慎也夫上工治病自有其一定之通則强心藏消腸毒補給營養三者不可以違戾斯其要也余感先兄之歿于斯苦思十載研其方術未嘗不究極其始終探討其原理而于東西書報師友論著足以助余證治學理之不逮罔不鈎稽梳剔

以資攻錯今摭其有當於實用者述溼證治爲學引導亦所以紀念先兄者也

章次公識

溼證治概要一卷。去冬丹徒先生所述其言皆經驗。可施之于事。行之於世。先生于醫。中外古今。罔不窮極微。每下一義。堅碻不移。至其考溼之本源。較古今之功效。彰强心之療法。辨冷罨之是非。斥輕靈之貢事。稱營養之攸空。足徵功深邃。見解清澈。雖聊聊短篇。而於治溼之大法。蓋略盡矣。

甲戌九月二十八日弟子馮超人

溼温證治

丹徒章成之次公講述　弟子馮超人撰次

辨溼温之蛻變第一

溼温之名。見於難經。爲五種傷寒之一。但言其脈。陽濡而弱。陰小而急。猶未志其證狀。脈經卷七云。傷寒溼温。其人常傷于溼。因而中暍。溼熱相搏。則發溼温。病苦兩脛逆冷。腹滿叉胸。頭目痛苦妄言。治在足太陰。不可發汗。汗出必不能言。耳聾不知痛所在。身青面色變。名曰重暍。如此者醫殺之也。其後安龐常傷寒總病論，朱肱活人書。許叔微本事方。皆據難經之脈。脈經之證。以定溼温。而以白虎加蒼朮湯治之。異是者不在溼温之域。（兩脛逆冷、而用白虎、猶厥陰傷寒脈滑而厥者、主以白虎也、皆以裏有熱故、）今之所謂溼温者。病發在夏秋。寒熱往來如瘧。胸中滿悶。身又有汗者。兩脛逆冷之證。未之及也。白虎湯之治。所罕聞也。其說刱自有清之葉桂。謂風挾温熱而燥生。清竅必乾。謂水主之氣。不能上榮。兩陽相劫也。溼與温合。蒸鬱而蒙痺於上。清竅爲之壅塞。濁邪害清也。（引見温熱經緯卷）然則脈經所云。暍病有溼。名曰溼温。猶温病有風。則曰風温。狀亦猛烈。非汎汎似陰陽兩岐者。而葉桂則謂溼與温合。此其辨也。劉奎說疫云、金鑑曰、温病復傷於溼、曰溼温、而活人則曰、傷濕而中暑、曰溼温、吳瑭王士雄章虛谷以來附之。治療洵有可法。理論則違失殊多。吾欲載之空言。不如見之行事之深切著明也。

辨經時方派異同第二

學術之萌蘖不已。學派之蛻變無窮。不稽往籍。罔識當前。故温故可以知新。彰往亦能察來。中土醫學。源於單方。試效經驗之餘。集成湯液。有漢仲景博採衆方。憑證用藥。自宋而后。人奮私智。家尙私學。劉張李朱。各逞其說。往往明其所長而昧其所短。矜其所得而諱其所失。古疾醫之道。不幾絕矣。蓋精粗不同。淺深殊量。醫者懵不知學。苟騖高遠。則且視爲迂闊而無當。於是有經方時方之流別。猶書之有今古文焉。

經方　上法炎漢。博采唐宋。憑證以用方藥。就方藥以測證候。尊其所聞則高明。行其所知則光大。是非才高識妙。豈能探其理致哉。

時方　上宗四家。下師薛葉。高論內難。而謬於實證。侈陳歲露。而雜以誇言。次者僅習薛葉之書。撮錄師氏之方。是徒以醫混食。不知有學者也。

經方與時方派之所殊。不僅治療之不同。鑑別診斷之法亦異。經方派辨證狀以用藥。故曰桂枝證，柴胡證。柴胡證而不名以風溫溼溫。時方派則審時令以名病。因曰風溫溼溫。而不以桂枝證柴胡證定名。時方派於病狀尚未說明。先鋪張以五行之談。經方派則否。辨證難而切於事情。於類證異因者。不致泛論爲某病。如流行性感冒。苔膩胸滿。誤認爲溼溫也。醫者能審名實。重左證。戒妄牽。雖時方亦足以發揚光大。所謂百家衆技。皆有所長。時有所用者也。

辨濕溫證非長夏獨有第三

吾國古代對於時行發熱之病。皆稱爲傷寒。故內經熱論篇有曰。今夫熱病者。皆傷寒之類也。自西說傳入後。學者以日人譯腸窒扶斯爲傷寒。我國亦沿用未改。但名雖雷同。涵意則不盡合。蓋國醫之所謂傷寒。乃急性熱病之統稱。與西醫腸窒扶斯之由於一定病菌發生者。有廣義狹義之別。西醫之腸窒扶斯。屬國醫傷寒中之一種。不能囊括其餘之熱病。張仲景傷寒論中包含複雜。不全屬眞性陽性腸窒扶斯。有清葉天士薛生白等倡言溫熱。其中溼溫伏暑伏邪晚發等。詳其證候。則腸窒扶斯之倫也。

窒扶斯者。源出拉丁 Jypus 爲迷霧之意。取以名病。蓋象徵其證候也。國醫以濕溫名腸窒扶斯者。則以時令六氣名之也。喻嘉言曰。「夏月少陰君火。繼以太陰濕土。則出暍濕兩證爲一大綱。以暍病該濕温。天然不易也。乃濕温一大證。從古不言及。是則夏月竟無着落矣。詎知長夏之濕氣。春分後早已先動。最能與温氣相合。而爲濕温之證。」信如喻氏之說。則濕温之爲病。必在長夏得之。逾此不在濕温之列。實則此症四季皆有。特夏秋流行較盛而已。時醫其以病不在長夏。而有身熱起伏。互歷數候。脈濡弱。苔灰膩之證者。値於春秋冬之時。則有春温夾濕。伏暑夾濕。冬温夾濕之目。總屬强立名色。其實皆濕温也。濕温之稱。據細菌學之理論。則名實不相符。但國醫固以六氣爲病原者。驟予廢除。則國醫診斷之標的失。將無法以施治矣。蓋國醫恃以治濕温者。曰濕。療濕之藥。則芳香化濁。辛烈燥濕。若蒼朮厚樸附子泡薑諸品。莫不有强心之功效。與遠西藥治之理。實相暗合。特具此積驗。不知其所以然耳。由是觀之。「濕温」用其爲疾病之名詞則可。若拘泥時令則不可也。

遠西論腸窒扶斯者。以細菌傳染爲本因。按仲景傷寒論序曰。余種族素多。向餘二百。建安紀年以來。猶未十稔。其死亡者。三分有二。傷寒十居其七。是卽傷寒爲傳染病。義至明白。而未之言也。至明吳又可氏。著瘟疫論。其序曰。温者熱之始。熱者温之終。温熱者首尾一體。故

神州國醫學報

上海神州國醫學會出版

每月一期現已出版至第三卷第四期

每期大洋一角　全年十二期大洋壹元

國內寄費不加　國外寄費另加壹元二角

本報由上海神州國醫學會創辦已有三年之久所聘特約撰述多爲海外知名之士內容豐富材料新穎持論平正不偏不倚發揮固有之眞理融會西來之新說原原本本殫見博聞出版以來早爲海內外人士所共賞不脛而走風行一時且按月出版未嘗愆期尤博得社會之信用凡研究國醫學術者不可不讀

以前各期除第一卷第一至第五期現已無存外其餘各期尚可配補然亦所存無多惠購諸君尚祈從速

上海廈門路尊德里五十四號神州國醫學會啓

中國中世醫學史

廖温仁著　沈石頑譯

許半龍近編

藥籤啓祕

實價四角一分

本書經編者十年來藥物研究。和外科臨診的實驗。選取最需要。并爲上海各醫院善堂所常用的外科藥品百餘種。分外用內服二類。每類所屬的方劑。附有名稱、效用、和製法、藏法、用法等。打破神祕。明白宣示。

內科概要

實價三角六分

本書力避腐化。專以科學的見解。敍述中國內科診療的概要。改正官能舊說。採用譯籍編制。尤便於實際的應用。

內經研究之歷程考略

實價二角七分

本書爲提供內經研究上必要的準備智識爲限度。并就其實際上之背景。予以有系統的說明。在理論方面。力求考證明確。對於歷來學者研究之作品。各就其得失。分代討論。誠爲最近內經研究唯一之佳構。

中西醫之比觀

實價一角二分

本書本科學的眼光。爲客觀的陳述。分十篇。一、新與舊之觀念。二、紅西醫之近況。三、外人口中之中國科學家。四、中醫爲精微之國術。五、中西醫有融化之可能性。六、科學與中醫。七、陰陽五行氣與科學。八、中國衛生與各國。九、從理化試驗到中醫中藥。十、結論。

昌明醫學書局謹啓

中國中世醫學史目次

（甲）印度之佛教影響於中國醫學說
（乙）金元時代佛教之衰微及病理學界之變動
（丙）中國之治療法受印度醫方之影響
（丁）中國之眼科學受印度眼科之影響
第二節　波斯及西方本草醫學之輸入
第三節　亞剌巴醫藥之輸入
（一）總說
（甲）西洋中古醫學史上文化之中樞地
（乙）亞剌伯之發展及其分裂
（二）西利亞及亞剌伯醫學之概觀
（三）亞剌伯醫學之眞相
（四）亞剌伯之藥物及醫化學之發達
（五）唐宋元明時代與亞剌伯人通商之活躍及藥品之輸入

第五節　宋元時代之醫事制度

（一）宋之醫事制度（附遼之醫事制度）

（二）金之醫事制度

（三）元之醫事制度

第六節　中國歷代太醫院職官表

第八章　中國中世之醫書目錄

（一）醫經

（二）本草

（三）食治

（四）藏象

（五）診法

（六）明堂經脈

（七）方論（內科部）

（八）方論（外科及皮膚科部）
（九）方論（產科婦人科部）
（十）方論（小兒科部）
（十一）方論（痘疹及痲疹部）
（十二）方論（眼科及耳科部）
（十三）方論（口齒科及咽喉科部）
（十四）方論（解散部）
（十五）史傳
（十六）運氣

第九章　中國中世醫學史各論

第一節　解剖學及生理學
第二節　本草學及藥物學
第三節　病理學

（一）中風
（二）癲癇
（三）痙病
（四）歇斯帝里

參考書籍

敬送吐血肺癆指南

作者患吐血肺癆十餘年百藥無效久病知醫特將經驗所得編成指南分送同疾聊盡天職函索附郵五分寄杭州糧道山十號慈航居士即奉

介紹刊物——中央國醫館……國醫公報

中央國醫館國醫公報現已出版至二卷五期爲擴充篇幅刷新內容分「公文」「學術」二篇

（一）公文篇　分訓令　指令　委任　法規　公牘等項

（二）學術篇　分圖表　論壇　專著　學說　針灸　藥物　醫案　文苑　附錄等項　（每月如有重要稿件臨時特關專載一欄）

▲價目

全年十二册　二元　半年六册　一元一角

零售每册二角　香港及南洋郵費另加

發行所　南京門東長祠一號中央國醫館

中國中世醫學史

廖温仁著
沈石頑譯

第一章 序論

（一）

醫學之歷史佔文化史中主要之一部。乃就疾病及其療法以表現吾人類思想之歷史也。夫自上古以至今日。有上下四千年歷史之於東亞大陸之老大國（原文）欲知其對疾病稱謂作如何之觀釋。關於疾病之治療作如何之企圖。綜括言之。則此項醫學史者係研究疾病之智識及治病之技術如何發達爲領域。故講究文化史者不得不認醫學史爲重要之一部也。換言之雖可以醫學史爲屬於特殊之文化史。但研究此種學問者得之匪易。蓋材料之不易搜集固屬最難之事項。即使得有貴重之材料。亦難辨别其眞僞。不僅事實之考證困難。且古典醫書。文字古奧。語致支渺。其意義頗難解釋。非涉及政治及文化等一般之史料。不克完備。又非詳明過去之事實與通曉現代之學術不可。故編輯史料殊非容易之事。且研究此種學問者既無緣於營利。故不獲見重於世人也。

研究醫學史之效用。敢謂不讓科學之實驗與觀察。蓋歷史爲詮考過去之事實。以其因果之關係。與吾人思相之變遷。供未來研究之資者。爲益不尠。固有相當之價值。又實際方面醫學之歷史爲蘊有倫理之意義也。欲詳知先賢諸子於過去之千百年來辛苦經營之事跡。是非端賴歷史之力不可。已而既知其歷往之事跡。則孰不發奮勉勵立志而酬其恩澤哉。然則學者得詳悉學問之歷史而引起極大之興味以及歷史之不宜忽諸者。不俟言而可知矣。

（二）

世人所謂之醫學史乃襲用普通之名稱。余意以爲採用科學之方法以研究醫學之歷史。非僅敍述醫學之歷史而已。故毋寧名之爲醫史學。比較切當也。

據斯匹林格耳（Spremgel）（1）氏云醫史學者爲敍述醫學經歷之變遷及其效果也。故醫史學非僅記載醫學家之傳記。亦非列舉關於斯道之隆盛而加以批判卽爲能事已畢。蓋醫史學之領域爲敍述人類疾病之認識與治病之歷史以及關於醫學之理論實際與經歷之變遷也。

序

醫之爲道隨文學爲消長豈不以通人多則理明市人多則理晦耶自長沙創愈疾之法若日月光後之儒者不兼治醫以致鈔寫譌謬莫之考正近世以來國學衰微堂奧寖塞矣江陰曹尹甫先生中年登賢書博通經子復承其先君子秉生朗軒兩先生遺教兼治傷寒論沈潛探索務求有得於心不急急於問世迄於今垂四十年矣向在丁卯之歲先生始考訂傷寒論盡晝夜之力若攻堅木不斷不釋也如鑿智井不見水不止也注其疑難訂其譌誤垂四年而後成豈眞不憚勞哉誠恐千載而下謬種流傳長沙大法益陵夷而莫之貴也自茲以往因遂肆力於金匱玉函經按金匱與傷寒相表裏故全書所載若痙濕暍篇嘔吐噦下利篇多與傷寒論所載大同小異其餘證治於二十二篇中亦多散見此可知治雜病者不可不明六經矣但金匱傳寫譌謬處不減傷寒而同證異治與異證獨治之方則尤多於傷寒故治金匱者自徐尤而外迄無傳作蓋非好學深思心知其意誠未易爲淺見寡聞道也先生此注成於庚午冬季爲鈔寫者散佚其半遂致缺失嗣是以來重加研核考訂書成

於癸酉六月蓋又三年於茲矣世固有能讀先生之書者乎吾將拭目俟之癸酉八月嵊縣丁雪山序

金匱發微卷之一

漢南陽張機仲景撰　　江陰曹家達穎甫注

藏府經絡先後脈證第一

問曰。上工治未病。何也。師曰。夫治未病者。見肝之病。知肝傳脾。當先實脾。四季脾王不受邪。卽勿補之。中工不曉相傳。見肝之病。不解實脾。惟治肝也。夫肝之病。補用酸。助用焦苦。益用甘味之藥調之。肝虛則用此法。實則不任用之。經曰無實實。無虛虛。補不足。損有餘。是其義也。餘藏準此。

此節借肝病傳脾以明上工治未病之說也。肝藏血虛。則葉燥挺而壓於脾。脾氣鬱則痛延腹部。遂有腹中急痛之證。傷寒論云：陽脈急。陰脈弦。腹中急痛。先予小建中湯。蓋桂枝其味本甘。加飴糖則其味益甘。內經所謂甘苦急。急食甘以緩之。卽實脾之說也。脾王不必泥四季。但濕土當王之時卽是。長夏用小建中。卽病脹懣。故曰勿補。中工不知因肝藏血虛之故。而用甘味以實脾。而以小建中爲治肝不二法門。則大誤矣。蓋肝之本味酸。而中含之膽液則苦。肝與胃同居膈下。而胃實爲生血之原。肝膽之液。滲入胃中。並能消食。寒則吐酸。肝之液也。熱則吐苦。膽之液也。要之爲胃氣不和。胃氣不和。則無以養肝臟之血。且濕勝則肝膽不調。故多嘔。濕之所聚。蚘病乃作。然則所謂補用酸助用焦苦者。以烏梅丸言之也。但焦苦當言苦温。以烏梅之酸。合細辛乾薑蜀椒桂枝附子之温。及黃連黃柏之苦燥。而後胃温濕化。肝胆之鬱。方得條達。更有胃中虛寒。乾嘔吐涎沫。而專用苦温之吳茱萸湯。而不用酸以補之者。此證寒濕初起。肝臟未虛。故但需助胃陽而止嘔也。若夫益用甘味之藥以調之。乃專指建中湯言之。以上三法。皆爲肝虛而設。凡病虛則生寒。實則生熱。故有肝乘脾肝乘肺而刺期門者。亦有熱深厥深而當下者。亦有肝實血熱熱利下重而用白頭翁湯者。若不問虛實。而概用建中湯以治肝補脾。不病脹滿。卽病煩躁。故曰不任用之。無實實。無虛虛。補不足。損有餘。當是古內經文。見扁鵲難經。酸入肝至要妙也一段。述中工謬論。不著緊要。特刪去之。從黃坤載懸解例也。

夫人禀五常。因風氣而生長。風氣雖能生萬物。亦能害萬物。如水能浮舟。亦能覆舟。若五臟元眞通暢。人卽安和。客氣邪風。中人多死。千般疢難。不越三條。一者皮膚所中。經絡受邪內入臟腑。爲外所因也。二者四肢九竅血脈相傳。壅塞不通。爲內所因也。三者房室金刃蟲獸所傷。以此詳之。病由都盡。若人能養愼。不令邪風干忤經絡。適中經絡。未流傳腑臟。卽醫治之。四肢纔覺重滯。卽導引吐納鍼灸膏摩。勿令九竅閉塞。更能毋犯王法禽獸災傷。房室勿令竭乏。服食節其冷熱。苦酸辛甘。不遺形體有衰。病則無由入其腠理。腠者。是三焦通會元眞之處。理者。皮膚臟腑之文理也。

人稟五常。不過言人之稟五德耳。淺注謂曰在五氣之中。非也。玩以下方說到風氣便知。所謂因風氣而生長者。人得風中空氣。則精神爽健。然必淸晨吸受。方爲有益。故昔人多有吹卯風而得大壽者。然亦不可太過。過則爲病。譬如今人多喜吸受空氣。甚至天寒地凍。夜中開窗眠睡。有不病傷寒者乎。此卽風氣生萬物亦能害萬物之說也。是何異水能載舟亦能覆舟乎。要惟本體堅强者。乃能無病。故臟腑正氣充足。呼息調暢。然後眠食安而營衞和。若外來之客氣邪風。尤當思患預防。否則中人多死。假如風中皮毛肌腠。則病傷寒中風。風中於筋。則病拘攣。風中腑臟。卽口噤不識人。風中於頭則顚眩或疼痛。或口眼不正。風中於體。則半身不遂。是謂風邪。且風爲百病長。合於燥則病燥。合於濕則病濕。合於寒則病寒。合於暑則病暑。是謂客氣。然治之得法。猶有不死者。若夫疫癘之氣。暴疾之風。中人往往致死。此節爲全書雜病綱要。故特舉外因內因不內外因三條以爲之冠。六氣之病。起於皮毛肌腠。故善治病者治皮毛。其次治肌膚。今以皮毛肌腠不固。邪中經絡。而入藏腑。是爲外因。四肢九竅。血脈相傳。脾胃主四肢。中陽不運。風濕困於四肢。則四肢爲之不舉。肝開竅於目而資於腎。腎陰耗而膽火盛。則目爲之昏。腎開竅於耳而資於腦。腦氣虧而膽火張。則耳爲之聾。肺開竅於鼻。風邪襲肺。則鼻不聞香臭。胃開竅於舌。胃中宿食不化。則口中不知五味。胃與小腸大腸。下竅在肛門。腸胃燥則大便閉。三焦下竅在膀胱。濕痰阻其水道。則小溲不利。熱結於膀胱。則小溲亦爲之不利。是爲內因。若夫房室之傷。則病內熱惑蠱。金刃之傷。緩則潰爛。急則病破傷風。蟲獸之傷。毒血凝瘀。甚則走竄周身而死。（金刃初傷卽用小薊葉打爛塗之不致出血太渦毒蛇咬傷用壁蝨入麵醬搗塗卽愈瘋犬咬血必走竄大腸凝結成塊久則發狂宜抵當湯下之）是爲不內不外因（許半龍絡傳臟腑當爲外因血脈壅塞不通曰從繆爲內因原本倒誤今從其說校正）卽此三因推之。全書大綱。略盡於此。凡此者。惟預爲防範者能免之。纔中皮毛肌腠。卽用麻黃桂枝二湯以發之。然後病機不傳經絡。既傳經絡。

未及腑臟。卽用葛根湯以發之。則外因之内陷者寡矣。血脈不流通。則四肢爲之重滯。然當甫覺重滯。或用八段錦十二段錦法。使筋節舒展。或吸氣納於丹田而徐嘘散之。使周身血分水分。隨之運行。甚或濕壅關節。時作痠疼。則鍼炙以通陽氣。膏摩以破壅滯。則内因之閉塞九竅者寡矣。然猶必安本分以避刑辟。遠山林以避蛇虎。遠床席以保精髓。節衣服之寒暖。節五味之過當。務令營衛調適。内外强固。六淫之邪。乃無由入其腠理。則病之成於不内不外之因者寡矣。所謂腠理者。人身肌肉。方斜長短大小不等之塊。湊合而成。湊合處之大隙。卽謂之腠。肌肉并衆絲而成塊。衆絲之小隙卽謂之理。胸中淋巴系統發出之乳糜水液。出肌腠而成汗。故曰通會元眞。元眞者。固有之元氣眞氣。血分中營陰及之。水分中衛陽亦及之。故曰通會。文理。卽合併成塊之肉絲。不獨肌肉有之。卽胃與小腸大腸並有之。各具淋巴微管。發出水液。故仲師連及之耳。其實病氣之始入。原不關於内臟也。

問曰：病人有氣色見於面部。願聞其說。師曰：鼻頭色青。腹中痛。苦冷者死。鼻頭色微黑者有水氣。色黄者。胸上有寒。色白者。亡血也。設微赤。非時者死。其目正圓者痙。不治。又色青爲痛。

色黑爲勞。色赤爲風。色黃者便難。色鮮明者有留飲。

氣色之見於面部者。無病之人亦有之。借如夏令行烈日中則面赤。暴受驚恐則色白。此其易知者也。明乎此。乃可推病人之氣色。曰鼻頭色靑腹中痛者。鼻頭。鼻之上部盡頭處。非鼻準之謂。相家謂之印堂。醫家謂之闕下。小兒下痢。印堂多見靑色。腹痛不言可知。下利手足逆冷。爲獨陰無陽。故曰苦冷者死。濕家身色如薰黃者。黃中見黑色也。今印堂微見黑。故知其有水氣。濕病屬脾臟。脾統血。血中有黃色之液。濕勝血貧。病在營。故其色黃黑相雜。水氣屬三焦。腎與膀胱。病在衞。故印堂微黑。胸中爲飲食入胃發生水液之區。其水液由脾陽生發。中醫謂之中焦。西醫謂之淋巴系統。胸中有寒。是病留飲。故萎黃見於印堂。血不華色則白。故亡血者色白。人飲酒則面有赤色。行日中及向火並同。爲其血熱內盛陽氣外浮也。傷寒陰寒內據。眞陽外脫。則亦面戴赤色。是謂戴陽。此證多屬冬令。故曰非時者死。謂非夏令血熱張發之候也。按寒飲之色黃。失血之色白。或全見面部。戴陽之赤色。或見額上及兩顴。不定在鼻之上部。故無鼻頭字。非省文也。面色既辨。然又必驗於目。剛痓無汗。周身筋脈緊張。故目系強急而目正圓。此證脈必直上下行。內經所謂但弦無胃也。故曰不治。目色青。少年婦人時或有之。或不必因病而見。然往往肝鬱乘脾而腹中急痛。若夫色黑爲癆。與女勞癉額上黑同。凡人目中瞳人則黑。其外微黃。惟女勞則瞳人外圈俱黑。吾鄉錢茂材信芳診宋姓病。斷其必死。不三月。果死。予問故。錢曰。女勞目之外眶盡黑。法在必死。蓋瞳人精散外溢。如卵黃之忽散。臭敗隨之矣。風邪中於頭。則入於目而目脈赤。荆芥防風蟬衣殭蠶等味熏洗。足以愈之。仲師固無方治也。色黃便難。是謂穀癉。宜茵陳蒿湯。惟鮮明有留飲。當指面目鮮澤及目下臥蠶形言之。若專以目論。則巧媚之婦人。固自有明眸善睞者。何嘗病留飲乎。

師曰：病人語聲寂寂然。喜驚呼者。骨節間病。語聲喑喑然不徹者。心膈間病。語聲啾啾然細而長者。頭中病。

無病之人。語聲如平時。雖高下疾徐不同。決無特異之處。寒濕在骨節間。發爲痠痛。故怠於言語而其聲寂寂。轉側則劇痛。故喜驚呼。心膈間爲肺。濕痰阻於肺竅。故語聲喑喑然不徹。頭痛者。出言大則腦痛欲裂。故語聲啾啾然細而長。不敢高聲語也。

師曰：息搖肩者。心中堅。息引胸中上氣者咳。息張口短氣者。肺痿吐沫。

痰飲留於膈間。則心下堅滿。痰飲篇所謂雖利。心下續堅滿。膈間支飲。其人喘滿。心下痞堅。寒疝篇脈緊大而弦者。必心下堅。則此云息搖肩心中堅者。其必爲心下堅之誤無疑。心爲君主之臟。不能容納外邪。惟心下爲膈與胃相逼處。痰濕留於膈間。則氣爲之阻而息不順。至於兩肩用力搖動。則心下之堅滿可知矣。此爲濕痰凝固之證。所謂宜十棗湯者也。至於息引胸中上氣而咳。卽後文欬而上氣之證。吐黃濁者。宜皂莢丸。有水痰者。宜射干麻黃湯。張口短氣者。肺痿吐沫。卽後篇肺痿之證。以上三者。皆出於主氣之肺。辨息至爲切近。故類及之。

師曰：吸而微數。其病在中焦實也。當下之則愈。虛者不治。在上焦者其吸促。在下焦者。其吸遠。此皆難治。呼吸動搖振振者。不治。

息由丹田上出肺竅。是爲呼。由肺竅下入丹田。是爲吸。呼吸略無阻礙。乃爲無病之人。惟中脘宿食不化。則吸入之氣。至中脘而還。不能下入丹田。故出納轉數。下之則上下通澈。略無窒礙。此大承氣湯。所以爲承接中氣之用也。然有本爲大承氣湯證。始失下。病久精氣耗損。腸胃枯燥而死者。卽有久病虛羸。一下正隨邪盡以致虛脫而死者。因此後醫失誤。轉授前醫以口實。而硝黃製成禁例。然則仲師言虛者不治。爲法當早下言之。非爲見死不救之庸工言之也。大下後食復同此例若夫肺虛而吸氣乏力。故吸促。腎虛而納氣無權。故吸遠、促者上焦不容。遠者下焦不攝。故曰難治。其不曰不治而曰難治者。肺癰肺痿肺脹及膈間有留飲。其吸皆促。爲其有所阻也。亡血失精者。其吸皆遠。爲其不相引也。數者皆有方治。而愈期正不可知。故曰難治。至如呼吸動搖振振。其人必大肉痿陷。大骨枯槁。午後微熱。死在旦夕。雖使扁鵲復生。無能爲役矣。

師曰：寸口脈動者。因其王時而動。四時各隨其色。非其時色脈、皆當病。

此寸口。以兩手六部言。凡脈之大小。視血分熱度之高下。血分之熱度。又以天時之寒暖爲盈朒。天時至春而疏達。則其脈條暢。夏而張發。則其脈盛大。秋而收束。其脈斂抑。冬而閉藏。其脈沉濇。所謂因王時而動也。夏令天氣炎熱。血分熱度既高。誠有面色及掌心發紅色者。亦有八九月間。天氣漸寒。紅色漸變爲白者。此固由於血熱之高低。非可以五色配四時也。不然春日肝王。冬日水王。曾未見有春日色青冬日色黑者。五色分配四時之謬。固已不攻自破。然則四時各隨其色。亦不過分赤白二色。以見血熱之高低耳。非其時色脈皆當病。直以天時溫暖。血不華色營氣不充脈絡言之。以天時苦寒。血熱暴張。面赤脈洪者言之。然則假令肝王色靑及肝色靑而反色白二語。皆當刪去。此必非仲師之言。或由門人襲內經東方生木節意而附會之。不可爲訓。

問曰：有未至而至。有至而不至。有至而不去。有至而太過。何謂也。

師曰。冬至之後甲子。夜半少陽起。少陽之時陽始生。天得溫和。以未得甲子。天因溫和。此爲未至而至也。以得甲子而天未溫和。爲至而不至也。以得甲子而天大寒不解。此爲至而不去也。以得甲子而溫如盛夏五六月時。此爲至而太過也。

此一節。論天時陽氣之愆伏。以見病氣所由受。未至而至數語。當是古醫家言。師特借冬至後甲子以起例。古者十一月甲子朔夜半冬至爲歷元。則冬至後甲子當在正月。曰夜半少陽起者。不過略言陽氣初囘。內經所謂春三月發陳之期也。當此期內。地氣方得溫和。春未至而地氣轉陽。故曰未至而至。皮毛早開。風邪易襲。多桂枝證。若時令當溫不溫。卽爲至而不至。設當春令陽囘之日。而天氣忽大寒。春行冬令。是謂至而不去。皮毛未開。寒邪中之。多麻黃證。若春氣方囘。忽然大熱如六月。春行夏令。是謂至而太過。汗液大泄。

津液早虧。多人參白虎證。四氣之轉移莫不皆然。此特一偶之舉耳。得甲子未得甲子。不過陳述故訓。勿泥。

師曰：病人脈。浮者在前。其病在表。浮者在後。其病在裏。腰痛背强。不能行。必短氣而極也。

脈浮者在前。是通關前後言之。是為表實。在後則指關後獨浮言之。浮在關後而不及關前。則脈管中血液不足可知。脈浮病在表。為麻黃桂枝二湯證。若浮不及關以上。則血分本虛而不當發汗。此卽淋家不可發汗失精家不可發汗之義。太陽之裏屬少陰。脈之浮屬太陽。不見微細病固無內傳少陰之理。然太陽之脈。夾脊抵腰中。卽謂之裏可也。脊為督脈徑隧。腰實少陰之藏。腎與膀胱為表裏。自腰以下有二管。注小溲於膀胱。中醫謂之下焦。西醫謂之輸尿管。卽謂其病在裏亦可也。陰虛之人。强責其汗。勢必牽涉於腎。腰痠背强。猶為太陽本病。至於陰寒精自出。痠削不能行。則水之上源因發汗而竭。而下流亦涸矣。短氣而竭者。則以腎虛不能納氣故也。况陰虛必生內熱。內熱薰灼至於骨痿髓枯。焉有不死者乎。

問曰：經云。厥陽獨行。何謂也。師曰：此為有陽無陰。故稱厥陽。

油燈將滅。燄必大明。膏油竭於下。則光氣脫於上。是故虛勞不足之人。日晡有微熱。甚者入夜壯熱。至有喉痺口燥而爛赤者。此火如煤油。如火酒。救之以水。則熛燄益張。撲之以灰則息矣。故昔人有甘温淸大熱之法。內經所謂勞者温之也。然補血養陰。正不可少。若油燈之添油者然。但恐不能受重劑耳。倘更投以寒涼。未有不死者也、

問曰：寸口脈沉大而滑。沉則爲實。滑則爲氣。實氣相搏。（搏應作摶摶者合也誤作搏則爲打不可通）血氣入臟即死。入腑即愈。此爲卒厥。何謂也。師曰：唇口靑。身冷。爲入臟。即死。如身和汗自出。爲入腑。即愈。

大氣挾血併而上逆。則寸口見沉大滑之脈。但舉寸口。則關後無脈可知、氣血菀於上、衝動腦氣。一時昏暈而暴厥。血逆行而入於腦。則血絡爆裂死。故脣口靑。靑者。血凝而死色見也。若衝激不甚。血隨氣還、身和汗出而愈矣。須知入臟入腑爲假設之詞。觀下節在外入裏可知。不然。氣血併而上逆。方冀其下行爲順。豈有入藏即死入腑即愈之理。門人章次公言入臟爲腦充血。腦膜爲熱血衝破。一時血凝氣脫。故唇口靑身冷者死。、腦固藏而不瀉也。入腑爲氣還三焦脈絡。散入肌腠皮毛。故身和汗出者生。三焦固瀉而不藏也。此與內經所謂血氣併走於上。則爲大厥。厥則暴死。氣復還則生。其義正同。否則既云併走

於上矣。內經雖未明言腦。而其旨甚明。尤在涇猶強指爲腔內之五臟。通乎否乎。章說較鄙人爲詳盡。故并存之。

問曰：脈脫。入臟卽死。入腑卽愈。何謂也。師曰：非爲一病。百病皆然。譬如浸淫瘡。從口起流向四肢者可治。從四肢流來入口者不可治。病在外者可治。入裏卽死。

上節獨言寸口。則有上無下。脈垂脫矣。則此云脈脫。當指無脈言之。陳修園以爲脫換之脫。非也。按傷寒論云。利厥無脈。服白通湯加豬膽汁。脈微續者生。暴出者死。微續者胃氣尚存。故曰入腑卽愈。暴出者眞臟脈見。故曰入臟卽死。非爲一病下。特推廣其義言之。譬之浸淫瘡。濕熱兼毒之皮膚證也。天疱潰爛入口者死。廣瘡入口者死。若小兒天泡瘡黃水瘡。未見有從四肢流入口中者。蓋亦外病流脂水者。通名浸淫耳。病在外者可治。入裏卽死。以傷寒論。則三陽可治。三陰難治。以癰疽言。則腫痛色紅者可治。平陷色白不甚痛者難治。故師曰百病皆然也。

問曰：陽病十八。何謂也。師曰：頭痛項腰脊臂脚掣痛。陰病十八。何謂也。師曰：欬上氣喘噦咽腸鳴脹滿心痛拘急。五臟病各有十八。合爲九十病。人又有六微。微有十八病。合一百八病。

五勞七傷六極婦人三十六病。不在其中。淸邪居上。濁邪居下。大邪中表。小邪中裏。槃飪之邪從口入者宿食也。五邪中人。各有法度。風中於前。寒中於後。濕傷於下。霧傷於上。風令脈浮。寒令脈急。霧傷皮腠。濕流關節。食傷脾胃。極寒傷經。極熱傷絡。

治病以明理爲先務。設病理不明。死守成方。則同一病證。且有宜於彼而不宜於此者。則陽病十八一節。當是爲拘守成方治病者言之。然變證雖多。豈可拘於十八之數。陽病十八。陰病十八。五臟病各有十八。六微復有十八病。令學者於此。懵無所得。若涉大川。不見津涯。卒致臨證不敢用藥。徬徨歧路。不知所歸。此亦仲師之過也。惟善讀書者。正不當以辭害意。今姑就所舉之病名而釋之。疑者闕焉。病在外體爲陽。寒邪襲表。體溫鬱而不達。則陽熱上衝而病頭痛。風中於腦。鬱而不散。則病頭痛。腸胃不通。燥氣上入於腦。則病頭痛。痎瘧發熱。血熱上逼於腦。則頭病痛。又有氣挾熱血菀而犯腦。則亦病頭痛。頭痛同而所以爲頭痛者不同。項爲太陽經脈出腦下行之路。風寒外束。熱血抵拒。脹脈興奮。項因强痛。寒凝太陽之脈。發爲腦疽。則項亦强痛。項之强痛同而所以强痛者不同。腰爲少陰寒水之臟。下接輸尿管而輸出膀胱。寒濕內阻。三焦水道不通。則病腰痛。强力舉重。氣阻膂下。則病腰痛。汗出著冷。久爲腎著，則腰下冷痛。腰痛同而所以爲腰痛者不同。太陽經脈。夾脊抵腰中。而脊髓則爲督脈。寒襲於表。經絡不舒。則背脊痛。强力入房。傷其督脈。則脊亦痛。脊痛同而所以爲脊痛者不同。四肢者。諸陽之本。濕流關節。則臂脚掣痛。血不養筋。筋絡强急。則臂脚掣痛。風中四末。四肢不用。則臂脚亦掣痛。此外復有肢節疼痛脚腫如脫之歷節。陽明燥實。傷及支脈。右髀牽掣膝外廉而痛。寒濕流筋。脾肉內痛。掣痛同而所以掣痛者不同。復有脚氣腫痛者。痛而腹中痲木屬血分。宜四物加生附牛膝防已吳萸木瓜以治之。腹中急痛者。屬氣分。宜雞鳴散以治之。又有血絡不通脚攣急者。宜芍藥甘草湯以治之。有腸燥傷筋而脚攣急者。宜大承氣以治之。此又脚病之不同也。然則陽病十八。舉多數而言之也。病在內藏爲陰。風傷於肺則欬。膈間支飲則欬。腸中燥氣犯肺則欬。欬固不必同也。膠痰在中脘。不能一時傾吐。則上氣。水痰在心下。陽氣欲升不得。則上氣。上氣固不同也。寒縛表陽。外不得汗則喘。元氣下虛，腎不納氣則喘。喘固不同也。呃逆之證。有屬胃氣虛寒者。有屬大腸腑滯不行。及膀胱小溲不利者。則噦固不同也。咽當爲噎。年老之人。氣血並虧。有食未入胃。梗於胸膈而不下者。又有噎隔之證。既入於胃。梗塞而不下者。是噎又不同也。水溢入腸。下利不止。則病腸鳴。痰飲爲病。水走腸間。則亦腸鳴。虛勞之病。亦復腸鳴。是腸鳴又不同也。太陰寒濕。則復中脹滿。虛氣停阻。則腹中脹滿。宿食不化。則腹中脹滿。血結胞門。則少腹脹滿。水結膀胱。則少腹脹滿。是脹滿又不同也。久事傴僂。胸中陽氣痞塞。則心背徹痛。陰寒凝結胸膈。則亦心痛徹背。背痛徹心。是心痛又不同也。虛勞之人。輸尿管不通。小便不利。病腰痛者。小腹爲之拘急。下後發汗。津液虧耗。則筋脈爲拘急。是拘急又不同也。然則陰病十八。亦舉多數言之也。若夫五臟之病。散見內經及元化中藏經者。不勝枚舉。第就本書著錄言之。曰肺痿。曰肺癰。曰肺脹。曰肺中風。曰肺中寒。曰肺飲。曰肺水。此肺病之可知者也。曰肝中風。曰肝中寒。曰肝著。曰肝乘脾。曰肝乘肺。曰肝虛。曰肝實。此肝病之可知者也。曰心中風。曰心中寒。曰心中痛。曰心下痞。曰心下悸。曰心煩。曰心傷。此心病之可知者也。曰脾中風。曰脾約。曰脾水。此脾病之可知者也。曰腎著。曰水在腎。曰奔豚。此腎病之可知者也。穀癉宿食嘔吐反胃消渴不能食。食已即吐。胃病也。腸癰下利清穀不大便圊膿血。腸病也。脅下痛小便不利遺溺。三焦病也。寒則下重便血。熱則爲痔。小腸病也。嘔吐口苦耳聾下利純青。膽病也。膀胱無專病。時與

和漢醫學眞髓 續集

渡邊熙 著　沈石頑 譯

和漢醫學眞髓 續集

第一篇 目次

外科病得以內科方法治療之實驗例

痔疾之內科治療法

呼吸器與痔疾之關係

慢性痔疾患者有時起急性症狀出血且疼痛者之驗例

慢性腎盂炎膀胱炎兼子宮內外膜炎癒著全痔瘻之治驗例

慢性盲腸炎之治驗例

三十二年間尿道痛出血排膿時休時作之淋病及黴毒患者之治驗例

經診斷爲慢性尿道狹窄疼痛性尿道痙攣性狹窄

易誤爲尿道淋之尿道內下疳

成於子宮口內之硬性下疳

瘡家先天及後天之出血（衄血）病例

膀胱及尿道之出血病例

尿道出血病例

瘡家之膀胱出血心臟虛弱慢性腸加答兒子宮肥大病例

腎盂炎之出血排膿病例

先天梅毒及淋毒性腎盂炎與痔瘻等之衰弱患者

子宮內膜炎兼腎炎病例

因淋黴二毒之腎盂炎病例

先天及後天黴毒淋毒性子宮周圍炎尿道淋

淋毒性尿道加答兒兼潛伏黴毒

腫瘍子宮筋腫

木村博昭氏治驗例

子宮筋腫

婦人原因不明之出血

膀胱出血

膀胱結石

大腿骨加利愛斯

脫疽

瘭疽

癌腫與結核及黴毒

子宮癌與直腸癌之誤爲護膜腫者

淋毒性子宮內膜炎之誤作黴毒混合傳染者

　經確診爲子宮癌腫患者之全治例

　忽全治之子宮癌類症

　癌腫類症

中野莒園氏治驗例

　正眞乳癌之一例

頭瘡及顏面瘡

對於黴毒性皮膚病（現代皮膚病家之謬見）

對於頸腺腫卽瘰癧（現代西洋醫學之謬見）

瘰癧之治驗例

腸內腫瘍

處方例

和漢醫學眞髓 續集

松園渡邊熙著
石頑沈松年譯

第一篇

以內科方法治療外科諸病之卷

緒論

如本題所論在現代醫學規定必擇用外科或婦人科之手術以處置之之諸病。雖不敢廣集以作系統之叙述。但我輩領教現代醫學純粹外科醫法及實際處置所得之經驗中。每感覺其成績之不良。故對於用現代醫學外科療法之診治頗感絕望。乃集舉東方古代醫術內服與外用膏藥之成績。介紹於世人。所以求造福人羣有益於醫師計也。

以下所記錄之諸病乃予整理所得較優於西洋現代醫學外科手術療治之漢醫法。經過短速。治後之成績亦良。以予經驗所得爲主。記列於如次。

例如

淋巴腺腫

骨瘍（骨疽骨潰瘍）各種加利愛斯之全部

耳鼻咽喉科病之一部

皮膚病之一部

婦人科病之一部

泌尿生殖器病之一部

消化器之一部（盲腸炎各種痔疾）

呼吸器之一部（肋膜炎肺膿瘍等）

現代西洋醫學之外科固非常發達。不論何種疾病均以外科爲唯一解結之方法。以其迅速而能防止疾病之蔓延進行。甚且於診斷及治療時濫用愛克司光線與鐳錠光線等。

但每因此外科手術之結果而成爲廢人痼疾者其數隨之增加。甚或因手術而致死者亦決不在少數。例如因痔疾而使用外科手術以致死者。數見不鮮。或終身膿水淋漓之因肛門括約肌被切斷者亦復不少。或因使用鐳錠光線照射太過而造成膣狹窄症狀。終身成爲殘廢者。以及其他多數悽慘可嘆之結果更難枚舉。此等患者周圍之親族每有慘嘆痛惜而謂之曰。如是者不如速死。反得免受痛苦者。累有所聞。諺云。鴨足雖短繼之無益。鶴脚固長斷之堪悲。故實際今世外科醫學之進步不但無益於人類。反造成無限之廢人。得不爲之同聲一嘆哉。蓋現代外科手術之進步。其實際無非以人類之肉體同機械之修繕。其技固巧。其實也拙。而外科術雖似能解决一切問題。其進步固誠可喜。但事有人工每不及於天然者也。如某老醫云。凡一切皮膚表面之病。勿論其由筋肉而產生之腫瘍。若用手術切開之。其治愈既遲。且事後必殘餘種種障礙也。此切開之部份。因所留之瘢痕妨礙淋巴液組織液以及血之運行使然也。所以因手術而致結織締中血行之障礙者。猷如修補土壁決不能使其天衣無縫而恢復舊有整個之狀態也。

與以上理論相同者。如小外科中遇指腫或口唇生疔切開後塡以紗布。其處置之結果頗不良。蓋每因塡入紗布之刺戟患部而發生炎症。疼痛久不已。腫脹不退。故某外科教授主張唇口指頭决不採用西洋外科醫法。而一如治面疔用鬱血療法其成績較佳。又大阪船場瓦町有治指之專家。爲家傳漢法之治療所。每日必有多數之病人求其診治。頗負盛譽。某女指腫求治於附近某外科博士。受切開手術後疼痛腫脹均未稍減。經過十晝夜。苦痛不堪。家人決意乞治於瓦町療指專家。當日痛卽差。二三日後已完全治愈。當其施治時第一卽先取去紗布。每日用湯藥洗滌敷以膏藥。不數日卽平復矣。類此容易治愈之法。考諸漢法醫籍外科正宗所得之處方錄之如左。

局部治法 （創孔中先除去紗布）五物大黃湯洗之。蟾酥幾分溶解塗之。且以黃膏塗敷。以及其他種種外用藥。

內服藥 伯州散。兼用五物大黃湯或補中益氣湯加黃蓮麥門冬

痔疾有五種之區別。但無論何種决須用漢法內服與外用之藥，絕不可輕用外科手術切開。始可望全愈。此實爲最幸福之治法也。如頸部淋巴腺腫（卽瘰癧）亦必需用內科療法以求其成功也。

外科疾病多宜內服藥者。

外科疾病在東方醫學治療法中多有服用內服藥之必要。且分一般之內服藥與各病各用特種內服藥之別。或同時幷用之，

一般之通用者。同時亦有種種不同之目的。例如用於防腐之目的者。如伯州散之類。此乃日本古代之處方。或欲使慢性惡性之腫瘍轉變成爲良性之目的者。如用紫根牡蠣湯或托裏消毒飲之類。又如纖維腫。頸項腫。橫痃。甲狀腺腫。盲腸炎。子宮筋腫。子宮與卵巢喇叭管之患症及癒着子宮筋腫、子宮護膜腫、直腸腫炎、乳腫炎、乳毒痔疾、脊椎加利愛斯、睪丸腫、腎盂炎、膀胱加答兒、肺膿腸肋膜炎及膿胸等症。無不有特殊之處方。能悉心探求古人之心得。則臨床之時對於此等難治之症當絕無不愈者。

漢醫外科之外用藥及外科之精神

漢法外用藥中治發炎者以洗藥膏藥爲多數。外用藥中有一般通用者與特殊者之不同。用於種種皮膚毒之腫瘍。例如一般通用者。其功能退毒。改良肉芽。而對於指之腫炎。痔之潰瘍。乳腫之潰瘍等。亦可用之。並與內服藥以共同改善肉芽。或兼用反鼻(蝮蛇)製劑之內服藥。或助用近世注射藥以收功。

西醫之外科不但不用一切之內服藥。且多服牛肉、雞肉、雞卵、肉汁等所謂滋養料者。在日本人認爲可以增惡腫毒潰瘍。所以經過必久。更不知食物之能中毒。實爲至愚之事矣。

反之漢醫之外科僅偶然採用小手術。一切之大手術均不擇用。至於其結果以西醫之外科療法比之漢醫之外科。實不得不謂現代之外科無進步也。

經誤診斷爲子宮癌，直腸癌者頗不乏人。良堪浩歎者也。(切片檢查亦多謬誤)此誤診之外科手術。雖極罪過。然而非常流行於世。如余輩同業中每年至少必有一二次挽救治療類此之被誤診斷者。現代之外科雖亦以治療人類爲目的。但如此則雖希求達到如上述之目的恐不易易。故對於人類生存大目的之倫理。不得不加充分之考慮也。

德國卞誰爾市之公立醫院中。昔有妙齡女郎一人。因診斷係屬結核症。漸次將手足均行割去。以致一切如飲食以及月經之始末無不須看護婦照料之也。又其他之病院每因摘去左肺而動及心臟之病人等耳聞目見。無時無之。然則手術之巧雖足誇耀。但對於病人切身之幸福將作如何之感念耶。以傍觀之意論之。實爲至可抱歉之事也。(以上爲三十年以前之事) 故諸如此類之大手術。雖於西方現代醫學界中博得一時之權威。徹底論之僅如痔疾之用外科手術。其目的固原欲有助於人。不知反有害於人者。是宜充分靜默考慮之也。

東方醫學以內服藥爲治痔疾之局部及全身血液療法。達到痔疾之根本治療目的。無論痔出血、痔核、脫肛、血痔等。均以內服藥與和平無痛之外用藥以療之。無不全愈。雖如稱爲蓮痔之痔瘻亦能用合理之療法使漸次向上之瘻孔得以閉塞。潰腐之潰瘍亦可以內服與外用之藥以改善肉芽而達於全愈也。因此東方醫學爲專心於肉芽面與血液方面以求和平之全治療法。一切之外科病必先於內科學方面反覆研究而企求其原因之治療也。故凡遇不易治療之疾病。卽委諸外科手術則實爲一大弊害也。箇中猶以婦人科病爲多。余以爲至可憐惜。故以漢醫治婦人病之處方遍載各種通俗之婦女雜誌中。雖屬偶然感念所及而出此。今日漢藥之流行於此非無因也。有婦人病者謂余曰，以往最初三月雖經各種方法之治療終未獲愈。最後醫師乃命速用手術以爲根治之法。類似者有醫師二人勸之甚殷云。遇如彼之子宮內膜炎、子宮後屈症。無不立將腹壁切開以施手術。雖經過三月之後。依然如舊。又如彼之治胸骨或肋骨之加利愛斯雖經五六次外科手術之後反而漸次榮養惡化。蓋絕無原因療法。若以我東方醫法治之。在三箇中用內服藥或僅用外科藥治之卽可使之全愈。榮養亦可恢復矣。故如瘰癧。脊椎加利愛斯等以及種種輕重之外症用藥與養生並重。無不救治之疾也。

加利愛斯 (Karies 骨疽、骨瘍、骨潰瘍)

加利愛斯當譯作骨疽、骨瘍、骨潰瘍。因其病灶所在不同而異。有種種不同之名稱也。如脊椎加利愛斯、腰脊加利愛斯、肋骨加利愛斯、胸骨加利愛斯等。各視其場所之不同而分其治療之難易。在現代醫學以一切之加利愛斯均認爲難治之症。一如肺結核之無限恐怕也。所以然者。彼以爲其難治故也。現代西洋醫學以爲加利愛斯係發生於結核性腺病質之人。故以外科病之療法處置之。一再用以手術。同時竟有經六七次手術以上而漸次衰弱以死。如以脛骨移植於脊骨。或遇留注之膿瘍。續行排膿手術以致不治者有之。此無他。實因現代醫學一無足以信誠之原因療法故也。有體格强大之男子自結婚之後罹脊椎加利愛斯。或年青婦人在生產以後罹脊椎加利愛斯者。痛苦無限。數年後仍不免因而致死者諸病例。悲慘已極。雖經千方治療終不獲痊。患者願不能速愈不如速死。結果不死不生。無論本人以及親族之精神上均認爲極不幸之事。所以有因之家產蕩然者。實爲

勞倦與疾病之關係

勞倦爲減低全身抵抗力而起疾病之一重要原因故戰地士卒終因勞倦所患疾病較常人爲衆多也勞力後身體筋肉發生無數毒質充滿血肉此種毒質對于身體細胞有損無益吾人藉以抵抗細菌之白血球尤受其害此毒質又爲酸性不適于血液內抗菌素之存在因此抗菌素在阿爾加里性液體內最爲活動也抗菌素薄弱身體之殺菌力乃大減疾病乘機侵入矣薩羅氏使狗兔等獸類終日勞動不予休息然後以傷寒毒質注射入之其傳染疾病者者占大多數蓋均受勞倦之影響也

日本漢方醫學變遷史

小泉榮次郎編　沈石頑譯

小序

沖翁小泉君所撰日本漢方醫學變遷史稿成見示。閱竟覺此書之編製分本邦醫道與和漢藥二部。概論變遷消長之事跡。足爲研究斯學者之參攷資料。其紀事雖撮要而不失於簡。莫謂僅僅二百五十餘頁之書。但實際裨補醫學之處誠非淺鮮也。撰者之勞苦頗可感謝。略陳卑見以代序文。

昭和九年十一月下旬

醫學博士
文學博士　富士川　游

書名	編者	出版期及版次	裝訂樣式	册數	郵費	實價	簡單說明	附註
臨床藥物學	張克成	中華民國廿二年六月初版	精裝道林本	一册	一角五分（加掛號費八分）	十二元	本書集新舊藥物二千三百種處方九百七十三附錄六種病共一千〇十頁百萬言總論二篇各論四十三類拉丁德英法文藥名兼備各派醫家均可採用	
			精裝蟮紙本	一册		十元		
臨牀新撰必攜處方	張克成	中華民國廿二年六月再版	精裝袖珍本	一册	五分（加掛號費八分）	三元	原書每年重版一次已達十版譯本內容未減少共分四十一類各科所需處方包括無遺共五百六十六方均附原文附錄七種	原書爲日本醫學博士黑田昌惠等著
臨牀治療學	同	二十二年六月初版	精裝本	一册	同	三元	本書以症狀爲經以症狀發生之原因病理之變化診斷上之要領治療上應用藥物之性質作用用法及處方爲緯爲根據最新治療學書所編成者臨床上之要籍也	
			普及本	一册		二元		
新編花柳病學	同	二十三年三月初版	並裝	一册	同	一元	近來花柳病病理療法大有進步均載各國醫報而忙煩之醫家無暇翻閱本書即搜輯最新學說與經驗編成者最切實用	

緒言

數千年來賴以治療邦人疾病之漢方醫學。曾一度因西醫學之輸入。漸次衰頹。至明治初年。訂定法規。漢方醫幾全歸廢滅。然而近時對於漢醫療法復有重大之發見。和漢藥實優於西洋之藥物。於是抽取其有效成分製造新藥或新製劑者有之。醫家報告臨床實驗者有之。其他新聞雜誌等揭載民間療法。宣傳藥草藥木類治療疾病之特效。故近年來研究和漢藥及漢醫方之士相繼而至。

我國素行之漢醫方雖自中國古代傳來。但邦人自行斯道以來。就實驗考察本邦風土。氣候體質食物等之關係。研究適合邦人疾病之醫術。一般所稱爲漢醫方者實際已日本化矣。故此等醫方亦稱爲皇漢醫方。至於其所需之藥物最初專用漢產品。繼而漸次調查研究內地(日本)所產之藥物以代之。更進而採擇中國之種苗移植本邦。以補充所無。努力繁殖。不適於我邦風土氣候者。不得已求諸他地。如土耳古波斯東印度等特產之藥物經中國人之手輸入者。若邦產藥物優於中國產者。即以此向外輸出。至今占本邦重要輸出物產中亦不在少數。總之現時供給漢醫方所用此等生藥類。概括總稱爲和漢藥。

漢醫方根本有非根據學理而以先賢對病症實驗效果之心得。各自樹立醫術之基礎。因之不僅治療法之各自不同。卽應用藥物雖於同一症狀其配伍藥亦各自不同。以及隨症臨機應變處置之方法各異。乃自然產生醫方之派別。極爲明顯。如鍼術有杉山派。駿河派。吉田派等之不同。可窺見其一斑矣。漢醫方亦稱爲漢醫道。如柔道劍道。其習技於師時。初學式樣。積經驗據體驗之所得以研鑽其伎倆。故柔道劍道以對人爲目的。比諸漢醫方唯以疾病爲敵手者正同。漢方醫對於疾病應用智能與伎倆以治療之。且不論因氣候體質年齡飲食物及病之輕重。或合併症等同一之疾病時時變化致症狀亦不一。注意其細微之點。以備臨機應變處置法之稽考。其用意無非使病者得早一日解除疾病之苦惱也。昔日修治此道多爲個人敎授。與現代學校敎育之方法不同。故昔之漢方醫者入名醫之家門牆。數年中學習其治療派別。旣竟或侍診師側。或奉師命爲病家治病。及至洞悉病狀之變化。了解其派別之大綱者。卽稱爲門人中上席者（高弟）進代師範。其師認爲本人之醫學伎能已達通曉時。乃授與其本派之奧義。始得醫士之資格。故研究漢醫方之士。對於其派別及療法之差異。有豫知之必要。

由此觀之則欲研究漢醫方及和漢藥者。不得不注意其根本之歷史也。故凡關於起原發達廢止以及近代復興之狀況。於便宜上分本邦醫道編及和漢藥編兩章。以供研究。

冲翁小泉榮次郎識

書名	編著者	出版期及版次	裝訂式樣	册數	郵費	實價	簡單說明	附註
性神經衰弱之預防及治療	張克仁	二十三年四月初版	並裝	一册	一分（外加掛號八分）	一元	男女生殖器性神經衰弱日見其多而投機之醫藥敗類又復藉廣告威脅患者致本病不可收拾本書根據最新學理以糾正之	
中風之預防及治療	同	二十三年六月初版	並裝	一册	同	六角	人當壯年正在有爲之秋而中風（腦溢血）一症即侵襲此等壯年使國家社會蒙人才之損失良可慨歎著者思藉此書以挽厄運	
皮膚花柳病診療醫典	劉雲青	二十二年六月初版	並裝	一册	二分五釐（加掛號費八分）	一元五角	原書重版十五次其價値可想而知書中含皮膚病一百四十八種花柳病二十四種臨床所見大體具備置諸座右頗便檢査	日本醫博石川貞吉等著
臨床診斷指南	張克成	二十四年五月再版	精裝道林紙印	一册	五分（加掛號八分）	三元	本書分類說明對於傳染病及各系統診査方法均擇要敘述外如細菌學血清學及理化學診斷法均備附末重要症候及其病原表尤爲名貴	

昌明醫藥書局啓

日本漢方醫學變遷史

目次

佛教傳來時代

藥獵　佛教興隆

律令制定時代

遣唐使　大寶律令　醫事制度　醫育　官醫師資格

奈良時代

僧法蓮　御立吳明　秦朝元　施藥院

僧鑑眞　僧法榮　吉田宜　羽栗翼

平安時代

藥經太素　新修本草　和氣廣世　大同類聚方

安倍眞直　出雲廣貞　物部廣泉　大村福吉

管原梶成　竹田千繼　金蘭芳　管原岑嗣

新撰字鏡　延喜式　本草和名　和名類聚抄

深根輔仁　時原興宗　僧長秀　和氣時雨

時原維次　醫心方　康頼本草　神遺方
丹波康頼　清原滋秀　時原忠信　丹波重雅
和氣正世　清原爲時　丹波忠明　僧惠清
醫略抄　丹波雅忠　惟宗俊通　丹波忠康
中原有言　和氣重頼　安培盛親　丹波雅康
中原有光　和氣重基　和氣基康　丹波實康
丹波經康　安倍信良　和氣長重　和氣定成
和氣貞說　和氣頼基　和氣知康　僧佛巖
和氣定良　釋蓮基

鎌倉時代

丹波經基　和氣信康　僧玄智　和氣時成
和氣時長　喫茶養生記　僧榮西　和氣長成
和氣親成　和氣定康　僧要上　僧行蓮

和氣貞經　和氣有忠　和氣長忠　和氣長世
僧忍性　和氣貞幸　和氣忠茂　和氣師成
醫學千字文　頓醫抄　萬安方　梶原性全
和氣全成　丹波冬康

室町時代

坂十佛　安藝守定　祐成坊義空　僧有隣
福田方　馬島清眼　陳定祐　竹田昌慶
坂士佛　僧悲阿彌　竹田善慶　僧壽阿彌
僧允能　坂淨秀　細川勝之　僧月湖
竹田昭慶　坂坂宗德　吉田德春　松井正濟
僧良心　高橋英全　坂淨蓮　田代三喜
僧高足　和氣明重　阿佐井宗瑞　和氣利長
和氣眞長　全持重弘　片岡晴親　吉田宗桂

南條宗鑑

織田豐臣時代

後世派（李朱醫學）

曲直瀨道三

李朱醫學系統（後世派）

李朱醫學別派（劉醫方）

南蠻醫方

南蠻寺

古醫方（古方家）

長田德本　名古屋玄醫　後藤艮山　香川修德

山脇東洋　吉益東洞

古醫方家系譜（古方家）

古醫方別派

折衷派（考證派）

香月牛山　望月鹿門　山田圖南　福井楓亭

多紀元孝　多紀元德　多紀元胤　多紀元堅

和田東郭

南蠻流外科

半田順庵　吉田安齋　吉田自庵　村山自白

栗崎正羽　西玄甫　杉本忠惠　桂川甫筑

楢林正山　吉雄幸作

蘭醫方

前野良澤　杉田元伯　桂川周甫　大槻玄澤

宇田川玄隨　宇田川玄眞　宇田川榕庵　坪井信道

緒方洪庵　稻村三伯　籐林普山　佐藤泰然

蘭方醫家及蘭醫學者系譜

西僕而獨及其門人

西僕而獨　吉雄幸載　吉雄助之權　楢林榮達

楢林宗達　美馬順三　高良齋　二宮敬作

高野長英　小關三英　土生玄碩　宇田川榕庵

石坂惠甫　日野鼎哉　伊東昇迪　里川良安

伊東玄朴　戸塚靜海　竹内玄同　青木周弼

青木研藏　伊藤圭介

漢蘭折衷派

山脇東洋　木莊普一　華岡青洲　本間棗軒

賀井玄悅　片倉鶴陵　長富獨嘯庵　中神琴溪

洋醫方之擡頭

洋醫方之躍進

制令　醫育　留學生

中國本草書

神農本草經　名醫別錄　陶弘景本草經集註

中國本草家

日本本草書

本草　物名　採藥　藥性　草木　獸類　鳥類　蟲類　魚類　介類

石類　物產　製品　食品　救荒品　園藝品　手藝品　和蘭本草

日本本草家

向井元升　貝原益軒　稲生若水　松岡恕庵　小野蘭山

山本亡羊　岩崎灌園　水谷豐文　阿部將翁　田村藍水

田村元長　栗本青州　平賀源內　曾占春　畔田翠山

蘭譯本草家

採　藥

藥　園

日本漢方醫藥變遷史

沖翁小泉榮次郎編　沈石頑譯

本邦醫道編

皇國醫方

起源　太古蒙昧之世不問何種人類。均無一定住所。逐水草奔走東西求食以維生活。不難想像而得。然而若一度遇食物而中毒。雖覺身體違和。或被猛獸毒蛇之襲擊因受傷害。如獸類逢食物中毒之時覓食物催吐得解作用以免其中毒。或身體受傷畫唾液以治療。又寒暑風水等災害貽禍人類。凡此人類均能運用其智能動作以防禦之。我邦自太古以來之祖先。亦必具有類此治療及防禦之法。但不能指出文字之記錄以徵信。實爲遺憾耳。皇國醫藥之鼻祖考本邦之歷史創於神祇時代。不僅神祇時代以前之事蹟不能知。即如當時治療疾病之法。其眞想亦無從猜測。唯憑歷史家揭載古事記中有神皇產靈神哀大穴牟遲神被火傷。以蚶蛤療之。又大穴牟遲神爲稻羽白菟塗蒲黃以愈其疾傷。可爲本邦醫道之起源。又日本書紀中載大穴牟遲神與少彥名彥神同心戮力經營天下。復定救療蒼生及畜產之法。或因鳥獸昆蟲災異所擾攘。以定禁厭之法。歷史家均以此兩神爲皇國醫藥之鼻祖。故我邦之醫法與漢醫法不同。非我邦絕對無固有之醫法也。

醫方　大穴牟遲神爲一大國主神。剝稻羽白菟之皮。赤裸以蒲黃療之。傳爲世人熟知。兒童歌謠。爾後大穴牟遲神之疫。日本武尊觸伊吹山之惡氣而發下肢浮腫。神武天皇於熊野受毒氣之侵襲等記事散見國史。其療法均不明。據文化八年（二•四七一 一•八一一）刊行之和學者與醫家平田篤胤「志津能石室」云。神祇時代之療法以酒供醫藥之外。別無其他內服藥。而多外用之藥。則其一般療法則無從窺得。

建國以來。我邦隨三韓及中國之交通頻繁。中國之醫學卽於此時傳來。我邦之醫法因而隨之廢滅。平城天皇大同三年（一•四六八 八〇八）詔示我國固有之醫藥方術等。由各地及各神社與民間名族古家廣爲宣傳。將其祕傳藥獻出。命典藥頭安部眞直及侍醫出雲廣貞鑑定。完成大同類聚方一百卷。（參照漢方傳來條）皇國醫方由茲漸漸復興。然尙未大盛。及至我國派遣留學生及漢醫之渡來等。漢方醫乃極盛行。反之我國醫學衰頹。至德川氏中世紀爲止。正德享保時文運隆盛。名國學者輩出。提倡本邦固有之醫方。復用本邦療法以治疾病。此後皇國(日本)醫家(和方家)繼起而乃與漢方醫家對立矣。

皇國(日本)醫方一稱古醫道。皇國之醫方立治則定治方以行療法。至德川氏中世紀醫書刊行者不尠。和方大家多居住於江戶。至慶應年間其治法盛行。猶其嘉永安政年間尊王攘夷之思想高潮時代。趨勢所及更與蘭方醫相拮抗。其療法於此則更進一層矣。和方大家如佐藤方定至水戶藩醫官止。有和方漢方派別之分而各建獨立之治療法。至於現代盛行民間療法中之治法與藥物効用往往以和方爲據。

韓醫方

我邦與韓國交通。雖據歷史家謂始於神代。神武建國以來徵諸史藉有崇神天皇六十五年(六二八 前三三)七月任那國使節蘇那曷叱知始入貢之記事。則以前兩國交通之往來明矣。由此彼地風俗習慣百般事物均漸次移入。對治療法亦自然採用矣。

仲哀天皇(十四代)攝政神功皇后征服三韓後。朝鮮半島永服我國之威。三韓皆來朝行貢獻之儀。交通愈繁。其文化始由朝鮮輸入。應神天皇(十五代)十六年(九五四 二八五)

春二月百濟之人王來朝。獻論語千字文。漢藉之輸入卽自此時始。知彼文字後儒學亦傳來。從交通開放而歸化人之增加。西域文化亦漸次移入本邦。

允恭天皇(十九代)三年(一•〇四七 四一四)正月。天皇病篤朝儀徵良醫於新羅。八月新羅王遣金武爲調貢大使兼爲天皇治病。金武進些許之藥而病愈。天皇大歡。厚賞而歸。此我邦公然移入韓醫之始。恐藥物亦必由此時傳來也。

雄略天皇(二十一代)三年(一•一一九 四五九)天皇詔良醫於百濟。百濟王遣高麗名醫德來應徵。子子孫孫世代業醫居難波。故有難波藥師之稱。

欽明天皇(二十九代)十三年(一•二一二 五五二)十月百濟王遣使獻佛像佛具教典至我邦。實佛法傳來之端緒。間接印度醫方亦卽胚胎於茲。十四年一月百濟王因外敵乞助援兵於我邦。後六月遣內臣階醫卜易博學之士來朝。且附送關於各種之書籍及藥種類。後十五年。百濟王遣醫博士王有陵陀。採藥師潘量富、丁有陀。採藥師之來朝始於此時。我邦之醫道大進。更獲鑑別藥物性能之知識。二十三年八月大伴狹手彥率兵援百濟伐高麗。大破之。凱旋之際深得吳人之聰明以伴歸。獻內外典藥書類。明堂圖等百六十四卷及

傳染病文獻之搜集

謝誦穆輯

傳染病文獻之搜集

謝誦穆輯

（一）瘧疾（陸淵雷夫子金匱今釋中節錄）

瘧病以往來寒熱。發作有時爲候。其病理原因。蓋難言矣。內經瘧論。文既不甚可解。刺瘧論臚舉足六經之瘧。刺法失傳。今亦不能得其旨。後人或以爲溼。或以爲痰。皆臆測而已。西歷千八百八十年。法醫拉非蘭氏。於瘧病人之血中。發見一種胞子蟲。即認爲瘧疾之病原。名之曰麻拉利亞原蟲。其後醫家詳加研究。知此蟲入於人之赤血球。每次分裂繁殖時。其人即瘧發。始惡寒。繼發熱。終則汗出熱退。胞子蟲種類不同。其成熟分裂之期有長短。故瘧有每日發間日發三日發之異。千八百九十七年。露斯氏證明傳染之徑路。係一種蚊名安俄斐雷斯者。介入人體。傳染後發病前之潛伏期。自三十六小時至二十一日不等。此說爲現代西醫所公認。視爲鐵案者也。然春夏之交。蚊蚋已多。人不病瘧。瘧之流行。反在深秋。又有隆冬病瘧。寒熱病瘧。寒熱汗三程悉具者。斯時蚊之絕迹已久。則蚊傳瘧蟲之說。已不可信。德人殼克氏所恃以證明細菌爲疾原者。凡有三例。某病患者之體內。必能檢得該菌之病原菌。此其一。凡病原菌。可以培養而得其純粹菌羣。此其二。將純粹菌種於動物體內。則動物現該病之特有證狀。此其三。然西醫之言麻拉利亞也。有所謂假面性間歇熱者。其人血中不見胞子蟲。但以瘧疾特效藥奎寧治之而愈。亦謂之麻拉利亞。則與殼克之第一例不合。又有作弛張熱及稽留熱者。有並不發白。但皮色污穢蒼發。心悸氣促。關節疼痛。體力衰脫者。以其血中皆有胞子蟲。亦謂之麻拉利亞。則與殼克之第三例又不合。由是言之。病瘧者未必由於胞子蟲。染胞子蟲而病者。未必作瘧型。胞子蟲之傳染。亦未必由於蚊類也。

病瘧。以月一日發。當以十五日愈。設不差。當月盡解。如其不差。當云何。師曰。此結爲癥瘕。名曰瘧母。急治之。宜鼈甲煎丸。（此金匱要略經文）。

外臺病瘧上有間字。其作期。丸徐鎔本作圓。下並同。此條言瘧病至一月以上者。當治其瘧母也。一日發。十五日愈。不差。月盡解者。蓋謂瘧病不服藥。大抵節氣一更而自愈。否則節氣再更而自愈。然亦約略之詞。事實上並不盡然。故脈經並無此文。但云瘧病結爲癥瘕。可以見也。瘧母字。依王篇當作痗。莫厚切。云病痗癖也。案瘧母卽西藥所謂脾臟腫大。脾臟位於左脇下。作橢圓形。大小略如內腎。質甚柔脆。其生理功能。尚未明瞭。患急性熱病者。脾臟往往腫大。瘧母尤甚。發熱則腫。按之堅而痛。熱退則腫消。瘧母者。病久而脾腫不消也。

脾臟腫大。雖爲急性傳染病之併發病。然其所以腫。則因脾動脈生血栓。或竟栓塞。或因急性鬱血而起。西醫於血栓栓塞。殊無治法。故能知脾腫之原因。而不能療治。國醫不知脾腫。謂之瘧母。然治之以鼈甲煎丸。何其冥悟而默契也。方中藥味雖多。大要是行血消瘀之品。所以溶解血栓。滌除鬱血。殆所謂原因療法歟。

温瘧者。其脈如平。身無寒但熱。骨節疼煩。時嘔。白虎加桂枝湯主之。（此金匱要略經文）

瘧論以先熱後寒者爲温瘧。但熱不寒者爲癉瘧。金匱則癉瘧温瘧。似無別。且癉瘧但熱不寒。厥逆上衝。（謂衝逆。非厥冷之厥。）以證候論。亦是白虎加桂枝湯所主。然則雖無別可也。瘧脈自弦。如平。謂不弦也。身無寒但熱。則脈不弦。可知瘧脈之弦。必在惡寒鬱血時矣。(下略。)

(二)破傷風(黃勝白先生忘食偶識中節錄)

破傷風者。因皮膚破傷爲破傷風桿菌所侵襲。桿菌既入人體。卽排泄其毒液。毒液多中人神經。故現神經證象。口噤項強。四肢搐搦。角弓反張是也。中土凡遇病現神經證象者。皆謂是風所爲。此又因破傷而致。故名破傷風。非如江南俗人所稱傷風咳嗽。聲如破金之破傷風也。破傷風之名。始見於金劉氏素問病機氣宜保命集。其言因此卒暴傷損風襲之間。傳播經絡。至使寒熱更作。身體反強。口噤不開。破傷風之名。蓋始於此。後人或謂之破傷風搐。言其多搐搦也。論其原因。則或謂因瘡口坦露。遂著風邪。或謂因瘡口密閉。鬱熱爲患。昔徐用誠謂此證古方藥論甚少。蓋以此疾與中風同論。故不另立條目。此言非也。此病古人知之久矣。在唐稱曰金瘡中風。或曰因創著風。巢氏病源候論則稱之爲金創痙。或曰金創中風痙。痙者勁也。身體強直。口噤如癎發。或以其感風而成。名曰風痙。熱病論所謂風痙身反折是也。此在金匱謂之痓。痓者本無此字。因痙字之筆誤而生者也。中土醫人。向少通士。墨守舊章。了不敢有所是正。故醫經乃平增風痓一門。金匱之論風痙。一則曰諸痙項強。皆屬於濕。又曰太陽病發汗太多致痙。風病下之則痙。復發汗則拘急。又曰。瘡家不可發汗。發汗則痙。前兩者不必皆指破傷風而言。至於瘡家發痙。則卽後之金創痙矣。古原無瘡字。本作創家。卽謂創傷之病人也。妄人改寫爲瘡。後之庸醫。遂妄指爲瘡瘍之瘡。其言汗則痙者。可見古人認此爲汗出多而傷風。或著寒之所致。故此病在宋時稱之爲破傷風。在唐稱之爲金創中風。在漢則稱風痙。若更溯而上之。則秦漢以前。謂之金創瘈瘲。

傷寒論今釋八卷

陸淵雷著

東漢張仲景。著傷寒雜病論十六卷。永嘉之亂。此書散佚。晉太醫令王叔和爲之編次。爲傷寒論十卷。金匱要略三卷。古今言治術者必推仲景。中醫之一切學派。無不奉仲景爲湯藥之祖。古人謂通傷寒論之理。則可以治百病。欲得中醫治術之妙者。不可不讀傷寒論。

然傷寒論經叔和編次與後人傳寫之後。不無錯簡。而文詞簡奧。亦不易領悟。故研讀此書。必求解釋精富之善本。古今研究傷寒者無數。而傷寒論今釋。實爲唯一之鉅製。餘杭章太炎先生序之曰。『傷寒今釋者。陸子淵雷爲醫校講授作也。自金以來。解傷寒論者多矣。大抵可分三部。陋若陶華。妄若舒詔。僻若黃元御。弗與焉。依據古經。言必有則。而不能通仲景之意。則成無己是也。才辯自用。顛倒舊編。時亦能解前人之執。而過或甚焉。則方有執喻昌是也。假借運氣。附會歲露。以實效之書。變爲玄談則張志聰陳念祖是也。去此三繆。能卓然自立者。創通大義。莫如浙之柯氏。分擘條理。莫如吳之尤氏。嗟乎。解傷寒者百餘家。其能自立者。不過二人。斯亦稀矣。自傷寒論傳及日本。爲說亦數十人。其隨文解義者。頗視中土爲審愼。其以方術治病。變化從心。不滯故常者。又往往多効。令仲景而在。其必曰吾道東矣。陸子綜合中土諸師說。參以東方之所證明。有所疑滯。又與遠西新術校焉。而爲今釋八卷。陸子少嘗治漢儒訓故之學。又通算術物理。其用心精。故於醫術。亦不敢率爾言之也。』

此書合科學與國學之力。以達仲景之旨。於其憑證用藥之故。皆一一以科學申說之。釋古之惑。辯今之妄。以此書爲學者研究之津梁。足以濬發性靈。啓迪思想。樹一根深蒂固之基礎。

漢醫療法實驗之效果

馬場和光著
沈石頑譯

本局經售

朱壽朋醫士發明實驗靈藥

壽朋黃藥 治多年胃氣肝氣諸痛一服立效數盒除根詳細説明函索卽寄 每盒五角

獨靈草 治心痛胃痛風痛偏頭痛等症神效 每瓶洋壹元

救血六神丹 咯血吐血鼻血尿血便血子宮出血特效製劑 每盒二元

甯坤寶 婦科聖藥痛經白帶一瓶立效 每瓶一元二角

痢獨靈 由天台山夷齊草提製中國空前痢疾聖藥 每盒四角

小兒疳積草 治小兒疳積至多不出三服立效 每盒五角

小兒保命丹 治小兒急驚痰厥頃刻卽效 每盒三丸洋三角

外埠函購加郵費一成一打以上郵費酌免招請外埠經理折扣從優

漢醫療法實漢之効果

目次

第二篇

第一章　漢醫基礎之概念

一　陰陽

二　表裏

三　虛實

四　主客本末

五　瞑眩

第二章　漢醫之診斷法

第三章　漢醫療法之汗吐下及其他

一　發汗法

二　吐法

三　下法

四　瀉血

余無言編

◉大自然醫學論內容◉

民間藥之新研究

朱壽朋著

民間藥之新研究

朱壽朋

引言

民間藥卽一般民衆不經醫生之指導與處方。憑其自已所知之經驗。或父祖相傳之靈藥。以治療疾病之藥劑也。其中可別爲兩大綱。一爲特效之單方。一爲特產之藥材。俱爲本草所不載。醫生所不知者。其奏效之奇。有時出人意想。諺云。「單方一味氣死名醫」良有以也。余歷年從事於民間藥之研究。發覺奇草奇方。五百餘則。在個人之觀察。認識是項問題是吾醫藥界之新大陸。吾人倘能出其餘間。向此路徑。窮幽涉遠。則較之麥哲倫哥崙布之探險更爲有趣。積少成多。在科學生活之過程中。其成功之偉大。豈在李時珍劉若金趙學敏等下哉。今承沈石頑先生之索稿。爰就所知。略述一二。聊充篇幅。未敢謂獨得之見也。

(一) 小兒疳積草

別名　六角天蔴　疳積六稜草　五色六稜草　五行草

產地　浙江天台山　括蒼山　天目山　赤城山　靑尖山　方岩山等處

形狀　本品酷似芝蔴。莖圓而色紅。葉爲卵圓形。互生係網狀脈色綠。邊有鋸齒。花爲金黃色「略似臘梅。花謝後結莢似芝蔴。外殼具六稜。老則自裂。內有黑色之種子。味苦。根之色白。鄉人因其具五種之色。或呼爲五行草。因其治疳積有特效。故又呼爲疳積草。因其莢具六稜。故或稱爲六角天蔴。疳積六稜草。五色六稜草。

醫治作用

一、恢復肝脾組織　小兒疳積之特徵。爲腹部脹大。蓋由於營養過賸。或營養不足。肝脾之機能失其常態。致細胞增殖、或組織硬化、此草能使失常之肝脾組織。恢復平衡。則腹部脹大之現象。在服後一週內。卽漸消失而復健康。

二、調節腸胃　凡疳積之症。有食慾增加。日排灰白稀便。酷似痢症。照治痢法治之。終無一效。若投本品。三日內立效。其食慾沉衰者則促進消化。總之凡太過與不及。本品有調節作用。

三、增加造血機能　小兒疳積。民間稱爲童癆。蓋造血之肝障礙。故眞液不足。時喜飲茶。其有目生臏而盲者。乃因血虛。故石灰質沉着。及脂肪變性。一投此藥。數日間諸症立去。

四、殺蟲作用　疳積名目雖多。不外蟲積食積二大端。然食積久則蟲生。故蟲積亦可包於食積之內。本品調理腸胃。爲根本治療。其殺蟲之效能。更爲神妙。

用法　每用草一盒。以竹刀切取不落水猪肝約二兩。同入瓦罐內煎汁。俟肝煮熟。取肝令病兒食之。其汁亦可服下。若嫌淡味。略入紅砂糖。當日忌食酸鹹魚腥麵粉。越日不礙。

效驗　小兒疳積。起於嬰孩期母乳之不足。或肥甘飲食過度。其重要症候(一)腹部膨大。青脈顯露。(二)食量增加。而體重日減。(三)下痢灰白色之便。日有十餘次。酷似痢症者。(四)口渴喜飲。(五)頭髮焦枯易落。(六)劇者目生翳膜。入晚不見物。本品依法一日一服。連服二次後。在五日至七日間諸症逐一消失於無形。服本品三次而症不輕減者。多爲不治。本品服後。無不良之副作用。治癒效率在百分之八十左右。

臨床治績述要

余曾育二子一女。一子一女俱死於疳積。一子死於驚。余痛心之餘，覺得古代方書所稱治疳之種種方劑。俱不澈底，關於疳及驚之藥。採訪甚篤，後作官天台。方外道友。告以此草。認識以來。曾作臨床之實驗。數年間嬰童患疳積病之得救者。凡數百人。玆擇重要之事實數則。以作一斑之報告。

一、隣人吳小愚之孫。痲疹後患疳。其症未明顯時。曾乞診於余。余以普通之方應之。不驗。旋腹部積發腫脹之象。改診於市醫徐某王某等。愈醫愈劇，竟至飲食不下。兩目生膜。氣喘便泄。危在旦夕。再求診於余。以決其生死。余見其目生翳膜及腹瀉等現象。斷為疳積。給以藥數服。囑其和肝煎服。數日間諸症俱解。目漸明而食亦得進。半月而愈

二、某年夏余在仙居原藉。赴鄉間出診。途次在一家藥鋪休息。適一婦人攜一病兒來店。訪坐店之醫生。而該醫生已他往。店主即介紹與余。余詢其病情。據云。「下痢已數月。百藥罔效。」余見其肌肉消瘦。頭髮黃枯。腹部膨大。告之曰，「此疳積非痢也，以治痢之法。終難見效。速往余家取藥。」於是書地址與之。越日彼來取藥。越數十日彼來致謝。謂兒已回復健康矣。

三、眷戚王明觀有子患疳。目盲腹大。下痢。歷醫數月不效。預料其將死。旋聞余家有疳積

藥草。傭人來索。當給藥三服。一月後報告云。「只服藥一半。而病已痊。所餘一半。給隣家同樣之病兒服之。亦報效如神。」

四、現浙江教育廳首席祕書金劍靑先生與余係至交。前年之春。尙閒居海門。以種花養鳥爲怡情悅性之一法。家畜一西洋犬。性甚慧。患腹脹不食。已一月餘。時余由仙來滬。攜藥一梱。過海門。下榻其家。是夕閒談。伊談及所畜之狗病。已請博濟醫院醫生醫治。投以百布聖小蘇打牛乳等無效。且以可惜內地無獸醫專家。若有之必設法一醫。余詢其病情。從狗之目已生膜。斷爲肝病。告以「余有靈藥。此狗或可救。但藥在輪船中。須明日往取。」伊云。「此狗之生命。危在今夜。蓋昨曾死去一次。萬難待之明日。」余一則感其慈祥之心。一則欲作藥物之試。囑其速向肉鋪買肝。一面卽赴輪船取藥。指示用法。伊等煎汁灌喂。且以餘汁。盛盆中放狗窩之旁。次晨該狗已將盆中之汁飲完矣。金師母以肝之小塊投之。亦能自食。午間給以豆腐及牛肉。亦能食。余云。「此狗之命。可保出險。」當夕余登輪來滬。一週後金先生因赴杭過滬。相晤於滬海大旅社。報告云。「小鳥（狗名）已恢復健康。人之危病得救。都稱重做人。此狗眞重做狗矣。」相

徵稿簡章

本刊以整理國醫學術發揚國醫藥臨床實驗融會中西損棄成見努力奮鬥共謀進取務期達到創造東方獨特之新中國醫學爲目的尙望海內賢明不吝珠玉發紓高見則集腋成裘衆擎易舉醫學前途實利賴之

一、凡不背科學原則以整理探討中國固有醫藥之文稿均所歡迎

二、來稿請勿涉陰五行等空泛議論勿漫駡勿誹謗個人名譽

三、譯作請附原文或註明書名頁數

四、來稿文語不拘務請繕寫淸楚自加圈點以及姓名地址等切潦勿草

五、來稿登載與否槪不寄還惟長篇大作以及附郵聲明者照辦

六、來稿本社有删改權如不欲删改者請於稿末註明

七、本刊備現金徵稿來稿須酬現金者請聲明否則槪贈本刊

八、來稿請逕寄上海法租界辣斐德路八十六號本局編輯部

昌明醫刊編輯部啟

中華民國二十四年六月二十六日付印 七月一日出版

主編者 沈石頑醫士

編輯處 昌明醫藥學社

發行者 昌明醫學書局

分銷處 上雜誌公司 中國雜誌公司 作者書社 千傾堂

印刷者 昌明醫藥書局

地址 上海法租界辣裴德路八十六號

英文地址 No. 86 RUE LAFAYETT ESHANGHAI, CHANE.

本刊月出一期全年十二期

定閱諸君如有事詢問及更改地址等務特（一）定單號數（二）定戶姓名（三）原寄何處三項詳細開明寄交本局方可遵辦否則倘有錯誤恕不負責

昌明醫刊定價表

期數	一期	六期	十二期
價目	二角	一元二角	二元四角
郵費 本埠	一分	六分	一角二分
郵費 國內	二分	一角二分	二角四分
郵費 日本	二分	一角二分	二角四分
郵費 國外	一角	六角	一元二角

郵票作價九折計算以一分至五分國內通用之郵票為限

廣告價目表

等級	地位	全面	半面	四分之一
甲等	底封面之外面	八十元	四十五元	二十五元
乙等	封面之內面	七十元	四十元	十二元
丙等	長篇專著之前	五十元	二十八元	八元

本表所定價目以刊登一期之數限用白紙黑字用彩色印加半用紙目紙印用彩紙印彩色以及繪圖製版刻工等價目另議長期登載特別優待

上海市國醫公會設立中國醫學院概况招收男女新生

歷史

民國十六年開辦計第一屆畢業生十八人第二屆畢業生二十四人第三屆畢業生十六人第四屆畢業生三十三人第五屆畢業生三十三人第六屆畢業生四十九人

負責人員

院董會朱鶴皋(主席)焦易堂衛百川王曉籟袁履登林康侯杜月笙謝利恆丁仲英夏應堂等二十一人院長薛文元教務長兼訓育主任蔣文芳總務主任朱鶴皋事務主任黃寶忠

現任教授

講堂教授丁福保謝利恆秦伯未祝味菊方公溥張贊臣許半龍包識生包天白沈石頑吳克潛王潤民章巨膺沈嘯谷蔡芸芳朱壽彭章鶴年盛心如蔡陸仙喻仲標以上國醫學——張劍雄張學熙趙振聲——以上西醫學——○住院實習指導張廉卿院外實習教授李遇春馬濟仁趙寶大唐亮臣徐岐山丁仲英徐小圃方公溥謝利恆等

學級編制

分一二三四年級自民國二十三年起添設春季始業班與秋季始業同時分級推行雙軌制以為分系之準備

現有學生

共有學生三百二十餘人

教育方案

宗旨　本學院遵照中華民國教育宗旨以研究中國歷代醫學技術融化新知養成國醫專門人材充實人民生活扶助社會生存發展國民生計延續民族生命為宗旨

學程　一年級黨義國文生理解剖藥物醫經醫學常識醫史醫論病理傷寒等科○二年級黨義國文藥物醫識傷寒病理方劑診斷溫病外科醫論雜病等科○三年級上午臨證實習下午金匱經方衛生外科婦科兒科花柳科喉科眼科溫病雜病等科○四年級(1)臨診處方(2)教師指導(3)同級研究(4)課外閱讀

教材　整理固有學術之精華而為顯明之系統用合於現代之理論製為完善之學說生理解剖外科急救等並採用西醫學術○各科講義均由各教授自編

實習　三年級生每日上午至名醫處臨診實習○四年級生於教師指導下在本院施診所臨診處方及醫院臨床實習

學額　秋始一年級新生六十名春始一年級插班生二十名春始二年級插班生十五名秋始二年級插班生十名秋始三年級插班生五名男女兼收

廿四年度招生

資格　高中畢業——有畢業文憑者免考——或有同等學力者須經考試

插班生　除有轉學證書外必須受插班試驗

報名　隨繳四寸半身相片三張報名費洋一元保證金洋五元○通信報名郵件須掛號如手續不齊備者不予報名

試驗　○秋始一年級新生國文秋始二年級插班生加試傷寒病理藥物醫學常識溫病方劑秋始三年級加試雜病診斷(每逢星期日考試)○春始插班生一年級國文藥物醫學常識春始二年級加試溫病方劑傷寒病理

院章　函索附郵票七分○第四五六屆畢業紀念刊優待實售　元寄費三角(每逢星期日考試)

附啓

本院於去年寒假期內原已擇定江灣路院基一所旋以該處有種種不便之原因乃改擇閘北東方圖書館後天通庵路基地建築院舍以臻完固現已積極動工限於八月底落成下學期遷入開學上課○院址上海公共租界靶子路

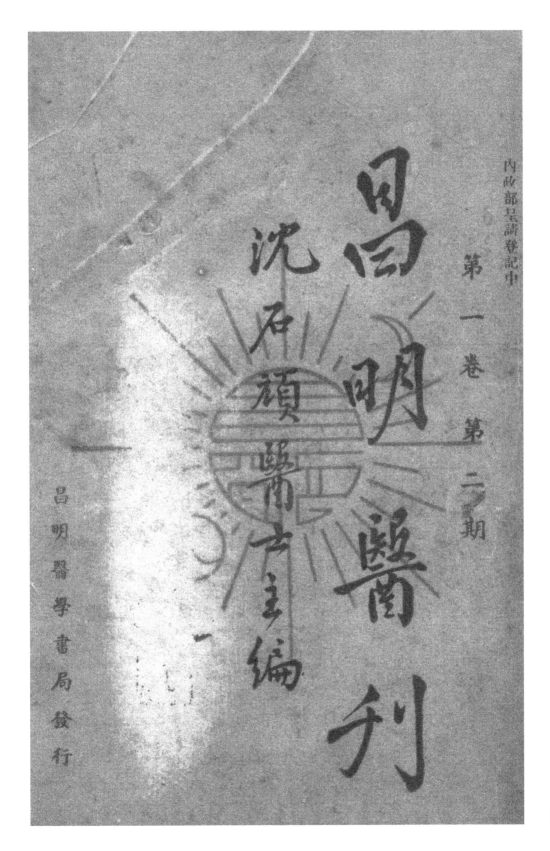

内政部呈請登記中

第一卷第二期

昌明醫刊

沈石頑醫士主編

昌明醫學書局發行

本刊啓事一． 本刊在籌備時期曾向各方徵求編輯取材印刷式樣版本大小等意見承各方覆函表示贊同除照普通刊物刊載精警小品文字外宜多徵求長篇著作蓋以研究專門學術必須長篇論文可以儘量作有系統之發揮不受篇幅限止字體過小則傷目光版本太大則攜帶不便編輯內容宜兼採中西學說破除門戶成見無論研究評論珍藏祕本各種情報等均所歡迎以上各點均照來意辦理創刊出版各方均來函表示滿意認爲一切辦法極合需要在國內醫學出版界實屬未有之創舉有以爲長短篇宜分類參互排例比較醒目第二期起已照此意改排以後每期附有徵求意見表一紙讀者如有意見指教請照表格填入擲下在可能範圍中者無不照辦

本刊啓事二． 本刊以昌明國醫文化改進國醫學術啓發固有融會新知爲宗旨一切出版經費概歸昌明醫學書局負責除本刊應有之印刷寄遞稿費等支出外絕不支付其他用度有餘款者仍以之擴充篇幅供獻於讀者　每種長篇著作在可能範圍中決於一年內登了讀者費少數之代價換得十五篇以上之長篇著作（連小品文每年約在二百萬言左右）且於每年終了時每種各贈精美封面一紙讀者可以分訂成單行本在讀者實惠少而獲多故請讀者諸君努力宣傳介紹定戶本刊發皇則報謝諸君之質量當更豐富也

本刊啓事三． 本期有章太炎先生醫論集分『醫論，考證，書札，題序』四卷均爲先生生平得意之作本刊搜求所得最爲完備按期刊登先生之道德文章爲世所景仰本刊得此實深榮幸請讀者注意

徐衡之章次公先生出家藏珍本二種『金匱玉函經』與『金鏡內臺方議』係用重金覓得流傳日本之國醫絕版珍本經太炎先生審定題辭允於本刊公開盛意感甚此二書可以糾正坊間傷寒金匱書之錯誤名貴異常

張克成先生爲西醫界巨子兼精中醫學術茲允爲本刊撰述新編內科學長篇專著按期發表編製新穎理論精詳極合國醫研究西醫學之參考本期首篇所論染傳病傷寒一章與章次公先生溼溫證治對照讀之參證中西學說更易了解

陳存仁先生以治外科臨床時攝取各種外症照片凡經過形狀分期攝取技藝頗精於本刊按期發表實爲空前未有極合需要之作品

本期章次公先生之溼溫證治將附錄第十章提前發表章先生因外埠病家邀往診病續稿未到特此聲明請讀注意

倪壽常先生藥物貿易情報一欄業經各地採訪情報之材料極豐富但須待整理本期暫缺下期起決按期報告醫林消息等新聞記者亦已有來函接洽訂約者下期起亦可發表

本刊徵求各地宣傳推銷員啓事

茲擬聘任各省市縣宣傳推銷員若干人利益優厚辦法訂有簡章有願担任此職者請卽來函接洽是荷

本刊徵求各地新聞記者攝影記者啓事

玆擬聘任新聞記者攝影記者若干人担任情報各地中西醫藥界新聞消息待遇從豐辦法訂有簡章願担任者請開姓名籍貫履歷詳細住址單一紙來函接洽

本刊徵求歷代醫家事蹟圖像照片啓事

無論歷代醫家之文稿書畫信札方箋以及圖像照片等凡有歷史上之價值者均所歡迎倘蒙割愛請交昌明醫學書局接洽合則酌量酬謝不合則一概璧還但質量重大及運寄費巨者請附足回郵贋資者勿寄來以免往返之勞

本刊徵求各地特產藥物標本圖畫照片啓事

本刊歡迎各地惠賜特產藥物圖畫照片收到後當酌量酬謝倘能將各種藥物自生長至收穫期止之經過情狀分期攝影更爲歡迎

昌明醫學書局啓事

本局特設服務代辦部爲各地同志服務代辦各種圖書刊物辦事敏捷信用可靠並不收手續費用

昌明醫刊

醫學之光

上海市國醫公會

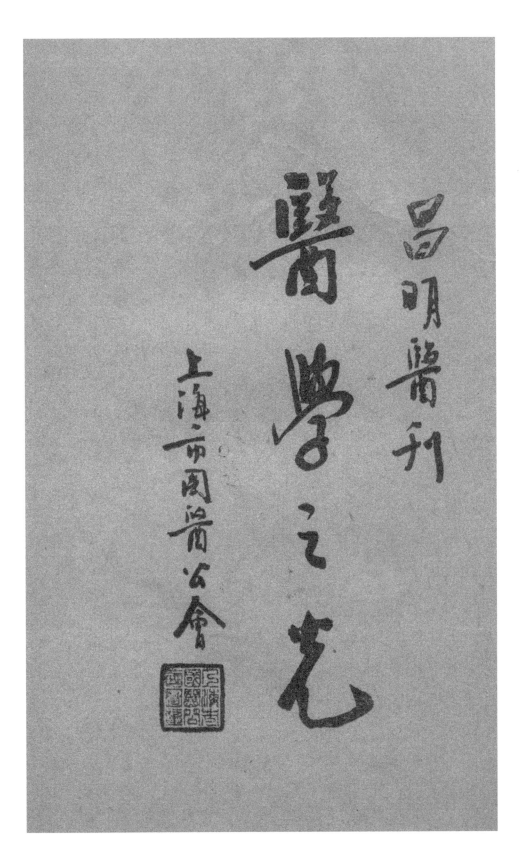

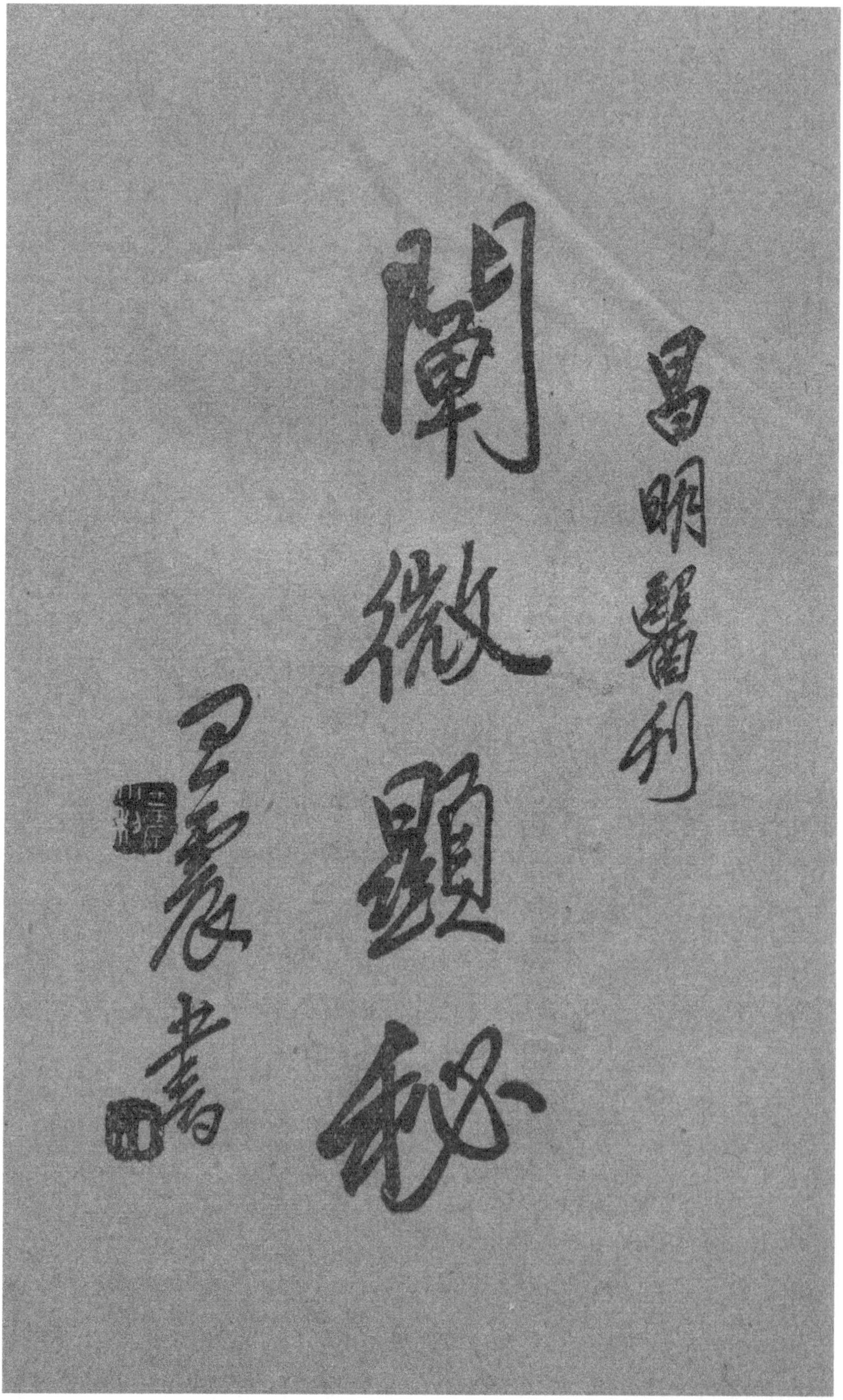
昌明醫刊
闡微顯秘

昌明醫刊

闡發岐黃

上海市國醫學會題

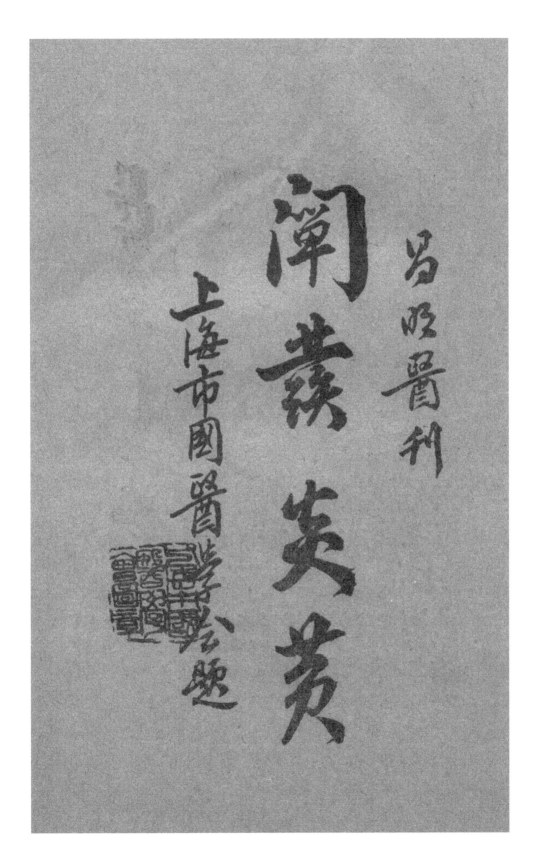

醫藥本無國界尤不能顯示派
別允宜咸存濟世之心互相揭短
決非學者國粹固當保存科學日
有新異務求適合於時代性沈石
頌醫士主編之昌明醫刊頗能融合
溝通新舊學說或能因此消除門
户之見識是醫學界之津梁也
乙亥夏日上海謝鴻千謹序

稽古徵今

敬題

沈石頑先生主編

昌明醫刊出版紀念

上海醫界春秋社張贊臣

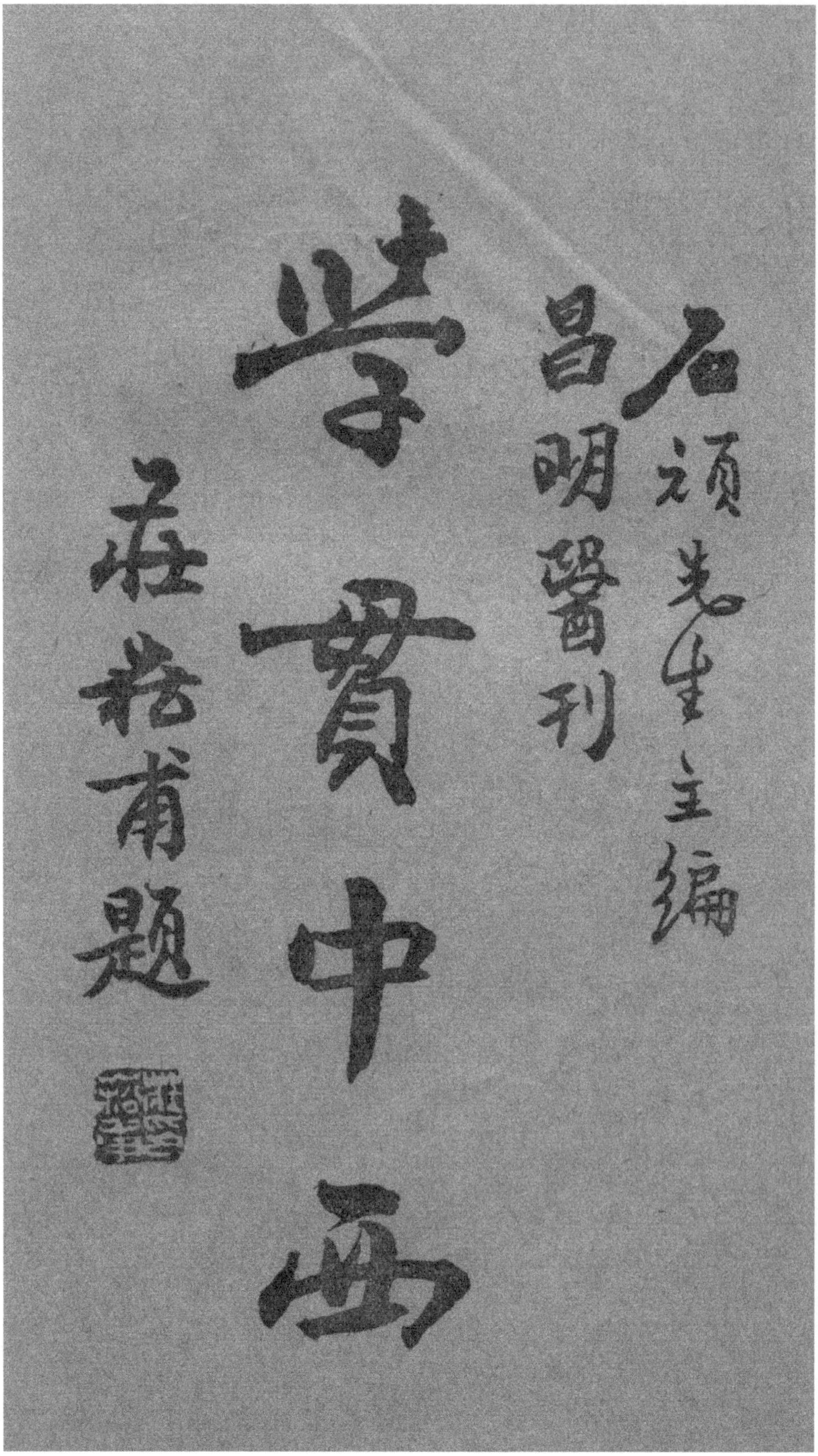
石頑先生主編
昌明醫刊
學貫中西
甫題

昌明醫刊

溝通中西

新中醫研究社題

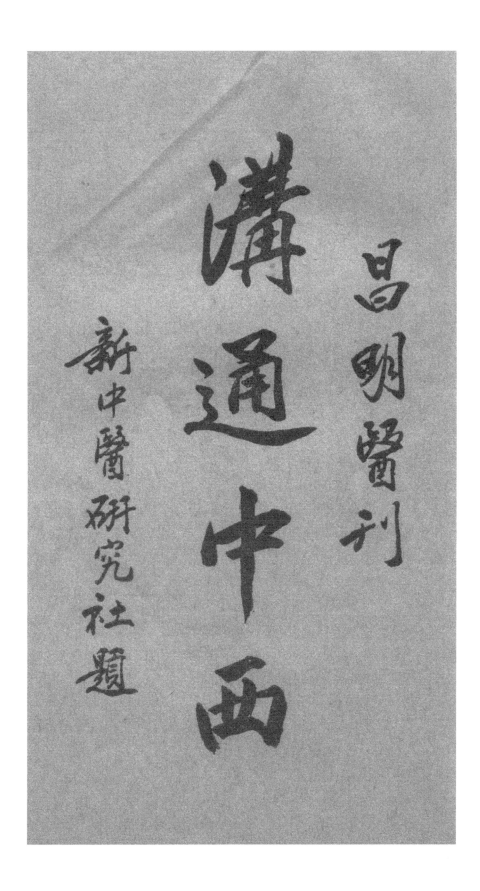

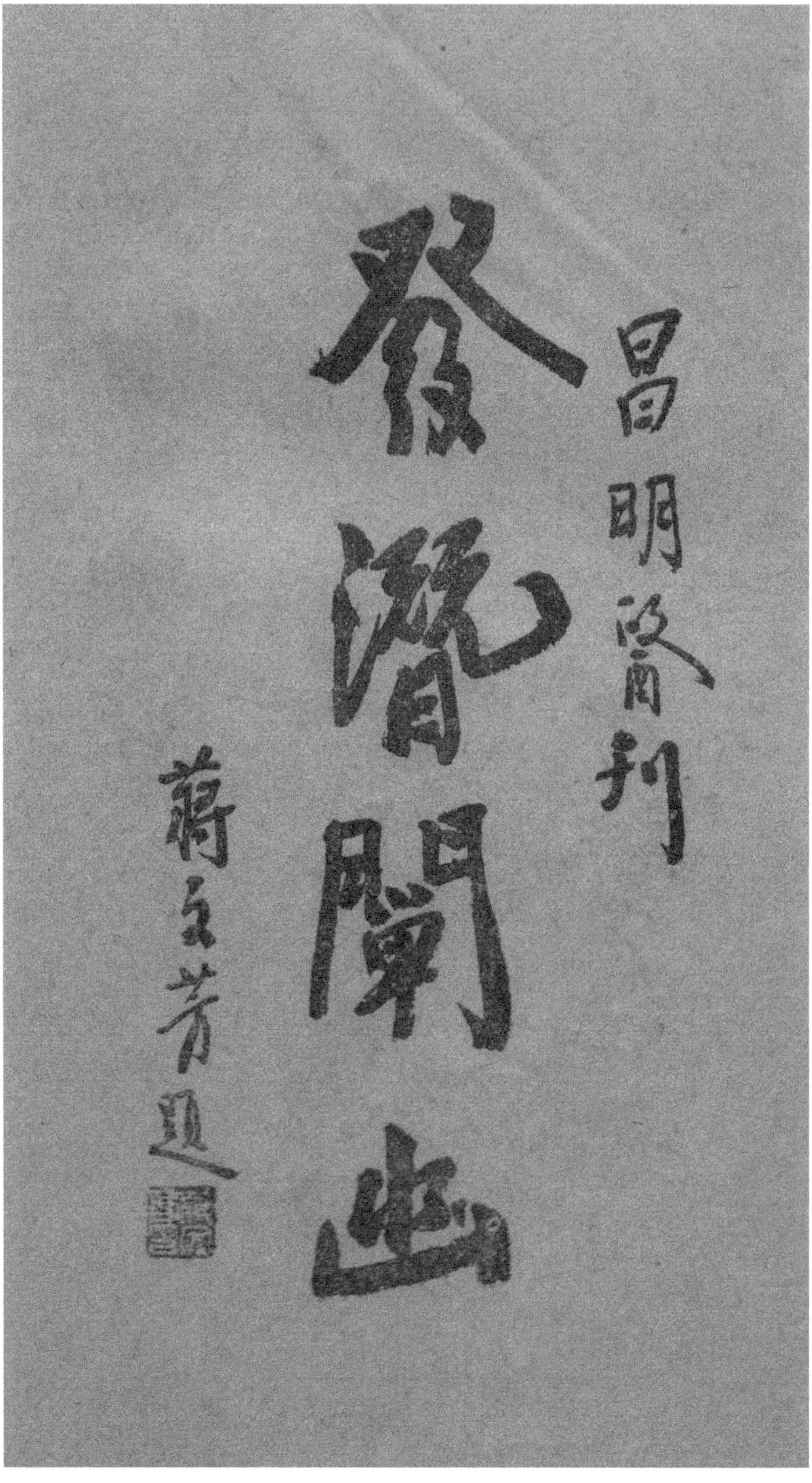
昌明醫刊
發潛闡幽
蔣文芳題

昌明醫刊出版紀念

吾道昌明

賀芸生題

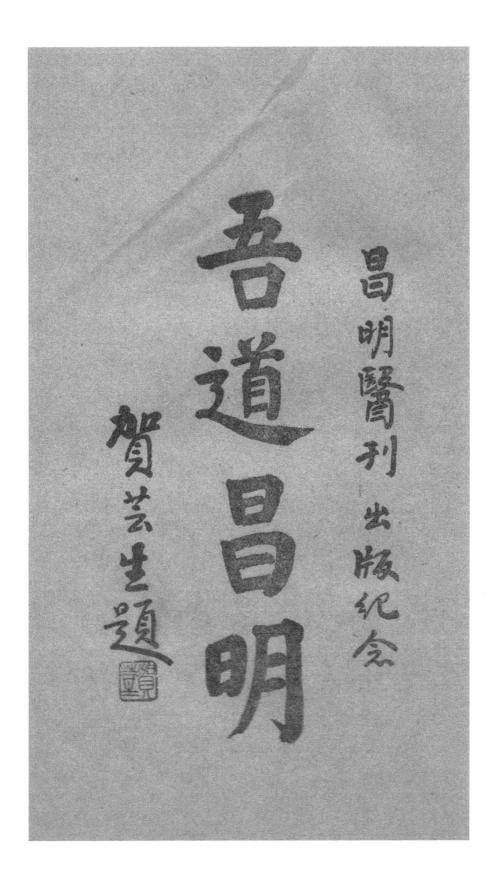

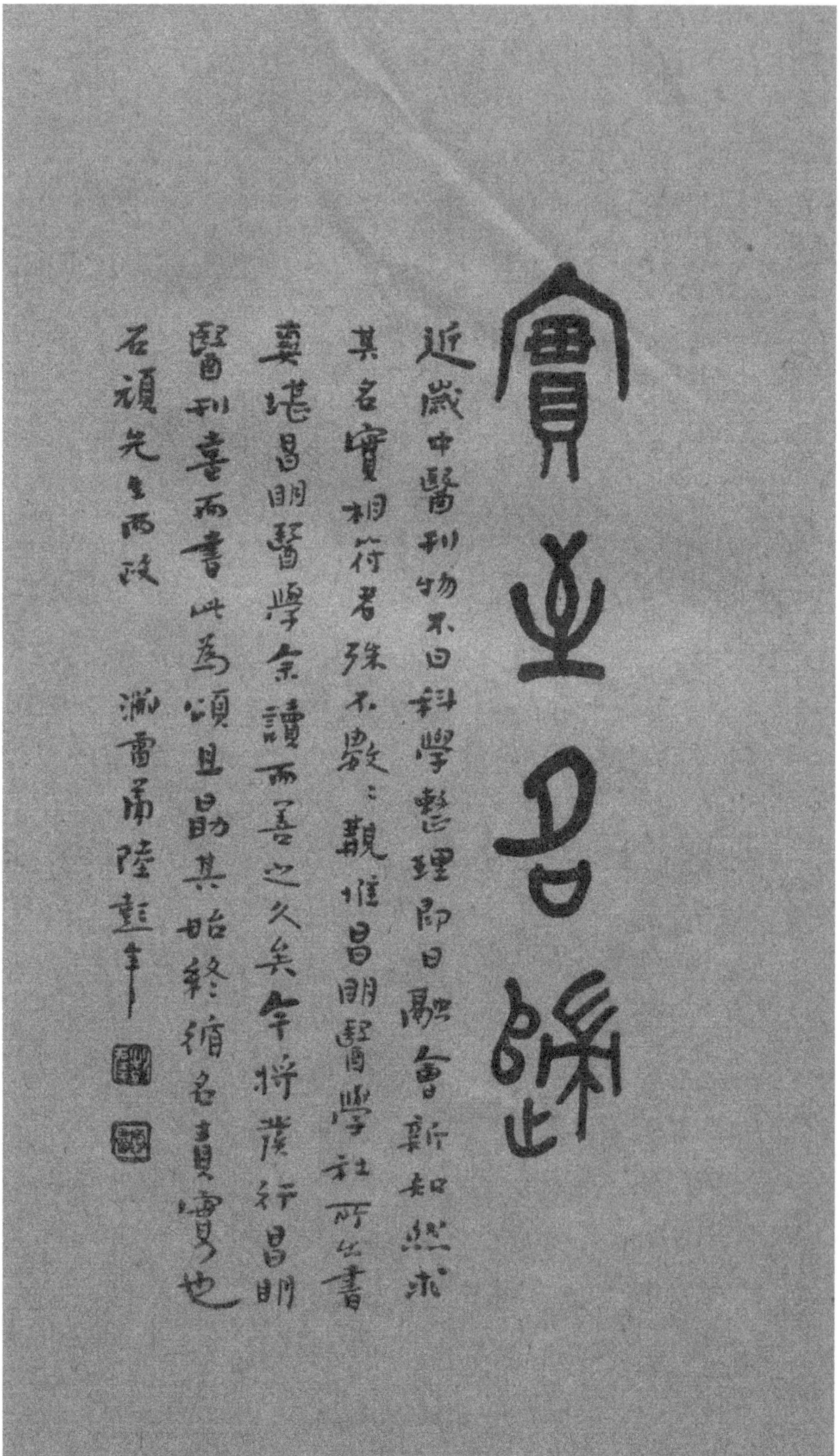

實至名歸

近歲中醫刊物不曰科學整理即曰融會新知然求其名實相符者殊不數數覯惟昌明醫學社所出書要堪昌明醫學余讀而善之久矣今將發行昌明醫刊喜而書此為頌且勗其始終循名責實也

石頑先生雅政

淵雷甫陸彭年

昌明醫刊 第一卷 第二期 目次

□西醫學說

□藥物

□醫藥評論

□譯作

□醫案

介紹刊物——中央國醫館……國醫公報

中央國醫館國醫公報現已出版至二卷五期爲擴充篇幅刷新內容分「公文」「學術」二篇

（一）公文篇　分訓令　指令　委任　法規　公牘等項

（二）學術篇　分圖表　論壇　專著　學說　針灸　藥物　醫案　文苑　附錄等項（每月如有重要稿件臨時特闢專載一欄）

▲價目

全年十二册　二元　半年六册　一元一角

零售每册二角　香港及南洋郵費另加

發行所　南京長生祠一號中央國醫館

重刻張仲景金匱玉函經序

金匱玉函經八卷漢張仲景論著晉王叔和所撰次也其標題蓋亦後人所加取珍祕之意仲景當漢季年篤好方術以拯夭橫其用心仁矣故自素難本草湯液諸書咸抉根得髓其爲傷寒雜病論實爲萬世羣方之祖自叔和尊尚以後年歲久遠錯亂放失者屢矣宋治平初命諸臣校定其目有三曰傷寒論金匱方論（一名金匱玉函要略）以及此經是也雖未必盡復仲景本書之舊然一家之學粗完余幼讀二論精微簡要務令上口以通思索徧求是經獨不可得後檢鄱陽馬氏經籍考雖列其目而所引晁序則實金匱玉函要略也則此經蓋自元時而不行于世矣歲壬辰義門何內翰以予粗習張書句讀手鈔宋本見授拜受卒業喜忘寢食惜其訛脫者多甚或不能以句既無他本可校乃博考衆籍以相證佐補亡滅誤十得八九稿凡數易而始可讀則掩卷而歎曰是可報命于內翰矣內翰嘗以古明醫多以醫案示人見愛過實囑刻其平生醫藥病狀之驗者予瞿然不敢當云三折肱爲良醫予雖老是然處方設劑吾斯未信因念是經世久未見而內翰既得禁方不自祕匿雖古人尤難之開以傳

後其弘濟豈但一師之說哉夫岐黃之書經也仲景之經律也臨證療疾引經案律十不失一二論所述略具矣是書則兼綜兩者而整齊形證附類方藥各有門部次第不可淆亂則知經又論之自出尤醫門之金科玉條也八卷之中上順天和以療人患非通三才之道而得往聖之心者不能觀者苟能潛心玩索而知其所以則因病發藥應如桴鼓順之則能起死悖之則立殺人先儒以孫思邈尙爲蠡曉其旨得其書者未可謂不過與傷寒論及要略相出入而鹵莽治之也不揆淺陋願與同志者熟讀而精思之時

康熙丙申陽月上海陳世傑書

重刻金匱玉函經序

吾宗懷三先生自幼學儒以多病廢遂篤嗜方書壯年由上海流寓吳門坐臥一閣近十年所手不釋卷帙精通諸禁方然未嘗以醫自夸所治輒效益務實不近名名久大震性高亮疎豁無軟熟態兩游京師貴人爭迎之皆翩然謝歸出入里中乘壞肩輿有謁必往切脈診病其可藥與否常直言以對不爲挾要欺倖富貴人或爲藥所誤垂死乃相招或投藥有起

勢遽以庸醫間之先生益厭苦常謾語來者曰吾不能醫富貴人也儒門單戶有急相告卽毒熱嚴涷隨早晚必赴愈不計其所酬薄厚其學長于仲景嘗謂綱要精微實軒岐之繼別而自晉唐以還名家撰論悉衍其緒故讀傷寒論及要略不但誦數悉能心知其意惟恨未見金匱玉函經市中見杜光庭所撰書標題恰同喜極購歸既啓乃知非是于是求之益亟義門何先生知先生最深得宋鈔本授之窮日夜校閱卽有脫誤以他書是正歷三四寒溫而後可句尋考本序爲宋館閣祕本元明以來相沿以要略爲此經雖丹溪之精通安道之淹貫蓋皆未見先生于是刻而傳之間嘗語余黃岐之經義深以遠仲景之書理切而要不深其書而求以通經如討源而未有楫也然年久散失晦蝕于諸家之說多矣故吾讀是書自成無己外注凡七十有二家皆庋而不觀懼文多而益昧其經爾今吾刻是幸其久未見不爲注所厖學者潛心刻意庶幾得之雖然其間條緒同于傷寒論者幾什之七懼或者之又略而弗觀不知發凡起例仲景別有精義存焉讀論與略者不可闕也余曰經籍之顯晦存乎其人仲景憫宗人之彫喪拯後世之夭橫其利溥矣是經不絕如綫而今章之其用心既與古密契來者難誣其寶而傳之決也則仲景一家之書自此大昭矣丙申長至後長洲

書後

弟汝楫書

漢書藝文志載成帝之世詔李柱國校方技劉氏七略有醫經七家二百一十六卷經方十一家二百七十四卷其存於今獨黃帝內經而已素問難經本草之屬皆見於鄭荀經簿王阮志錄要之最爲古書比于六經繼出者東漢張仲景傷寒論西晉王叔和撰次玉函經二書實相表裏評病處方具有條理各詣其極乃方技中之論語孟子書不得其門者末由語於生生也隋書經籍志與唐宋藝文志卷目時有不同然行於世者猶出宋治平間三館校定可以据信吾友陳先生懷三研精覃思於張王二書有年所矣遇疾危急羣疑共卻必予全濟於是同術驚詫目爲神奇不知惟能熟復古賢方劑視證所宜不肯妄行胸臆以人之寄命爲戲劇爾以書考之一一可覆也先生深閔其道之晦昧務思援古正今謂傷寒論世多有而金匱玉函經幾無傳乃從藏書家訪求善本與篋中本再三勘校重開以通流之蓋仁人之用心也博與愛其禁而戒勿洩者殊絕矣昔東垣李明之著傷寒會要書遺山元裕

之爲之作序余無遺山之文辭而此書爲醫學之論語孟子其已試之效亦不假予言而始張特重先生之用心可與進於孔孟之道也輒書其後蓋先生本儒者云

康熙丁酉正月義門何焯

覆刻何本金匱玉經題辭

金匱玉函經八卷清康熙末學士何焯所鈔宋本而醫師陳世傑爲之校刻者也其書卽傷寒論頋篇第條目方法或少異宋林億等校定序目略言之矣案宋史藝文志醫書類張仲景傷寒論十卷又金匱要略方三卷注張仲景撰王叔和集又金匱玉函八卷注王叔和集三者劃然不以相亂崇文總目有張仲景金匱要略三卷紹興祕書目有金匱玉函八卷數與宋志相應自晁公武讀書志挹金匱玉函經與金匱要略爲一其後馬端臨徐鎔皆不能別訖於淸修四庫且無金匱玉函之目當晁氏作志時蓋聞有金匱玉函名未窺其書故强以要略方皮傅懸牛頭賣馬脯不自知其非然於八卷三卷之異亦不比考何其疏失至於是也明中葉葉文莊次藆竹堂書目有玉函經一册不著卷數其爲是書與杜光庭玉函經

未可知也余觀趙開美所刻傷寒論方下有林億等校語頗引玉函以見異同或無已傷寒論註許叔微本事方亦時時道及之而千金方診候篇引張仲景曰欲療諸病當先以湯滌五藏六府等二百五十七字不知所從來及得是經則諸家所引皆在其千金診候所述卽是經證治總例之文也詳其篇次先以證治總例其文與叔和傷寒例絕異删平脈篇視論本爲闕入熱病陰陽交幷生死證篇視論本爲增厥陰篇惟錄綱領四條而厥利嘔噦自爲篇汗吐下可不諸條外更有可溫可火可灸可刺可水而水火灸刺復有不可又出叔和法外惟千金翼方傷寒宜忌別出九目本於是經此篇第與傷寒論有不同也痓溼暍篇有脊強者五痙之總名等三十一字論本與要略皆無之太陽篇有太陽病三四日不吐下見芤乃汗之一條論本所無而千金翼方所述有是又寒實結胸無熱證者與三物小白散與千金翼方所述及林億等所引一本皆同不云可與小陷胸湯此條法與傷寒論有不同也列方一百十五道蓋增柴胡加大黃芒消桑螵蛸湯又別有甘草湯卽甘草一味者皆舊所不著此方目與傷寒論有不同也仲景遊宦之跡多在荆州江南諸師聞其遺法者蓋衆矣億等校定是經謂亦叔和所集宋志因之尋叔和已集傷寒論必不自爲歧異且其證治總例

言地水火風合和成人四氣合德四神安和人一氣不調有一病生四神動作四百四病同時俱起此乃本之釋典非中土方書所有叔和當魏晉間釋典雖已入中國士人鮮涉其書如是經非叔和所集而爲江南諸師祕愛仲景方者所別編六朝人多好佛故得引是以成其例耳唐時獨孫思邈多取是經宋館閣雖嘗校定傳者已稀元明以來不絕如線幸有何氏得宋本寫授其人刻之下去乾隆校四庫時纔六十餘歲而四庫竟未列入蓋時校錄諸臣於醫書最爲疏略如傷寒論祇錄成無已注本不錄治平原校而時程永培所爲購得諸書往往棄之不采卽其比也余前得日本覆刻陳本驚歎不已後十餘歲醫師徐衡之章成之又以陳氏初印本進距其校刻時二百十六年矣衡之等懼其書不傳將重爲鏤版以行而質於余余觀陳刻亦間有不正者如駃改爲駛失氣改爲矢氣皆由不達古字古言以意點竄因悉爲較正其餘保字可通者皆仍其故并列陳何舊序於前以志緣起較成授衡之等覆刻乃爲題辭云爾

民國二十一年十月章炳麟

校正金匱玉函經疏

金匱玉函經與傷寒論同體而別名欲人互相檢閱而爲表裏以防後世之亡逸其濟人之心不已深乎細考前後乃王叔和撰次之書緣仲景有金匱錄故以金匱玉函名取寶而藏之之義也王叔和西晉人爲太醫令雖博好經方其學專于仲景是以獨出於諸家之右仲景之書及今八百餘年不墜于地者皆其力也但此經自晉以來傳之既久方證訛謬辨論不倫歷代名醫雖學之皆不得彷彿惟孫思邈麤曉其旨亦不能修正之況其下者乎

國家詔儒臣校正醫書臣 等先校定傷寒論次校成此經其文理或有與傷寒論不同者然其意義皆通聖賢之法不敢臆斷故並兩存之凡八卷依次舊目總二十九篇一百一十五方恭惟

主上大明撫運視民如傷廣頒其書爲天下生具直欲躋斯民於壽域者矣治平三年正月十八日太子右贊善大夫臣 高保衡尚書員外郎臣 孫奇尚書司封郎中祕閣校理臣 林億等謹上

金匱玉函經目錄

卷七

方藥炮製

麻黄連軺赤小豆湯方第二十五

麻黄升麻湯方第二十六

大青龍湯方第二十七

小青龍湯方第二十八

小建中湯方第二十九

小柴胡湯方第三十

柴胡桂枝乾薑湯方第三十一

柴胡桂枝湯方第三十二

柴胡加龍骨牡蠣湯方第三十三

大柴胡湯方第三十四

柴胡加芒硝湯方第三十五

柴胡加大黄芒硝桑螵蛸湯方第三十六

茯苓桂枝甘草大棗湯方第三十七

禹餘糧圓方

赤石脂禹餘糧湯方第六十三

旋覆代赭石湯方第六十四

瓜蒂散方第六十五

白虎湯方第六十六

白虎加人參湯方第六十七

桂枝附子湯方第六十八

朮附湯方第六十九

甘草附子湯方第七十

芍藥甘草附子湯方第七十一

乾薑附子湯方第七十二

十棗湯方第七十三

附子湯方第七十四

竹葉石膏湯方第一百十四
麥門冬湯方第一百十五
附遺

金匱玉函經目錄終

春柳四首用漁洋秋柳韻

章次公

不比清秋易斷魂柔條宛約繞閒門眼波微暈凝珠淚眉樣新描浣黛痕已是無緣香雪海似曾相識杏花村遭逢離亂頻惆悵春到家園怕細論

無復荒煙裏曉霜豐姿眇曼勝錢塘征夫怨起臨羌笛少婦愁開遺嫁箱可有流風擬徽士漫將垂露禮空王泥人正是長亭樹不數前朝舊教坊

三月輕寒尚絮衣東風葉葉報春非苗條碧玉歌樓怨飄蕩青帘酒客稀別館池臺新燕坐大堤兒女曉鶯飛清明寒食匆匆甚上塚年光意緒違

枝枝相對劇堪憐一束春心欲化煙自爾含情增別緒縱然無力更吹緜條風遠被還今日萍水相逢又一年正是閒愁消未得垂青偏向寓樓邊

金鏡內臺方議

注意

中國藥學大辭典

中國醫藥研究社陳存仁醫士編輯之『中國藥學大辭典』內容豐富都三百萬言彩色攝影藥物標本寫眞二千餘幅搜載藥品五千餘種如馬寶猴棗蝦士蟆燕窩銀耳西洋參西黃羚羊角等數百種在本草綱目等均所不載此書獨記述精詳凡古今中西論國藥之著述收羅殆盡誠國藥出版界空前偉大之作爲醫家不可不備之書此書在世界書局現實售十四元

如托本社代辦者祇售十二元　優待本刊定戶再打九折（每部國內另加郵費七角國外六元七角）

昌明醫學書局謹啓

傷寒類方序

王叔和傷寒例云今搜採仲景舊論錄其證候診脈聲色對病眞方擬防世急則知傷寒論當時已無成書乃叔和之所搜集者雖分定六經而語無詮次陽經中多陰經治法陰經中多陽經治法參錯不一後人各生議論每成一書必前後更易數條互相訾議各是其說愈更愈亂終無定論不知此書非仲景依經立方之書乃救誤之書也其自序云傷橫天之莫救所以尋求古訓博採衆方蓋因誤治之後變證錯雜必無循經現證之理當時著書亦不過隨證立方本無一定之次序也余始亦疑其有錯亂乃探求三十年而後悟其所以然之故於是不類經而類方蓋方之治病有定而病之變遷無定知其一定之治隨其病之千變萬化而應用不爽此從流溯源之法病無遁形矣至於用藥則各

金鏡內臺方議序

醫道與儒道通素問起於軒黃難經起於秦越猶之經也醫方始於張仲景猶之傳也漢唐以後靑囊一術各標識解猶之註疏也膠柱刻舟者依畫樣之臨摹翻案倒局者哆金鍼之暗渡於是有過高者出謂方書可付龍祖曰醫者意也夫以意爲文猶自誤以意爲方則誤人方可廢乎但釋方與用方者不免毘於陰陽耳仲景之有內臺方也人盡習之至建安許宏之有方議未流傳也余得而諦觀之虛實強弱有稟燥溼寒熱有氣君臣佐使有序因革損益有宜大都問答彷之素問釋疑彷之難經令不知醫者自病自藥簡方俱可無誤令深於醫者鑑輕重權衡毫釐千里之辨不敢輕下一匕譬之解經者訂註疏之訛亦補經傳之缺以仁術生人較之以學術殺人者不大有補於世哉信醫道之通於儒也而余尤念醫道之通於治蓋亦有脈與治焉元氣神氣張弛

有條理解肌發汗攻邪散痞逐水驅寒溫中除熱皆有主方其加減輕重又各有法度不可分毫假借細分之不外十二類每類先定主方即以同類諸方附焉其方之精細妙用又復一一注明條分而縷悉之隨以論中用此方之證列於方後而更發明其所以然之故使讀者於病情藥性一日顯然不論從何經來從何經去而見證施治與仲景之意無不吻合豈非至便之法乎余纂集成帙之後又復鑽窮者七年而五易其稿乃無遺憾前宋朱肱活人書亦曾纂治法於方後但方不分類而又無所發明故闡之終不得其要領此書之成後之讀傷寒論者庶可以此爲津梁乎

乾隆二十四年歲在屠維單閼陽月上浣洄溪徐大椿序

各以其時猶之治本治標緩急一隨其候若外邪宜用治標法而反泄神氣以塡之內虛宜用治本法而反弛神氣以潰之恐望氣察色俞跌已卻走矣信惟具醫國全副精神達權通變固壽元於消息之微轉生機於呼吸之介而後旺者不衰衰者可旺伊者世界將復見之則余之流傳此方議并載穴道經絡圖以當隔垣之視也豈直以醫道哉然儒者而知此醫道也於治道思過半矣

西蜀馮士仁題

傷寒論類方目錄

桂〻湯類一〔十九方〕

承氣湯類六〔十二方〕

金鏡內臺方議目錄

卷之一

治傷寒湯方一百一道

卷之七

卷之八

以上共一百十三方

卷之九

卷之十

卷之十一

治傷寒散方七道

卷之十二

治傷寒丸方五道

右傷寒內臺正方一百十三道皆張仲景所述更欠少一方乃禹餘糧是也

附藥性品製　用藥加減法

論分兩

賀吳子修君懸壺

秦伯未

慚我十年長。淞江浪得名。扶衰悲大道。後起看羣英。衣鉢傳文蔚。淵源溯鳳鳴。瘡痍遍桑梓。此去樹仁聲。

傷寒論今釋八卷

陸淵雷著

東漢張仲景。著傷寒雜病論十六卷。永嘉之亂。此書散佚。晉太醫令王叔和爲之編次。爲傷寒論十卷。金匱要略三卷。古今言治術者必推仲景。中醫之一切學派。無不奉仲景爲湯藥之祖。古人謂通傷寒論之理。則可以治百病。欲得中醫治術之妙者。不可不讀傷寒論。

然傷寒論經叔和編次與後人傳寫之後。不無錯簡。而文詞簡奧。亦不易領悟。故研讀此書。必求解釋精富之善本。古今研究傷寒者無數。而傷寒論今釋。實爲唯一之鉅製。餘杭章太炎先生序之曰，『傷寒今釋者。陸子淵雷爲醫校講授作也。自金以來。解傷寒論者多矣。大抵可分三部。陋若陶華。妄若舒詔。僻若黃元御。弗與焉。依據古經。言必有則。而不能通仲景之意。則成無已是也。才辯自用。顛倒傷編。時亦能解前人之執。而過或甚焉。則方有執喻昌是也。假借運氣。附會歲露。以實效之書。變爲玄談則張志聰陳念祖是也。去此三謬。能卓然自立者。創通大義。莫如浙之柯氏。分擘條理。莫如吳之尤氏。嗟乎。解傷寒者百餘家，其能自立者。不過二人。斯亦稀矣。自傷寒論傳及日本。爲說亦數十人。其隨文解義者。頗視中土爲審慎。其以方術治病。變化從心。不滯故常者。又往往多効。令仲景而在。其必曰吾道東矣。陸子綜合中土諸師說。參以東方之所證明。有所疑滯。又與遠西新術校焉。而爲今釋八卷。陸子少嘗治漢儒訓故之學。又通算術物理。其用心精。故於醫術。亦不敢率爾言之也。』

此書合科學與國學之力。以達仲景之旨。於其憑證用藥之故。皆一一以科學申說之。釋古之惑。辯今之妄。以此書爲學者研究之津梁。足以濬發性靈。啓迪思想。樹一根深蒂固之基礎。

輯梅花集成書長句呈拙巢

秦伯未

曹夫子性孤癖有梅千本書萬册酒酣挾卷枕梅臥花光倒射凍蛟脊結念在方湖紫蓋輕一擲酒腸芒角出長虹元精耿耿雙瞳碧大鵬有翅不得飛徒負賈生救時策問天天無語曀霾相促迫願驅怪物出宇宙花妖木魅齊辟易我今爲輯梅花詩詩抵飛黄絶塵迹廓其胸中奇氣直欲憑恃巫陽筮予千秋萬歲永久不墮之魂魄一夕閲遍吳山元墓香雪海南馳庾嶺西浮合江東盡超山孤嶼之幽僻左提姑射神人九疑仙子右挈南華封君西溪之清客白眼青天浮大白筆底蛟龍淮雨奔墨花襟袖成狼籍吁嗟乎夫子伴梅三十年窮愁寂寞心乃獲人間煙火本無分名山俎豆復何擇願持公詩上公壽莫嫌敝帚千金惜

醫論

餘杭章炳麟太炎

◀徵求九周百期紀念定戶▶

醫界春秋

增進人類健康
發揚國醫學術

▲▲第一百期紀念優待讀者舉行特價訂閱▼▼
▲▲連同中國醫藥書局本版書籍發售半價▼▼

本社有鑒吾國醫處於今日地位。不可不有精密之研究與改進。爰於民國十五年發行本刊。以應時代需要。作宣傳醫學文化之前驅。迄今九週。從未脫期與停頓。信用卓著。有口皆碑。茲爲第一百期記念優待歷年愛讀本刊諸君起見爰舉行特價二月?自本年六月一日起至七月底止。並同時中國醫藥書局本版書籍發售半價。俾得普遍減輕讀者負担。如此良機。幸勿交臂失之。

特價辦法

1. 凡初次訂本刊。或訂本刊而中止。再來訂閱者。均以新定戶論。在特價期訂閱。無論半年全年。刊費一律照原定價作八折實收。
2. 本刊舊定戶以原訂單續訂者。在特價期中亦可享八折優待權利。
3. 無論新訂續訂。均須註明起期。否則即自接信之最近一期起。訂單開出後。概不「退款」「換訂」「改購」。
4. 在特價期間訂閱者。如在非特價期內續訂。仍須照原價。在特價期前續訂及新訂者。不能再改爲特價。敬祈諒之。
5. 新定戶欲補購本刊彙訂第五。六。七。八。集全書四厚冊者。照原售實價八元。再打八折。（計洋六元四角）另送價值一元之「世界醫報彙訂」一二大冊。單購一集者。照原價二元作九折。醫報庶不贈送。國內郵費不收。國外另加郵費三元。
6. 無論新舊定戶。聲明定單號碼。或同時向中國醫藥書局購買本書書籍者。概照定價改收半費。外版代售書籍者。不在此例。郵費照加。
7. 寄款以上海通用者爲限。郵票代價九五折算。限壹分者不收。外國郵票不收。印花稅票不收。

中國醫藥書局書目函索即寄

原價與特價之比較

原價表

期數	半年六期		全年十二期	
原定價	國內連郵 洋一元	國外連郵 一元半	國內連郵 洋二元	國外連郵 洋三元

特價表

期數	半年六期		全年十二期	
優待特價	國內連郵 大洋八角	國外連郵 一元三角	國內連郵 一元六角	國外連郵 一元六角

本刊半年起訂零售每冊大洋一角六分不折不扣

▲地址▼

上海白克路西祥康里第七十七號

醫界春秋社出版中國醫藥書局發行

醫論卷一

時病新論

▲黃疸論

要略治黃疸方。徐靈胎以爲用輒不效。余嘗患膽氣上逆。痛引胸背。殆十年矣。素不禁酒。飲必酣醉。一日。偶食橘肉。膽氣上攻。第四日乃定。右脅下扇動如旋風。須臾胸背引痛。若攢針狀。詰旦面目盡黃。小便亦赤。徧問東西諸醫。皆云膽中凝汁爲石。石猝吒裂。上入血管。以是作痛。膽汁色黃。自血中排泄而出。則徧體皆黃。而小便特甚也。以芒硝下之。當得燥糞堅如礫者。余思要略本有大黃硝石湯。服芒硝不疑。二日果應。因念千金所云。太醫校尉史脫家婢患黃疸。服猪髮膏煎。下燥糞十餘枚者。即此是也。膽汁上滲之義。中土舊籍。未有其徵。獨喻嘉言論錢小魯嗜酒積熱證云。酒者。淸洌之物。惟喜滲入。滲入必先及膽。化溺雖多。其烈惟膽獨當之。膽之熱汁。滿而溢出於外。以漸滲於經絡。則身目俱黃。爲酒疸之病。此乃正與西說相同。喻公精思冥悟。所得往往如此。然於醫門法律黃疸門中。又未舉是義。何也。經言肝熱病者。小便先黃。又言溺黃安臥者疸病。肝膽同處。膽熱則肝亦熱。此又其證也。余自服芒硝後。膽石雖下。黃猶未已。綿延至於浹月。因思血中黃汁。自小便泄出。則必以通利小便爲主。茵陳蒿湯過駛。且以茵陳五苓散處之。喻氏亦云。因其滲而出也。可轉驅而納諸膀胱。從溺道而消也。於是朝下芒硝。夕下茵陳五苓散。二十日始愈。由是言之。要略方非無效。然西人論黃疸。專以膽汁上逆爲主。劇者因膽石。輕者因膽口炎腫。汁不下於小腸。此二者。惟論熱病發黃。不論黃疸。（此二者三句一本作中土所謂黃疸者惟熱病發黃不名黃疸）其餘發黃。通以黃疸目之。要略有桂枝黃耆湯。小建中湯諸法。皆與膽汁上逆之證絕殊。不辨而用之。固宜其不效也。大抵膽石爲病。胸脅無有不結痛者。當其吒裂。則大黃硝石湯。梔子大黃湯。茵陳蒿湯。擇而用之。未有不愈者也。其虛寒裏急者。腹亦切痛。面亦萎黃。則小建中之證。若見胸脅結痛者。卽以小建中湯與之。豈徒不效。且又增劇。欲辨此者。膽石吒裂。則脈如平人。虛寒裏急證。則陽脈濇陰脈弦。且胸脅痛與腹中痛。亦有辨也。

▲論霍亂上

霍亂吐利四逆之證。多起夏秋間。依大論。熱多欲飲水者。用五苓散。寒多不飲水者。用理中丸、四肢拘急。手足厥冷者。用四逆湯。脈不出者。用通脈四逆湯。兼煩躁欲死者。用吳茱萸湯。並見霍亂少陰二篇。余十六歲時。嘗見一方數百里中。病者吐利厥冷。四肢攣急。脈微欲絕。老醫以四逆湯與之。十活八九。三十歲後。又見是證。老醫舉四逆湯吳茱萸湯與之。亦十活八九。此皆目擊。非虛言也。以五苓證則絕少見。理中證亦其不亟者耳。夏時得此。何也。大凡心藏搏動。藉酸素輸致之力。夏時空氣稀薄。酸素寡而心藏弱。（千金以五味酸藥爲生脈之劑即此義）冬即反是。是故冬日氣寒。則血脈之行疾。夏日氣熱。則血脈之行遲。加以汗出陽虛。心轉無力鼓舞。血脈憊且懈矣。觀夫傷寒脈緊。而暑病則多弦細芤遲之脈。所謂脈盛身寒。得之傷寒。脈虛身熱。得之傷暑。非獨病時爲然。血脈流行。冬夏亦自有張弛也。夫知此。則可知霍亂之原矣。歲莫嚴寒。冰雪凜凜。而人之處其中者。脈勁血駛。戒備亦嚴。是以乍得傷寒。多爲陽證。其得少陰證者。必平時心藏特弱之人也。夏秋間氣或稍涼。較之冬時。不逮遠甚也。然以久處炎熱。心力弛緩。脈行甚遲。猝遇寒邪中之。營衛雖欲抵拒。而素不設備。遇敵退撓。則唯任其直入。寒入而厥。血脈不能攝收水分。上下出于腸胃而爲吐利。旁出于膚而爲魄汗。水分盡泄。則血如枯衃。脈欲停止。于是死矣。冬時寒雖盛而易制。夏時寒雖微而莫當。守備有殊。而勇怯之勢異也。徐靈胎不解此義。以爲大論所謂霍亂者。因于傷寒。而今吐利出于夏時。則非霍亂。四逆湯服之必死。不悟大論所說者屬傷寒。而今之發于夏秋間者爲寒疫。叔和序例云。從春分以後。至秋分節前。大有暴寒者。皆爲時行寒疫。夫以陽盛氣柔。脈素惰緩。爲寒所薄。則病更亟于傷寒。是以發熱頭痛之霍亂。夏秋間不可得見。而死期猝至。亦無有過經者。則以傷寒尙緩。寒疫彌暴也。徐氏所謂服四逆湯必死者。此乃夏時偶傷飲食使然。本非霍亂。夫嘔吐而利。其病衆多。非獨霍亂一候。嘗見霍亂起時。老醫與四逆茱萸。用之神效。改歲有偶患吐利者。新學不識。竟與四逆致斃。其識者或與半夏瀉心湯。病卽良已。則前者爲眞霍亂。後者爲尋常之吐利爾。霍亂無有不吐利。而吐利不必皆霍亂。大論太陽篇。傷寒發熱。汗出不解。心中痞鞕。嘔吐而下利者。且以大柴胡湯主之。此與霍亂乃有冰炭之殊矣。然其辨之亦易明也。大柴胡證爲太陽傷寒久未罷者。與夏秋間霍亂暴至者固殊。諸瀉心證初無手足厥冷。脈微欲絕之狀。且霍亂所泄者如淸米汁。而溺便甚少。非若鶩溏腸垢之殽雜者。今西人以腹中不痛者爲霍亂痛卽非是蓋痛則不通通則不痛其理易明太陰之爲病吐利腹痛治雖用理中然非霍亂自非粗工。安有目眯黑白者也。若眞霍亂證。發于冬時。與傷寒相屬者。頭痛發熱。容有之矣。發于夏秋。與寒疫相屬者。則熱象不可得見。

是以經言長夏善病洞泄寒中。徐靈胎王孟英乃云絕未見有寒霍亂者。豈當時適未遇之。抑過爲矯誣之論也。（近人陸九芝善治溫熱悉歸本於傷寒論痛斥葉天士吳鞠通輩生地麥冬犀角牛黃之非議論快絕至治霍亂則鞠通敢用四逆理中而九芝獨爲異論乃其所謂霍亂者實無吐利形證不知何以混稱也）按靈胎治迮耕石暑熱壞證。脈微欲絕。遺尿譫語。循衣摸牀。以爲陽越之候。急以人參附子與之。三服得生。然則暑熱陽越。尙爲虛寒欲絕之狀。豈暴寒所刼。而無寒疫耶。斯實一間未達矣。

西人治霍亂。有以雅片制止者。此卽斗門方中御米止利法也。民間無醫。亦有以礬石榴皮澀止者。其用與雅片同。輕者得止。劇者仍無以愈之。獨以鹽水注射脈中。雖危亟亦有起者。按鹽水探吐。本千金治乾霍亂法。而今施于吐利。世多不解其故。余以鹽水能收攝血脈。周官瘍醫。稱以鹹養脈。少俞曰。鹹入胃也。其氣走中焦。注于血脈。脈者。血之所走也。與鹹相得卽血凝。嘗觀俗人有爭血統是非者。兩人各刺血注之水中。水或有鹽。則兩血相聚。是其證也。亦能收攝水分。令不泄出。許叔微以禹餘糧丸治水脹。稱食鹽則水脹再作。是其證也。是以鹽能凝血。亦能調血。陰陽大論稱心欲輭。急食鹹以輭之。霍亂血結如塊。用鹽水者。非取其剛而取其柔。夫治有異法。而同愈者。鹽水與四逆茱萸二湯近之矣。非溫涼相反之謂也。

問曰。別錄香薷主霍亂腹痛吐利。唐本草薄荷主霍亂宿食不消。陶隱居云。霍亂煑飲香薷。無不差。千金翼方治霍亂。有一味香薷方。有一味雞蘇方。恐心藏垂絕。不應更用辛散。答曰。言腹痛則非無阻拒。言宿食不消則不關血脈。此非眞霍亂。特以相似名之耳。

▲論霍亂中

海甯孫世揚曰。霍亂有裏寒外熱者。此陽欲垂盡也。斷無頭痛發熱身疼。與吐利齊作之事。正使有之。則是時行感冒而致吐利。本與霍亂異病。仲景不應混之。按本論。問曰。病發熱。頭痛身疼。惡寒吐利者。此屬何病。答曰。此名霍亂。霍亂自吐下。又利止。復更發熱也。卽知發熱頭痛身痛在吐利斷後。非與同時。余謂斯論獨得仲景眞旨。霍亂正作時。胃逆口噤。白湯茗飲皆不得入。何欲飲水不欲飲水之可言。故非獨五苓證在吐利斷後。卽理中證亦然。合之桂枝證。凡爲差後三法。蓋其始吐利無度。水汋將竭。愈後口渴。亟欲飲水自救。飲水多則懼脹滿。故與五苓散以消之。此差後第一法也。其或寒多不用水者。雖煩渴不形。內之津液。猶白澌涸。故與理中丸。健行中焦。而助泌別。則津液自滋。此差後第二法也。若但身痛者。直以桂枝湯調其營衛。此差後第三法也。分類言之。則五苓桂枝二證爲陰病轉陽。理中證則陰病漸衰。未得轉陽者爾。肘後治霍亂差後大渴者。以黃粱五升。煑汁飲之。今人或用白虎加人參湯。竹葉石膏湯。不能臥者用黃連阿膠湯。豬苓湯。雖與五苓散有溫涼之殊。其存津救陰。亦無異也。若吐利初起。用理中而止者。多屬太陰傷寒。吐利腹痛之候。故方下有吐多下多腹痛加減之法。爲太陰傷寒設也。霍亂則少陰傷寒之屬。吐利不腹痛。水液橫决。無能禁者。過在心藏。不在脾胃。雖用理中。未得止也。素問陰陽大論。皆以霍亂屬太陰者。此徒據形式爲言。猶喘咳則歸之肺爾。陰陽大論又云。不遠熱則熱至。身熱吐利霍亂。此亦時行吐利。必非眞霍亂也。

▲論霍亂下

民國十五年夏。鄞范文虎以書問曰。前此二十載。霍亂大作。非大附子一兩連三四劑不治。前此五年。霍亂又作。以紫雪和生薑汁井水冷調服。亦愈。去歲霍亂又作。以酒煼黃芩一二兩治之。今歲霍亂又大作。僕用王淸任解毒活血湯。進三四劑。服後化大熱得已。而進薑附者多不救。將歲時不同。不可執一乎。答曰。嚴用和云。吐利之證。傷寒伏暑皆有之。非獨霍亂。醫者當審而治之。夫常病之吐利者。自腸胃涌泄而出。是以利必有溏糞。吐必有餘食。霍亂之吐利者。自血液抽汲而出。是以洩如米汁。而溏糞餘食鮮見。且腸胃亦不與相格拒。無腹痛狀。心合于脈。脈爲血府。故血被抽汲則脈脫。脈脫而心絕矣。夫以血脈循環。內攝水汋。其凝聚之力甚固。曷爲不能相保。使如懸霤奔瀑以去哉。此土則以爲寒邪直中少陰。（心臟是）西人則以爲血中有霍亂菌。二說雖殊。要之邪併血分。心陽撓敗。力不能抗則無異。俗方或取明礬、石榴皮、銅靑、爲治。皆能殺菌。用大方唯以通脈爲主。是猶兵法攻守之異也。王淸任之爲解毒活血湯也。欲兩有之以爲功。其主藥乃在桃仁紅花。紅花五錢。行血通脈之力亦不細、桃仁八錢。則入血殺菌之功偉矣。足下又以其方進三四劑。所以治有奇效。非夫徐王歧說比也。然淸任自云。一兩時後。汗如水。肢如冰。是方亦無功。仍以附子乾薑大劑治之。然則始起即厥者。必急用薑附可知也。足下謂今歲進薑附多不救。此進薑附者何人哉。意其診斷不審。以傷暑吐利爲霍亂。則宜其不救矣。夫大疫行時。非遽無常病也。長夏暴注。泊泊乎不可止者。其剽疾亦與霍亂相似。醫者狃於所見。遂一切以霍亂命之。識病先誤。其藥焉得有效耶。去歲用黃芩而愈者。亦必腸胃常病也。凡諸吐利。輕者進六和湯亦得止。甚者以半夏瀉心湯與之。什愈八九。及霍亂作。而半夏瀉心湯不足任者。以其所吐利者出自血液。而非腸胃水穀之餘。故合芩連乾薑半夏之力。而不足以遏之也。若夫腸胃常病。則黃芩自擅場矣。僕以爲霍亂初起。腹不作痛。利如米汁。其可斷爲霍亂已明。唯厥逆未見。或不敢遽與四逆。而理中平緩。不足以戡亂禁暴。專任黃芩。又有不辨陰陽之過。無已。可取聖濟附子丸爲湯。以附子强心。以乾薑黃連止吐利。以烏梅殺菌。每服六錢。生附子一錢乾薑黃連各一錢五分烏梅二錢 是亦與淸任第一方同功。賢於專任黃芩萬萬也。紫雪生薑汁治法。僕記前五年霍亂作時。亦多賴附子得起。此仍四逆流亞。不知服紫雪生薑汁者。果何證狀。恐腸胃不調吐利之後。必非眞霍亂也。足下以爲何如。

▲猩紅熱論

今世有猩紅熱者。卽陽毒至劇者也。西醫以爲病在腸不在肺。余驗一切斑疹。日晡必潮熱。以潮熱爲陽明候。此爲手陽明大腸病無疑。大腸發疹。勢必延及小腸。然當以大腸爲主。夫風痧之作也。不徹則已。徹則見於皮毛中間。無留於肌肉者。又其候必兼欬嗽。是乃陽明爲主。而上行旁達。以干於肺。疎其肺。導其腸可也。夫猩紅熱之作也。咽喉必爛腐。腫起於咽與廉泉。以鄰近蔓延及喉。斑疹隱軫於肌肉。而後外達膚表。斯知專以陽明爲主。夫肺固其末已。陽毒雖不腐咽者。亦皆隱軫於肌肉。下至風斑小病亦然。此爲異於風痧。金匱要略以升麻鼈甲湯治陽毒。今人試之無效。劉守眞防風通聖散雙解表裏。今人移以治此。亦往往不驗。蓋陽明病宜去汗藥。而咽喉乾燥。經有發汗之禁。况於已成膿血者。麻、蘇、芎、芥、薄荷、防風、必不應連彙而任。雖以硝黃下藥牽制。猶疑其過。活人取外臺祕要方中葛根橘皮湯。尙過任汗藥也。猩紅熱者。本於伏氣。治宜內消。切不可外散。獨活人所用化斑湯。以白虎加人參萎蕤。爲得其要。以其不欬。知非肺病也。則用人參而不疑。雖然。於胃卽中。於腸猶遠。近代吳鞠通以斑疹分言。發斑者用化斑湯。而變人參萎蕤爲玄參犀角。發疹者。用銀翹散去豆豉、加細生地、丹皮、大青葉、倍人參。於化斑則去人參。於銀翹則不去薄荷荊芥。其亦疑於肺病也。其間竹葉、大青、桔梗、甘草。並治咽喉。生地、丹皮以清血。銀花連翹以排膿。玄參牛蒡以解毒。亦得其似。於腸終不相及。西人舉腸而遺肺。失其標也。吳氏舉肺而遺腸。失其本矣。世有用牛黃眞珠者。往往得愈。其方得之筆工。而託於神效。方有壁鏡象牙屑輩、不可審知。牛黃、眞珠。今遂以爲要藥。余以爲腸中發炎生疹。膽汁必不下行。腸之毒癘。反藉膽以上逆。由是戰於咽中。咽本胃系。咽喉亦膽之使也。牛黃本膽汁。宜爲膽藥。眞珠爲石灰質。兼含蛋白。西

湖上遇雨

許半龍

山翠昏陰崖雲嵐冷蘭隰山雨寒欲沉杳藹孤塔立輕舸移遠林溪迴蘋藻襲鳧緣溪上村微辨鐘魚濕搴帷眄修渚蓊然衆綠入眷茲巖下暉翠羽每雙集

孤山懷林處士

晴閣明朝華幽陰澄夕霽景煦鳥言駁雨餘春水厲高矚尋煙霞迴塗輒凝睇永懷和靖翁息機者傲世偕老指梅花象外託幽契老鶴暮歸來松陰發高唳

內科類證鑑別及治療法

武進　盛心如醫士著

氣而言。病菌無不從空氣而傳播。故風字造義。卽含有一切蟲於空氣之中。而於四時流行之病。如風寒。風熱。風暑。風燥。風濕。諸病名。無不以風字冠其首。而空氣之中惟寒與熱二氣之流動而已。在寒令之時。則風多偏屬於寒冷。在熱令之時。則風亦多偏屬於溫暄。溫風和暢。披襟當之而稱快。其實亦爲體溫調節作用之感覺而已。寒風淒厲。人每避之不暇。是以風寒二字。輒聯續並稱。然則傷風與傷寒二者之證狀。既屬相類。何必多立名目。以徒亂人意。曰此有汗無汗之別也。有汗無汗。本與空氣無關。隨人之體質以爲變化耳。人體之腠理密緻者。汗腺不易放散。腠理空疎者。汗腺自易開放。豈果風能開放人體之汗腺。寒能閉塞人體之毛竅乎。毛竅閉塞者。體質內應排泄之廢物。不得照常排洩。於是欲歸入於肺而壅塞於氣管。故欬喘等之證狀較重。汗腺空疎者。體工猶能排泄。但已生發障礙。故所現之病狀略輕。有汗與無汗。在治療上大不相侔。正恐人之混淆不清。藥證互投。故別其名曰傷風傷寒。蓋從證狀相類之中。有不同者。爲立鑑別之方法也。以上二種。同於西醫所述之急性枝氣管炎相類。流行時期。大抵在春初秋暮寒煖不均之際。此病常與受寒有關。故西諺有所謂「胸部受寒」之名詞。無論老壯幼皆可患之也。

又有一種習慣性欬嗽。每至冬令必發。尤以老年人爲最多。俗謂冬季欬嗽。與英美二國之俗稱亦相同。此則西醫所述之慢性枝氣管炎也。其所以致欬之原因頗爲復雜。或緣素有伏飲。或因其他藏府之關係。特以冬令感冒寒邪爲誘因而作其證狀。應歸納於內因欬嗽門中。再另行詳述之。

炎暑流行。空氣蒸熱。汗腺放散過多。肺熱葉焦。津液乾燥。而作欬嗽者。則爲傷暑欬嗽。內經謂炎是流行。肺金受邪。及火氣下臨。肺氣上從者此也。葉氏溫熱病例。以爲溫邪上受。首先犯肺。亦同於此旨。其見證爲欬嗽。氣喘痰咯甚少。煩燥口渴。鼻乾喉癢。胸膺引痛。全身發熱。脈虛軟數。所謂腦虛身熱。得之傷暑者是也。甚則欬血。最易引起肺炎。其因於感冒風邪爲誘因者。必先頭痛。洒淅而惡風寒。身熱汗出。而反惡寒。其挾濕者必頭重鼻塞。胸悶體倦。欬而痰稠。或吐涎沫。舌發黃膩。又有先因感冒風寒。痰嗽未止。更受炎熱。寒鬱於裏。熱遏於外。則嗆欬喘促。聲嘶不揚。頭痛鼻窒。胸脘更爲煩悶。以上諸端。均屬於傷暑而致欬嗽。而其誘因兼證不同者。又當詳細明辨。則治療方可應手無誤。中醫對於治欬嗽之方藥甚多。决不可用一方以統治。必當務求其是否適應而投之也。所以對於中醫之辨證處方。無深刻之研究。確切之認識者。往往同是一病。能見效於此。而不能見效於彼。則對於藥物之功效。每發生懷疑之心。是則功候之純熟。完全在於臨床經驗之豐富。醫諺有云。熟讀王叔和。不如臨證多。彼以局外之人。而妄加評擊。又安值識者之一笑也耶。

傷濕欬嗽之原因。值雨濕流行之處。空氣中分量過多。凡人之體質內臟。脂肪素重。及素有痰飲者。或坐臥於濕地。或爲濕衣所侵。以致體內之水分。不能照常排泄。或不及排泄。於是此種逾量之水濕。或從胃而上歸於肺。或從皮毛而內併於肺。則欬而痰多。一嗽卽出。其餘兼證。如身重鼻塞。或面目浮腫。或小便不利。或肌肉痠痛。或骨節煩疼。兼表邪者必見發熱之候。可從脈搏以辨之。濕腫多緩。兼浮者。有表邪也。兼弦緊而遲緩者。則爲寒濕。兼滑數則爲濕熱。舌苔白厚者。則屬於寒。黃膩者則偏於熱。此欬嗽因於濕之大概情形也。

秋燥欬嗽。在西醫書中謂之秋季卡他。他病狀大致相同。而所述之原因不同。謂因於數種草及樹之花粉所致。其所含之數屬蛋白類極富於刺激性也。在中醫之說則大半由於氣候之關係。秋令當長夏之後。濕氣去而燥氣來。空氣中偏於乾燥。氣候與健康。原有互相乘除之因素。凡陰虧液燥之體。輒難倖免。眞人之生脈散。本爲預防之特效良方也。在初秋則燥熱而乾在深秋則燥而偏於涼。故欬嗽之證狀。多爲乾欬無痰。而氣息喘促。偏於熱則面赤舌紅。咽燥口乾。或兼發診。甚則失血。脈數而燥疾。偏於涼則欬而微喘。喘而作嘔。胸中膹鬱。氣管不利。舌苔薄白而乾。脈濇而無力。脈管中不甚流利。二者必兼見大便燥結之腸胃證也。傷熱欬嗽之因。大抵因於時令應寒而反濕。應涼而反熱。熱傷肺氣。故往往易於感染而成爲一時流行性之疾患、其證狀欬喘煩躁。每欬自汗。吐痰黃濁。或帶血腥臭。咽喉乾痛。夜臥不甯。面赤而有潮熱。此等證候。每易誤認爲肺勞之初期。或肺癰之初步。或再受寒涼。汗腺閉塞。極易引起肺炎。及枝氣管炎喘哮等證。在陰虛之體。及小兒染者最多。其脈搏類多浮洪滑數實而有力也。

外因欬嗽審證簡表

原因	主症	共通證	特殊情形之鑑別	附註
傷風	欬嗽	頭痛鼻塞流涕聲重惡寒發熱甚則氣喘	自汗惡風脈浮緩或浮滑舌苔薄白	輕者無寒熱名曰感冒重者類於太陽病之中風
傷風兼肺熱因	同上	證狀亦大致與上述相同如見寒熱一二日後則汗出而不惡寒口燥鼻乾	脈浮數或兼弦滑舌紅苔白或舌尖紅痰色發黃	證有類於風濕亦與風熱欬嗽相同

傷寒	同上	欬而作喘證情同於傷風而較重	無汗惡寒脈浮緊苔白肩背怯冷	類於太陽病之傷寒輕症亦無寒熱
傷寒兼飲冷	同上	欬而微喘乾嘔發熱或渴或噎或小便不利或兼下利或心悸頭眩	脈浮緊而兼弦滑	近於小青龍證
傷寒兼肺熱素因	同上	見證同於傷寒欬嗽	面赤煩燥而喘促更甚聲啞不揚痰稠而濁脈浮弦滑數苔黃	俗謂寒包火顯表寒裏熱之現象
傷寒兼習慣性	同上	痰多氣逆或嘔吐或倚息不得臥	無寒熱之兼證	每年發於冬令或深秋
傷暑	同上	欬而氣喘痰略甚少身熱汗多煩燥甚則欬血口渴鼻乾喉癢胸痛	脈虛軟數舌紅或苔黃或光紅無苔	
傷暑兼風	同上	頭痛洒淅惡風寒等爲前驅證	身熱汗出而反惡寒脈濡緩或濡數舌紅苔白	
傷濕兼暑	同上	欬而痰稠頭重鼻塞胸悶體倦	脈濡細弦數舌苔黃膩	
傷風重感暑熱	同上	頭疼鼻窒胸脘煩悶	嗆欬喘促聲嘶不揚	顯外熱裏寒之現象俗謂熱包寒
傷濕	同上	痰多身重鼻塞或面目浮腫或小便不利或身疼骨楚	脈緩兼浮者見發熱爲表邪兼弦緊而遲者爲寒濕兼滑數爲濕熱舌苔白厚爲寒苔膩爲熱	
傷燥	同上	乾欬無痰氣息喘促兼見大便燥結	面赤舌紅咽乾口燥發熱失血脈數而躁痰爲燥熱微喘作嘔膹鬱氣管不利舌苔薄白而乾脈濇爲清燥	
傷熱	同上	咽喉乾痛鼻出熱氣面赤甚有潮熱	欬而自汗嗽而難出痰黃濁或當血腥臭	

以上所列簡表。就證候約舉詳細鑑別。當述於治療之下。

〔治療〕（統治）按（治裁）云外因欬嗽感風者。辛平解之。桂枝防風之屬 感寒者辛溫散之。紫蘇薑杏之屬 感暑者辛涼除之。香薷薄荷竹葉之屬 感濕者苦降淡滲之。厚朴通草苡仁之屬 感燥者甘涼清潤之。玉竹花粉百合之屬 感火者甘寒苦辛滌之。麥冬石膏桔梗山梔象貝之屬 溫熱化痰阻氣清降辛泄之。茯苓沙參杏仁前胡桑皮之屬 風鬱化熱宜辛涼解散。薄荷桔梗杏仁蘇梗桑皮之屬 風溫上侵宜清輕涼解。牛蒡象貝連翹薄荷杏仁沙參桔甘之屬 溫邪犯肺治同風溫如熱鬱者。加山梔豆豉鬱金甘蔗蔞霜川貝母通草花粉西瓜翠衣或益元散 暑熱蒸嗽及暑風襲肺俱宜微辛微涼。竹葉蔞皮杏仁石膏薄荷香薷 暑兼濕宜苦降淡滲。厚朴黃芩蘇子苡仁滑石 秋燥宜甘潤。玉竹沙參麥冬梨蜜杏仁蔗汁之屬或復脈湯去薑桂 火逆上氣咽喉不利。金匱麥門冬湯去半夏加沙參括蔞桔梗 火熱乘肺欬唾有血。千金麥門冬湯去麻黃薑 以上乃用藥之大概情形也。至於應用方劑。統治感冒率用甯嗽化痰湯加減。（準繩）云暴感風寒不惡寒發熱止是欬嗽鼻塞聲重者甯嗽化痰湯在平日臨床之經過率於本方之麻葛加牛蒡象貝風熱並去多汗加薄荷連喬山梔本方桑皮改用桑葉暑熱並去半夏加竹葉黃連合鷄蘇散或益元六一濕加茯苓苡仁因於燥者去麻蘇半夏加知貝瓜蔞等普明子則用止嗽散以統治之風寒加荆芥防風蘇葉生薑暑熱加芩連花粉濕加半夏茯苓桑皮薑棗燥加瓜蔞知母貝母柏子仁凡治療之要對於某一病

證之適用方藥先使其貫注於腦際則變化應用所以應付無窮證情簡單者無不可於一二劑內使之全愈至證情複雜則當詳求分類庶奏全功

（分類治療）（傷風）可從太陽中風治例（準繩）云感風而嗽者惡風自汗或身體發熱或鼻流清涕其脈浮宜桂枝湯和防風前胡杏仁細辛（醫通）於本方加香豉細辛（治裁）於本方加葱豉（尊生）云風嗽風乘肺也其脈浮必兼鼻塞流涕身重口乾喉癢增寒發熱自汗惡風煩躁語未竟而欬宜款冬花散金沸草散又（準繩）云薛新甫云春月風寒所傷欬嗽聲重頭疼用金沸草散欬嗽聲重身熱頭痛用局方消風散若兼氣喘（傷寒論）云喘家作桂枝湯加厚朴杏子佳在臨床慣例輒用蘇子降氣湯或金沸草散不應則改與小青龍湯若肺有伏熱風邪外束痰熱氣熱者於以上諸方加山梔黃芩以清肺在經方中如麻杏石甘湯桂枝二越脾一湯小青龍加石膏湯厚朴麻黃湯諸方斟酌化裁寒包熱者亦同於此例病屬寒熱交錯在治療方面自當用溫清合法也

（傷寒）可從太陽病傷寒治例（醫通）云感寒而嗽散脈浮緊惡寒發熱無汗鼻塞遇寒則欬內有鬱熱痰結也（著者按此句有語病倘內有鬱熱痰結均不可純用溫散當改用寒

包熱之例）華蓋散（治裁同）兼喘九寶湯二氣相兼而欬嗽鼻塞聲重者芎蘇散（治裁同）肺感風寒欬嗽倚息不得臥背寒則嗽甚小青龍湯（治裁同）桂苓五味甘草湯各隨方下變證加減又冬月嗽而發寒熱謂之寒嗽小青龍湯加杏仁（準繩）云冬月風寒外感形氣病氣俱實者宜華蓋散加減麻黃湯又感寒而嗽用易簡杏子湯去乾薑五味（著者按並宜去參體虛者不忌蓋本方原爲小青龍之加減）加紫蘇乾葛或二陳湯加紫蘇乾葛杏仁桔梗（尊生）云寒傷肺而欬者其脈緊必兼聲重惡寒發熱無汗煩躁不渴胸緊甚至音啞宜二陳湯加麻黃杏仁桔梗又痰白作泡口甘涎清者爲脾肺皆受寒邪宜紫蘇飲子半夏温肺湯或有遇寒即發者乃寒包熱也解表則熱自除宜桔梗湯加麻黃防風杏仁陳皮紫蘇木通黃芩又（醫通）云有素欬嗽人更感於寒而欬嗽聲啞者爲寒包熱金沸草散去芍藥加石膏不應用越脾湯又形寒飲冷水停胸膈治宜温開辛降用蘇子降氣湯或小青龍湯（醫通）於寒邪入腹欬嗽兼腹痛脈弦者借用小建中湯加桔梗欬嗽而面白悲噓或欬白痰白沫屬肺胃虛寒若胸脅逆滿牽引背痛心腹冷痛飲食即吐者温肺湯口甘涎沫流脈沉弦而遲屬中寒口出清水心下汪洋作嘈雜胸時脹痛不食屬冷飲停於胃中

步吳昌碩先生野行韻　許半龍

信美非吾土江山此獨行遺民鄭思肖去國庾蘭成芳草迷天醉危崖墜石鏗欲知問津處魏晉一楸枰

輓昌碩先生

酬唱情如昨俄驚隔死生憤時悲正則薄宦謝淵明樂石今無敵詩篇老更成超山梅訊早歲晚一霑纓

海上留別描老伯未蒼山

歲闌寧厭酒盃深惜別思鄉兩不禁五夜星辰游子淚十年風雨故人心蒓鱸江上清秋杳猿鶴山中舊夢尋遙憶荒園梅幾樹幽香遲我拂塵襟

溼溫證治

章次公講述　馮超人撰次

國藥貿易情報一欄事屬敝社工作之一部但關係整理國醫，考正藥物，頗占重要，近雖各地情報材料頗多，唯因時匆促，本期未及排入，但同人等能力有限未能周詳，希望讀者諸君，盡個人就地情形，所有藥用品類，無論一草一木請依照下列表格詳為填明，寄交本社，經刊載後，自當酬答，以感熱忱，不勝企盼至之

——國藥貿易情報表——

品名	
產地	
每年產量	
產地市價	
藥肆售價	
主要行銷區域	
生產手段	
運輸方法	
藥治用量	
其他用量	
最高市價及時間	
最低市價及時間	
市價漲落的原因	
改良品類的意見	
從何處調查	
年　月　日調查	
附註	

附錄第十

紀夏玉峯先生女公子溼温案

馮超人錄

夏玉峯先生。上海紅卍字會會長也。女公子年十四。肄業上海清心女中。二十年十一月十九。忽寒熱三四日不退。校醫以其熱達華氏一百另三度。乃送之歸。先延他醫診治三次。改延本師。今錄其前後諸案。爲同仁研究濕温之一助。

〔夏歷〕十月初二日　丁君初診

秋温伏邪。挾濕挾滯。陽明爲病。氣機不和。身熱四天。早輕暮重。悶悶不舒。頭痛且痠。口唇乾燥。舌黃膩。脈濡滑帶數。慮其增劇。急宜疏邪宣化。

清水豆卷四錢　薄荷葉八分　嫩前胡錢半　粉葛根錢半　赤茯苓三錢　江只壳錢半　苦桔梗錢半　光杏仁三錢

連喬壳三錢　鮮竹茹三錢　干蘆根一兩去節　采云曲三錢

〔夏歷〕十月初四日　二診

汗出不澈。身熱減而未退。便下溏中夾硬。且得燥矢五六枚。脘腹疼痛。雖輕未止。環唇青色。小溲渾赤。舌苔黃膩邊紅。脈象弦滑帶數。頭痛胸悶。伏温挾滯。蘊蒸陽明爲病。經邪不解。腑濁未下。還慮纏綿。再擬解肌達邪。消導滯積。

粉葛根三錢　清水豆卷四錢　薄荷叶八分　淡黃芩二錢　硃茯神三錢　江只壳二錢　光杏仁三錢　地枯蘿四錢

瓜蔞仁三錢　象貝母三錢　鮮竹茹三錢　炒銀花三錢　白茆根一札去心

十一月二十三日　三診

身熱五天。雖得微汗而仍不解。口乾引飲。環唇色紫而黑。舌邊紅苔黃。脈弦滑帶數。脘痛悶。小溲熱赤。頭痛且脹。秋温伏邪。挾滯蘊蒸。陽明為病。温乃熱氣。滯屬濁積。兩者相合。慮其化火化燥。急宜辛涼清解。和胃導滯。

粉葛根二錢　薄荷叶八分　金銀花二錢　帶心連喬三錢　硃茯神二錢　江只殼五錢　鮮竹茹二錢　地枯蘿四錢

瓜蔞仁三錢　光杏仁三錢　象貝母三錢　霜桑叶三錢　白茆根兩札去心

十一月念五日　章次公初診

據證的是溼温。凡溼温症在一候以前。宜疏泄。一來復以後。即當從清熱化濕着意。今脘際苦窒。渴不欲飲。大便燥。熱高於日晡以後。擬吳氏達原飲加柴胡者。以其具有退熱泄下通徹表裏之功也。

春柴胡二錢　炒黃芩二錢　製小朴一錢　杭白芍三錢　肥知母三錢　煨草果半錢　花檳榔二錢　生甘草七分

炒萊菔英四錢

念六日　二診

昨進達原飲加柴胡法。大便已行。但熱時起時落。熱起時心中懊憹。病人所苦。以此為最。但濕温之熱。非比温病。温病之熱。散之清之。若在濕温。未必能退。醫者但能使其熱不再高張。且使其熱不高張。在濕温之第二候亦非易易也。今用苦寒燥濕。芳香化濁。并進輔以利水之品。使其濕與熱有外出之路。

製小朴一錢 泔蒼朮二錢 川雅連六分 炒黃芩二錢 赤猪苓各三錢 生山梔四錢 甘露消毒丹五錢包煎 硃燈心三分

念七日 三診

耳聾口渴。夜間譫語一兩聲。熱達四十度。以病之時日計。漸入極期。故有以上證狀。此爲證所應有。不足慮也。處方仍守芳香化濁苦寒燥濕原意。而略略偏重苦寒以清腸消毒。

製小朴一錢 製半夏三錢 製蒼朮二錢 川黃柏錢半挫細末冲服 川黃連六分 苦參片一錢 赤猪苓各三錢 連喬殼三錢 生山梔四錢 硃燈心三分

念八日 四診

昨蒙壇訓。以利濕爲主。清熱爲輔。僅按滲淡利濕。爲治療溫症之正軌。今即從此着手。

綿茵陳三錢 淡黃芩三錢 川厚朴一錢 生熟米仁各三錢 白蔻仁八分研後下 製半夏四錢 川雅連八分 連喬殼三錢 生山梔三錢 粉甘草錢五 茆蘆根各五錢去節

念九日 五診

藥後小便通暢。熱度如舊。舌前鮮紅。蘇醫所謂邪已由氣入營。故壇訓以涼血見示。今日處方。不外三大端。一清涼營分。二消除腸毒。至於滲利小便。乃其餘事。

鮮生地一兩搗汁冲 粉丹皮二錢 京赤芍三錢 淡黃芩三錢 川連八分 益元散四錢包 車前子三錢包 此藥日夜盡兩劑

三十日 六診

熱度低減一度。欬嗽痰粘。略有血絲。前次所以不治欬。以側重於熱。無暇兼顧。今熱減神靜。當兼治欬。若不治欬。則此種欬嗽。足以引起呼吸器疾患。如氣管炎氣管支炎。甚至肺炎重症。不可不先事預防也。

〔按〕—— 面色蒼白。兩顴骨鮮紅而欬嗽者。爲肺炎之先聲。

鮮生地七錢　麥門冬四錢　川浙貝各三錢　粉甘草三錢　赤白芍各三錢　苦桔梗二錢　瓜蔞全三錢　另呑六神丸八粒

一日　七診

熱又增高半度。但病者不以爲苦。故現在側重治欬。又其熱低減後。復又升騰。乃是此症之所習見。可勿慮。

生杭芍五錢　麥門冬四錢　川象貝各三錢　苦桔梗二錢　肥知母三錢　雲赤苓各三錢　粉甘草一錢　白茆根一札去節

二號　八診

痰中血已止。惟熱度高漲。大便閉三日。小溲短赤。今當治其主證。欬爲副證。故置之。

綿茵陳三錢　鼠茅朮二錢　製小朴一錢　黃芩三錢　川雅連八分　赤猪苓各三錢　福澤瀉三錢　涼膈散四錢包煎

另呑六神丸六粒

隔六小時再服六神丸六粒。如不大便。再買涼膈散三錢入煎。

三號　九診

涼膈散七錢許。入芳香化濁苦寒燥濕之劑內服。服後得粘膩而黃之大便凡四次。但熱度依然高張。兩顴發赤。脈搏不見遲弱現象。是涼膈散仍可予服。外用石膏之鈣質保護腸膜。兼強心臟。蒼朮以化濁。芩連以燥濕。猪苓澤瀉以利小便。

清之利之導之。使其病毒外出。庶乎面面俱到。

生石膏一兩五錢打極細研末先煎　生蒼朮三錢　淡黃芩三錢　川雅連七分　赤猪苓各四錢　福澤瀉三錢　涼膈散二錢包煎

四號　十診

奉壇訓原方加葛根。服後熱度略低。今日側重退熱強心。消腸毒。利小便。諸大端。通便一法。姑置之。

生石膏一兩五錢打極細研末先煎　生蒼朮三錢　粉葛根二錢　麥門冬四錢　天花粉四錢　黃芩二錢　川黃柏一錢半

雲猪苓各三錢　生甘草一錢　六神丸每服六粒

五號　十一診

今日熱度四十零。脈搏九十六。起落甚實。熱雖高。心臟無問題。胎根厚膩。不渴不飲。溫與濕成相持之局。仍予燥濕清溫法。

生蒼朮四錢　生常山三錢　煨草果三錢　淡子芩三錢　苦參片三錢　赤猪苓各三錢　飛滑石四錢包　車前子四錢包

六號　十二診

濕溫延今十九日。熱時弛時張。在治療之歷程中。凡清溫燥濕。滲利小溲。清腸通腑。生津退熱。種種湯劑。俱已遍施。而其熱終不退。本來濕溫之熱。不至相當時期。極不易解。故其熱既無術使其低減。則亦不必勉強應用退熱劑。現在只有仍用苦寒藥撲滅腸中菌毒。芳香藥化其濕濁。所謂化其濕濁者。興奮心臟。不致衰歇而已。

眞茆朮四錢　川朴根錢半　黑山梔四錢　製半夏四錢　川雅連六分　苦參片三錢　赤猪苓各三錢　車前子三錢包

十二月六日晚　陸君

熱病十九日。發燒耳聾。神志不清。口唇潰爛。大顴色赤。脈浮虛無力。此溫邪久羈。眞陰將竭之危候也。治宜三甲復脈法。

炙鱉甲一兩　敗龜板一兩　生牡蠣八錢　西洋參二錢　杭白芍六錢　麥冬六錢　阿膠珠四錢　川貝母四錢

金石斛四錢　酒炒芩三錢　大生地八錢　炙甘草二錢　酸棗仁三錢　于荷梗二尺

次公按。陸醫謂病人口唇潰爛。不合事實。病人頦下因手指挖破而流水。繼則蔓延潰爛。病人兩鼻孔不時以指挖之。家人以棉花浸水拭之。棉花有血跡。

十二月七日　徐君

六脈數弦而滑。濕熱留滯少陽。以致讝語神昏。舌乾唇焦。鬱悶煩躁。大便難解不暢。小便紅赤。燒熱久陰大傷。宜清少陽邪熱。靑蒿鱉甲湯加味治之。酌之

［按］——肺炎症。口之周圍易有小瘰。

鮮靑蒿三錢後入　生鱉甲四錢前煎去泡碎　生知母三錢　大生地六錢　生梔子三錢　麥門冬五錢　連喬心三錢

金銀花三錢　川玉金二錢　粉甘草三錢　淮元麥五錢

備註　徐醫以午前診。病家因待予商酌。故遲至下午四時。尚未服藥。比予至。脈細數而亂。心煩不寧。爲往日所未有。慮其心臟衰弱。因勸病家一面服藥。一面延西醫診斷心臟是否衰弱。是日適逢星期。西醫多不在診所。予乃以友人鄧君源和薦。鄧至已七時有半。心臟確已衰弱。且聽診上左肺有水泡音。斷爲肺炎症。但屬於何種肺炎。尚待

化驗。遂取病人唾出之痰。送朱仰高驗之。翌日報告是格魯布性肺炎。痰中有肺炎菌。連鎖狀球菌。淋巴球加多白血球加多。蓋肺炎重症也。

當鄧先生診斷病者肺部有炎症。而心臟業已衰弱時。乃爲病人注射兩針。一爲退熱劑Omnadine亞梅乃亭。一爲強心劑Gadamin加德明。其時在午后八時半許。施治之後。病勢不見退減。煩躁不甯。至於徹夜。病家對吾曹遂有所懷疑。病家之親友。有推薦馬介翁者。病家從之。比馬至則謂症屬傷寒。非濕溫也。今錄其方案如次。

〔按〕濕溫易與肺炎幷發。（欬嗽者甚多）濕溫愈久。則臉蒼白憔悴。若顴赤潮熱。是肺炎。若口傍有疹。則是葡萄疹。益知是肺炎。

十二月八日　馬君初診

病傷寒已屆兩旬。而外熱迄未解。大便又溏薄。近兩天更屬神昏譫語。脘部氣促。有欬嗆肺不肅清之現象。檢查疊投方藥。既進辛溫乾燥之劑。而又需苦寒滑瀉之方。若云傷寒。何能投此苦寒。既認溫熱。更不應投諸辛燥之品。因此認病不確。毫厘千里。誠令人不解之至。現在寒邪深入肺絡。以致欬嗆氣促之候。伏邪內陷。故有神昏譫語之象。已乘危病更複雜。視其面色晄白帶青。切其脈象細數而浮。舌苔又屬白膩有津。舌尖並無芒刺。鼻孔又不乾燥。按病參證。確係傷寒失達。已轉內陷之危象。援救之計。速宜宣肺達寒。寬中豁痰。以冀萬一。是否有當。還希教正。

炙麻黃三錢　生石膏三錢　北細辛五分　仙露半夏三錢　甜杏仁一錢半　炙桂枝一錢半　淡附片一錢半

白毛化橘紅五分（去毛）　陳枳殼一錢半

此藥只熬頭煎。不必煎第二次。惟須緩緩作分三次溫服。視其神色略安。伏邪外達。再行第二次設法。又及。

〔按〕—不應投辛燥。何以投桂附細辛。既云寒邪內陷。則生石膏何以列入。方法龐雜。首尾兩端。蓋明於責人者也。

十二月八日夜戌時　二診

病傷寒已兩旬。症候三陽經均見。卽太陽陽明少陽是也。外熱未退。以及或盛或減。與乎欬嗆不能應聲。此皆太陽與少陽經之明徵。其神昏譫語。中脘痞悶。以及耳聾失聰。此亦陽明與少陽之合併之明徵。今天日間急投麻黃附子細辛湯出入。未及八小時。其藥性已轉。欬嗆之聲較實。痰略鬆。神志亦有清楚之時。清時且能識人。昏時仍有譫語。昨夜丑刻。大便竟溏瀉兩次。其色黯。其質粘。此係肺氣不肅。使伏邪內陷之凶候。今刻復診。脈象右三部較日間略粗大。左手仍細數而略有力。舌仍有津。苔膩白而厚。既有轉機之象。今夜再當宗前方。佐以救陰法。以觀明日如何。左方候教正。

大熟地三錢　炙麻黃三錢　炒牛蒡子一錢半　炒銀柴胡一錢半　白毛化橘絡五分　仙露半夏三錢　淡附片一錢半

西秦艽二錢　炒白芍五分　炒川芎一錢　炙紫菀一錢　甜杏仁一錢半　炒枳殼八分　炙粉甘草八分

十二月九日下午三時　三診

今天切脈。左三部較昨已粗又浮。右三部亦轉浮大滑數矣。舌尖之苔較薄。根苔尙白厚兼糙。面色已轉紅潤。鼻樑上黑黯色亦減。今晨大便一次。其色仍如醬。惟外熱已減。欬痰之聲已應。惜乎未得大汗。寒邪深纏諸陽之絡。病逾兩旬。本元大傷。其譫語未息。昨夜煩躁未眠。若能照今昨之症候。大有得轉康莊之兆。其神昏譫語未息者。實因眞陰耗散。水不能涵養木源。使肝木鬱而失疏。以致魂魄不相依賴。水火更無相濟。又兼寒蘊肺臟。金水又失子母之衛。種種現症。均屬傷

雨後韜光寺看竹

沈石頑

韜光寺竹森如束中有響泉漱寒玉春雲連山濕不飛雨過潑翠天地綠珍珠萬斛能傾瀉高下點滴斷不續碧翁瀰水洗春煙清光照人看不足琴懷幽冷不可尋斜陽啼鳥亂山曲

題尋梅圖

湖風吹散同雲飛馬蹄寒踏朝暉微垂鞭不敢漫馳騁木杪殘雪穿人衣長堤玄冰厚千尺四山如玉銀屏圍山中花發自芳潔向來不怨知音稀天寒芳草就零落將遺所思誰與歸

金匱發微

江陰　曹穎甫著

請閱

廣州杏林醫學社編刊之

三大出版品

風行中外之定期刊物

杏林醫學月報

本報由民國十八年一月創刊

歷史悠久　信用昭著　資料宏博　取材謹嚴　言論純正　學說精詳

（每月出版一期定閱全年大洋一元國外二元郵費在內）

醫藥界破天荒之鉅著

杏林叢錄

包羅萬有廣博而精微　為最完備之參考書籍

本書搜集海內外名醫之必得著作刪繁撮要編集成書
文字二百篇凡五十萬言共四百頁成一巨冊
（每部定價大洋三元寄費國內免收港澳四角國外一元）

凡屬杏林醫學月報定戶五折優待

繼杏林叢錄後之偉大作品

杏林醫學

含有闡幽揚微之眞義　富有研究價值之巨製

本書搜羅極廣選稿尤精內容側重於有研究性質之文字
與杏林叢錄同一宏偉而自成一巨本
（每部定價大洋三元寄費國內二角國外一元）

凡屬杏林醫學月報定戶八折優待

發行處

廣州大德路蘇行街八十四號

三焦相出入。此六腑病之可知者也。然則五臟各有十八。合為九十。微有十八病。合為一百八病。要不過示人病出一經。寒熱虛實之不同者。居其多數。不當泥成法以為治耳。不然。病之變證多端。一切以十八限之。而謂絕無增減。有是理乎。據後文五勞七傷六極婦人三十六病不在其中。便可識立言之旨在多數而不為定數。自此以下。則略為疏析病源。風露中人。挾高寒之氣。故清邪居上。濕熱蘊蒸。挾地中水氣而出。故濁邪居下。六氣中人。起於皮毛。故大邪中表。氣體先虛。邪乃乘之。故小邪中裏。槃即穀字。傳寫者誤作槃耳。飪尤本作飪餅也。穀飪之邪。從口入為宿食者。胃中膽汁胰液不足。消化之力薄也。曰五邪中人各有法度者。謂邪之中人。各有不可變易之處。風為陽邪。巳至未上為陽氣方盛。故風中午前。寒為陰邪。申至戌上為陰氣始出。故寒中於暮。濕從地升。故中於下。足先受也。霧散空中。故中於上。頭先受也。風脈浮緩。其表疏也。寒脈浮急。其表實也。霧傷皮腠。乃生癖疥。濕流關節。因病歷節。食傷脾胃。是病腹痛。極寒傷經。項背斯痛。極熱傷絡。不病吐衄。即圊膿血。可以識辨證之大綱矣。

問曰。病有急當救裏救表者。何謂也。師曰。病醫下之。續得下利清穀不止。身體疼痛者。急當救裏。後身疼痛。清便自調者。急當救表也。

此下二節。皆以治病緩急言之。治病大法。固當先表後裏。如傷寒論太陽未罷。陽明化燥。先解其表。後攻其裏。此其常也。若夫太陽失表。一經誤下。汗反入裏。遂有水激中脘。直走小腸大腸。至於完穀不化者。此時水寒濕陷。中陽垂絕。危在須臾。雖有身痛當汗之太陽表證。正當置爲後圖。而急溫其裏。譬之侍疾之人。忽聞爨下失火。勢必坌息往救。彼其心非不愛病者。有急於此者也。若內藏無病。但有身疼痛之表證。則一汗可以立愈。不煩再計矣。此條見傷寒論

夫病痼疾。加以卒病。當先治其卒病。後乃治其痼疾也。

病之暴起者易變。而夙疾則無變。變則加劇。不變者固無害也。故曰先治卒病。卒病者。傷寒也。雖然。痰飲痼疾也。感於表寒而病。可用小靑龍湯以汗之。膈間支飲。痼疾也。傷寒胃家實。可用大陷胸湯以下之。然則痼疾卒病。何嘗不可同治乎。善治病者。可以觀其通矣。

師曰：五藏病。各有所得者愈。五藏病各有所惡。各隨其所不喜者爲病。

五藏之所得。五味爲近。本篇首節。舉例甚明。肝虛者補用酸。故厥陰病之烏梅丸。以烏梅

爲君。肝虛乘脾、則腹中急痛。急痛者、肝葉燥而壓於脾。脾氣不舒、痛延腹部。因用甘味之藥以實脾。故小建中湯方治。以飴糖爲君。苦入心。故瀉心湯降逆方治。以黃連爲君。辛入肺。故十棗湯瀉痰泄水方治。以芫花爲君。（近人以芥菜滷治肺癰白芥子治痰飲卽此例）鹹入腎。故小便不利之蒲灰散。以蒲灰爲君。（此卽水中菖蒲燒灰近人以爲蒲黃者誤）茯苓戎鹽湯治小便不利。亦此意也。此五藏之病。各有所得而愈之大略也。肺惡寒而主皮毛。寒由皮毛犯肺。則病傷寒。汗出不澈、水在膈間。卽病喘欬。脾惡濕而主肌肉。外風凝沍肌腠。因病中風、留著不去。滲入關節。因病歷節。濕與水氣併居、留於中脘。卽病痰飲。下陷大腸。卽病下利。泛濫充塞。卽病水腫。心惡燥、亦惡水。胆胃燥氣上薄心藏。則心氣不足而病吐血衂血。是爲瀉心湯證。水氣淩心則心下悸。是爲小靑龍湯證。肝惡燥。燥則胆火熾而病消渴。肝惡拂鬱。有所逆則乘脾。而腹中急痛。肝又惡濕。濕勝而血敗。穢濁所聚。蚘病乃作。腎惡寒。水寒則血敗。因病下血。腎又惡燥。藏燥則精竭。筋脈不濡。因病痿躄。此五藏各有所惡之大略也。脾喜燥而惡濕。多飲茶酒則病濕痰。多臥濕地則病風痺。肺喜溫而惡寒。形寒飲冷。則病寒飲。風寒襲肺。皮毛不開。則病風濕。腎喜溫而惡水。水停脅下、則小便不利。不病腹滿。卽病腰痛。肝喜涼而惡熱。血虛生燥、則病善怒。氣上撞心。血熱傷絡。則便膿血。此則五藏之氣。隨其所不喜爲病之大略也。要而言之。脾藏濕。故惡濕。肺藏涼。故惡寒。心藏熱。故惡熱。腎藏多水。故惡水。肝藏合胆火生燥。故惡燥。此藏氣有餘而爲病者也。然發汗太多。脾精不濡。痓病乃作。腸胃燥實。肺熱葉焦。乃生痿躄。心陽不振。則脈變結代。腎寒精冷。令人無子。肝藏血寒。則病厥逆。然則藏氣不足。又何嘗不爲病乎。究之治病當求其本。斷無成迹之可拘。讀金匱者。亦觀其通焉可耳。

病者素不應食。而反暴思之。必發熱也。

此三句當別爲一節。古本與上五藏病混而爲一。以致不可解說。陳脩園淺注以爲藏氣爲病氣所變。直臆說耳。夫曰素不應食。原非素不喜食。爲始病本不欲食者言之耳。此證或出於病後。或出於病之將愈。蓋病機之吉凶。原以胃氣之有無爲驗。病固有表裏證悉去。始終不能納穀以至於死者。此固有胃則生無胃則死之明證也。但胃氣之轉。爲病者生機。與脈伏之復出同。脈暴出者死。漸起者生。故胃氣之轉。亦以漸和爲向愈。暴發爲大過。夫胃主肌肉。常人過時忍飢。則瑟瑟惡寒。至飽食之後。肢體乃漸見溫和。故厥陰篇有厥利欲食。食以素餅而發熱者。卽爲不死之徵。但病後胃火太甚。卽有急欲得食。食已卽發壯熱。而病食復者。予於家人見之。亦有陽明燥熱。飽食之後。以致累日不大便。一發熱而手足拘攣者。予於沈松壽見之。此仲師勞復篇中所以用博棋大五六枚之大黃。內經治痿。所以獨取陽明也。

夫諸病在藏。欲攻之。當隨其所得而攻之。如渴者與猪苓湯。餘皆倣此。

猪苓湯方 見後消渴證中

諸病在藏爲裏證。別於皮毛肌腠筋絡言之。非謂五藏也。此節表明因勢利導之治法。特借渴者與猪苓湯以起例。蓋下利則傷津液而渴。加以小便不利。水氣在下。是當以利小便爲急。然又恐甚其渴。與猪苓湯則既解其渴。又利小便。此一舉兩得之術也。如傷寒轉矢氣及宿食下利脈滑。可用大承氣湯。亦此例也。

痓濕暍病脈方治第二

太陽病。發熱無汗。惡寒者。名曰剛痓。

太陽病。發熱汗出而不惡寒。名曰柔痙。

此二條。說解詳傷寒發微。風寒外薄。血熱內張。正與邪相爭。故名剛痙。汗出表疎。正氣柔弱。不與邪爭。故名柔痙。

太陽病。發熱。脈沈而細者。名曰痙。爲難治。

此條見傷寒論。蓋痙爲津液枯燥之證。衛氣不和於表。故發熱。營氣不足於裏，故脈沈細。發熱爲標陽。脈沈細則爲本寒。裏氣不溫。則水寒不能化氣。是當用栝樓桂枝以解表。加熱附以溫裏。釋詳傷寒發微。茲不贅。

太陽病。發汗太多。因致痙。

此條見傷寒論釋解具詳傷寒發微。茲不贅。

夫風病。下之則痙。復發汗。必拘急。

風病。陳修園以爲發熱有汗之桂枝湯證。是不然。太陽病固自有先下之不愈。因復發汗。表裏俱虛。其人因致冒。終以自汗解者。亦有下後氣上衝。而仍宜桂枝湯者。亦有誤下成痞誤下成結胸者。獨發汗致痙之證。爲中風證所罕見則所謂風病者。其爲風溫無疑。夫風温爲病。其受病與中風同。所以別於中風者。獨在陰液之不足。故脈浮自汗。心煩脚攣急者。不可與桂枝湯。得湯便厥。所以然者。爲其表陽外浮。裏陰內虛。陰不抱陽。一經發汗。中陽易於散亡也。但此猶爲證變之未甚也。更有脈陰陽俱浮。自汗出。身重息鼾語言難出之證。一經誤下。卽見小便不利直視失溲。若火劫發汗。則瘈瘲如驚癎。所以然者。裏陰素虧。誤下則在上之津液下奪。目系因之不濡。火劫則在裏之津液外爍。筋脈因之不濡。津液本自不足。又從而耗損之。風燥乃猖無所制。故上自目系。下及四肢。無不拘急。而痙病成矣。不然。本篇發熱汗出不惡寒之柔痙。與傷寒温病條之不惡寒。何其不謀而合乎。是知中風一證。津液充足者。雖經誤汗誤下。未必成痙。惟津液本虛者。乃不免於痙也。

瘡家雖身疼痛。不可發汗。汗出則痙。

此條見傷寒太陽篇。蓋人身之汗液。由衛氣外出者屬水分。由營氣外出者屬血分。身疼痛。原係寒凝肌腠。急當發汗以救表。惟瘡家營分素虧。一經發汗。血液重傷。至於不能養筋。一身爲之拘急。是亦投鼠不忌器之過也。夫病至無可措手。要當用藥薰洗。使邪從外解。而不當任其疼痛。如浮萍藁本荆芥薄荷防風等味。俱可煎湯薰洗。但使略有微汗。疼

痛當止。語詳傷寒發微

病者身熱足寒。頸項强急。惡寒。時頭熱面赤目赤。獨頭動搖。卒口噤。背反張者。痓病也。若發其汗。（者寒濕相得其表益虛卽惡寒甚發其汗已）其脈如蛇。

此條見傷寒論本篇而佚其後半節。身熱至惡寒爲葛根湯證。時頭熱至背反張爲大承氣湯證。語詳傷寒發微。惟若發其汗下。當有衍文。痓病之未成。原有屬於太陽而當發其汗者。惟已傳陽明。燥氣用事。一經發汗。卽當見經脈强急。不當有其表益虛。寒濕相得。惡寒益甚之變。數語似屬濕證脫文。不知者誤列於此。陳修園明知陽邪用事。熱甚灼筋。不當惡寒。猶爲之含混强解。此亦泥古之過也。愚按若發其汗。其脈如蛇。獨承上時頭熱面赤以下言之。非承上身熱足寒證言之也。內經云。肝主筋。肝藏血。虛生燥。則其脈弦急。後文所謂直上下行者是也。發其汗其脈如蛇。乃肝之眞藏脈見。五藏風寒積聚篇。所謂肝死脈浮之弱。按之如索不來。或曲如蛇行者死。是也。蓋痓病脈本弦急。重發汗則筋脈益燥。直上下行之弦脈。一變而成屈曲難伸之狀。脈固如此。筋亦宜然。一身之拘急可知矣。黃坤載以爲卽直上下行。非是。

秋柳

陳鳴珂

樓閣新涼水榭風江潭搖落例相同已無密處能藏鳥盼到鄉音感去鴻月落星高衰草暗酒闌人去短條空祗今
尋到桃花塢惆悵前期人面紅
陌頭往日綠垂垂撩亂秋光上鬢絲染汁不會留隔歲長繩何處繫良時相逢老大難爲別安得芳馨還所思坐聽
鳴禽凡幾變寒塘孤立總難支
出塞桓公老淚揮金城重到改腰圍遙憐暝色千絲暗早信春花一例歸野水平橋輕浪淺西風夾道凍烟微少年
孤負秋娘恨枉惜當時金縷衣
鬱鬱園中相見疏不堪追憶五更初巫山巫峽道相阻江北江南臘待舒贈別陽關聽此曲送窮吏部結爲車銅街
走馬成陳跡襟上留痕膩酒餘

傳染病文獻之搜集

謝誦穆輯

當時以此病之多。曾著爲專書。藝文志所載金創瘲瘛數十卷是也。蓋古有肉刑。又周秦之間。最喜刖人足。以踊著地破傷風菌之傳染機會較多。故其時醫家對之特爲注意。迨漢文除肉刑。此亦較少。故此書僅及題名於藝文志。而不復得見於仲景元化之書矣。故金創瘲瘛也。風痙也。金創痙也。金創中風也。破傷風也。皆一病也。惟痙在醫籍。但可謂爲證。不可謂爲病之專名。今西醫籍所謂痙狀證。是 Tetanische Erscheinung。猶角弓反張之不能稱爲病名也。

案黃氏此作精覈異常。惟謂破傷風不見於仲景元化之書。則微有不確。傷寒論云。瘡家雖身疼痛。不可發汗。汗出則痓。金匱要略云。瘡家雖身疼痛。不可發汗。汗出則痓。云瘡家。爲破傷風無疑。惟含混不析耳。

(三)鼠疫(節余伯陶先生鼠疫抉微)

鼠疫推原

鼠疫初名核瘟。同治間安南已有是病。於光緒己丑辛卯間。由安南傳之廣西。壬辰癸巳歲。漸傳之廣東之高州。患疫而死者數萬。甲午歲傳之廣州。死者五六萬。乙未歲高州又起。欽廉亦相繼而作。據云當時病家於地板下得死鼠無算。始知疫從地氣而來。鼠先染疫而死。死鼠穢氣薰人。咸之即病。於是醫家用防風通聖散活血解毒湯。頗著奇効。其核多生兩腋兩腿灣。負痛甚劇。須以分治之法治之。方得平復。丙申歲傳之雷瓊一帶。丁酉歲廣州復作。己亥歲傳之惠州。庚子歲由惠州而傳之汕頭潮州。辛丑歲傳之福州。兼及泉州。是年榕城死者亦數萬。厥後施治得宜。遂無大患云。(按此書刊於宣統二年庚戌。輯者誌。)

驗鼠法

染疫之鼠。質堅毛鬆。眼赤睛突。每於夜間覓水恣飲。陽光照射。毒發卽死。多見於水渠之上。水甕之旁。西人曾將疫鼠剖驗。軀質不變。惟腸間滿積瘀血。與不染疫之鼠迥異。故人觸其氣立病。貓食其肉立死。閩粵香港之醫。檢驗所說略同。

鼠疫探源說

羅芝園曰。昔之論瘟疫者。皆曰風寒暑濕燥火之六氣。自明末時吳又可起。從而闢之曰。六氣者天地之淫氣。常有者也。疫氣者兩間之戾氣。不常有者也。斯言也。徵之老子而可見。老子云。大兵之後。必有凶年。凶年之後。必有瘟疫。是知以兵燹而致旱潦。以旱潦而釀疵癘。此瘟疫所由起也。自後論疫氣者。皆主其說。陳修園先生。更添病人之毒氣。又兼言夫繼起。不第言夫初起也。友人吳子存甫。據鼠死疫作。直斷爲地氣。言之鑿鑿。亦不爲無見。然律以動靜互根之義。無天氣之鼓盪。焉能使地氣之發舒。則言地氣者。必兼言天氣。其說乃全。但天氣遠而淸。人所難見。地氣近而濁。人所易見耳。統而言之曰。天地之氣足矣。言疫氣所從入。吳又可吳鞠通楊玉甫皆謂獨從口鼻入。玉甫又據天氣爲淸邪。獨從鼻入。地氣爲濁邪。獨從口鼻入。修園謂天地之氣。晤中靡盪。從毛孔入。病人之氣。當面噴薄。從口鼻入。似不必拘。蓋自其分而言。則曰天地人之氣。自其合而言。則曰混雜之氣。何能隔別使何氣從口入、何氣從鼻入。何氣從毛孔入乎。主口鼻入者。對風寒由毛孔入而言。別樣疫證可說得去。惟鼠疫實說不去。其先起核而後身熱者。必由毛孔入。由外而入內。其先身熱而後起核者。必由口鼻入。由內而出外。此證之犂然各別者也。所論雖屢探原。究無關治病之輕重。管見偶及。用以質諸高明。吳子存曰。光緒十六年冬間。鼠疫盛行。疫將作。則鼠先死。人感疫氣。輒起瘰癧。緩者三五日死。急者頃刻。醫師束手。先是同治間。此證始於安南。延及廣西。遂至雷廉沿海城市。至是吳川附城作焉。明年正月。梅菉黃坡及信宜東鎮皆有之。三月後。高州郡城亦大作。斃者每以二三千計。離城市稍遠者。染得病歸村鄉亦有之。四月後則瘰癧者鮮死。死者又變爲焦熱衄血疔瘡黑斑諸證。初有知廣西雷廉之事者。勸諸人亟逃。人皆迂之。久之禍益劇。人稍信前說。見鼠死則盡室以行。且多服解毒瀉熱之品。由是獲免者甚衆。越端午。乃稍稍息。事後細詢中疫之家。乃嘆曰。信哉。此地氣非天氣也。何者。同一邑也。城市者死。山林者免焉。同一地焉。泥地黑濕者死。鋪磚築灰者免焉。況一宅中婢女小兒多死。坐臥貼地。且赤足踏地也。婦人次之。常在室也。男子靜坐又次之。寡出不舒散也。且疫作時。其宅每熱氣從地升。猛者如筒煙上噴。緩者如爐煙繚繞。觸之則頭暈目赤而心燥。取涼風吹解。病乃可救。當其時。宅中人爲氣所感。懵然不覺也。旁觀者見熱氣自足而脛而股而腰。者不出見風。熱氣至胸膛喉舌間。則病作矣。有平時在墟市得病者。舁歸家。其轎門迎風者愈。閉轎門者竟死。且有棺斂將葬。盜盡竊其衣服。夜得風露涼解遂生者。其故亦瞭然矣。所可恨者。富貴之人珍重太過。不敢見風。不肯服寒峻之品。遂至蘊熱不救。至婢女得病。又慮其傳染。病未甚卽棄置不顧。此實俗見之誤也。發鼠之生者。則渡水遠逃。常銜靑草。但不知此草何名。可以作治疫之藥否。所逃之區。則皆淸涼近水之區也。（下略）

案羅氏論病因處語多鑿空。惟敘當日情事甚悉。足資參考。輯者誌。

論巢源千金惡核

考之古人書中。初無所謂鼠疫。而乃與今之鼠疫。若合符節者。惡核是也。名雖不同。理實一致。偶錄數節。以備參稽。巢源曰。惡核者。肉裏忽有核。累累如梅李。小如豆粒。皮肉燥痛。左右走身中。卒然而起。此風邪挾毒所成。其亦似射工毒初得無常處。多惻惻痛。不即治。毒入腹。煩悶惡寒。即殺人。又千金曰。惡核病者。肉中忽有核。累大如梅李。核小者如豆粒。皮肉疹痛壯熱。瘰索惡寒是也。與諸瘡根瘰癧結筋相似。其瘡根因瘡而生。似緩無毒。惡核病卒然而起。有毒。若不治入腹。煩悶殺人。皆由冬月受溫風。至春夏有暴寒相搏。氣結成此毒也。但服五香湯主之。又以小豆末敷之。亦煮湯漬時時洗之。消後以丹參膏傅之。令餘核盡消。凡惡核初似被射工毒。無常定處。多惻惻然痛。或時不痛。人不痛者。便不憂。不憂則救遲。救遲即殺人。是以宜早防之。尤忌魚雞猪牛馬驢等肉。其疾初如粟米。或似麻子在肉裏而堅。似皰長甚速。初得多惡寒。須臾即短氣。速服藥令毒散止。即不入腹也。入腹則致禍矣。切慎之。又曰。惡核瘑病瘰疽等。多起嶺表。中土尠有。南方人所食。雜類繁多。感病亦復不一。仕人往彼。須深防之。防之無法。必遭其毒。惟五香湯小豆散吳茱萸。皆其要藥。按伊古以來。事有萬變而莫測者。斷之以理則一也。病亦有萬變而不窮者。治之以法則一也。矧其惡核與鼠疫。明明一致者乎。連闊而載之。比類而書之。竊思鼠之生滅於人間。不自今日始也。即鼠之足以釀疫。亦不自今日始也。古人僅發明病之由於核。而未曾發明核之由於鼠。茲引千金諸書所云惡核。以為鼠疫之一大明證。高明者幸勿哂其臆度也、(以上見抉微病情篇)

(四)痲瘋

外科實驗談(二)

許半龍

先師治葉家埭一婦。生一對口。爲他醫誤投涼劑。以致紫滯平塌。心煩。擬川芎一錢當歸二錢土貝三錢木香八分烏藥二錢角針半錢甲片二錢全蟲二只廣皮半錢遠志一錢筍尖一兩雞頭一枚用雞煎湯服。後疽之下面。漸有紅色。心煩亦退。但瘡脚依然平塌。加生芪三錢白芍二錢鹿角尖一錢熟地炭四錢去木香土貝烏藥仍用筍尖一兩雞湯代水。一劑四圍俱紅腫有膿。照方加黨參三錢白朮半錢白芷八分去甲片全蟲仍加筍尖一兩雞湯不用。腐肉剪去其七。後氣血兩補而痊。

潘左腦疽將愈。元氣大虛。復冒溫邪。面腫發丹。紫色起泡。用普濟消毒飲去升柴蠶。面腫稍退。口渴身熱，仍不能除。且聲微身倦。正氣將告窮。余曰。若非參連並用。卽有邪實正脫之虞。舍此別無良法。又因家貧乏參。姑以黨西兩參代之。洋參三錢黨參四錢黃連四分元參三錢麥冬三錢甘草五分黃芩半錢石斛三錢橘紅半錢服一劑。卽熱止腫消。漸愈。此症雖險。所幸新肉潤澤有彩。若紫黑無神。則不治矣。

上海王婦。患正腦疽。有頭。四圍平塌蔓延。點以降藥。小有毒。甚痛。然根脚總未歸束。進以消解。幷佐托毒之品。且加痛焉。後加入黨參大生地等味。毒始大來。痛和根束。三四劑後。膿少腫退。胃納大振。惟盜汗時作。服歸脾後。諸恙悉痊。奇在如此大症。全不腐延。該婦身軀肥胖。補以氣甚效。故錄存之。

一患對口。平塌大痛。服羌活筍尖全蟲等。不能起發，隨卽出膿。根脚有縮小意。後仍腐開。環於頸之左右有尺許。但有膿不能作腐。其腐如胡桃嵌。當時斷之爲可治之症。所惡者胡桃嵌耳。然亦漸出後忽起嘔。香砂六君頗効。有某醫加赭石木香去香砂。其嘔隨愈。後口乾舌強。痰臟漸乾。元虛下陷而殁。

中西內科學參證

黃錫昭
程紹典　合作

痿疾（續）

扶正：附子　人參　升麻

溫脾：白朮　炙草　乾姜　肉桂　神麯　沉香
扁荳　艾葉　陳倉米

開胃：麥芽　山查　吳萸　砂仁　荳蔻　藿香
半夏　菖蒲　石蓮肉

殺蟲：苦參　石榴皮　烏梅　梹榔

清化：白頭翁　黃連　黃芩　黃柏　秦皮　地
榆　赤芍　細茶　槐花　西草　生地
滑石　金銀花

行氣：厚朴　木香　川楝　青皮陳皮　玉金

和血：當歸　芍藥

反觀西醫之治療。首用硫酸鎂或蓖麻油以導下。正與中醫痢無止法之說脗合。又如腹痛裏急症劇時。用鴉片酊鹽酸嗎啡等麻醉劑。中法行氣和血如木香川楝當歸白芍亦爲鎮痛療法。下痢之後。西醫必續進鞣酸劑。則中藥下劑中之大黃含有鞣酸。既能排泄糞便。又能收歛腸膜。豈非佳品。他如用重曹水白陶土水鹽水之洗腸。則中醫用清化濕熱及導滯之品。又西醫治痢常用炭劑。中醫則用銀花炭地楡炭等。亦皆不謀而合。惟其特效藥中。細菌性赤痢有多價免疫血清之注射。於內服不能奏效時收功。變形蟲性赤痢則有吐根素 Emetiw 之注射。而使變形虫之大營養型死滅。此二者。固爲中醫之所不能及者。至於休息痢併發之肝臟瘍。危險萬分。非乘其體力未衰時施行手術。冀其幸免。否則一過此關。則扁鵲亦將束手無策矣。

疫痢：此外小兒之發高熱下痢。兼見神經症狀者爲疫痢。勢甚急劇。當以排除毒素及强心爲急務。倘各種症狀齊顯。病勢已深。殆無救矣。

（註一）家祕和中丸

芙蓉　肉荳蔻去油　肉桂　訶子連核　砂仁

白朮乳製　白芍生乳製　白茯乳製　川芎

阿膠蒲黃炒　川附製　丹皮　歸身

大人用一錢或七分小兒或一二三分

用耘田渡子（一名細筋子）煎湯下

瘧疾

病名A中名：痎瘧　瘧疾　脾寒

B西名：間歇熱　瘧

病原A中醫病原——可分爲風、暑、浴、寒，陰陽不調五種。（一）風——內經曰。夫痎瘧皆生於風。（二）暑——內經曰。夏傷於暑。秋必痎瘧。（三）浴——內經曰。夏傷於暑。熱氣盛藏於皮膚之內。腸胃之外。此榮氣之所舍也。此令人汗空疎。腠理開。因得秋氣。汗出遇風。及得之以浴。（四）寒——內經曰。瘧者風寒之氣不常也。（五）陰陽不調——內經曰。瘧者陰陽更勝也。

內經論癉瘧曰「肺素有熱。氣盛於身。厥逆

上衛中氣實而不外泄。因有所用力。腠理開。風寒舍於皮膚之內。分肉之間而發。發則陽氣盛而不衰則病矣。其氣不反於陰。故但熱而不寒。氣內藏於心而外舍分肉之間。令人消爍脫肉。故命曰癉瘧」。論溫瘧曰「得之冬。中於風。寒氣藏於骨髓之中。至春則陽氣大發。邪氣不能自出。因遇大暑。腦髓爍。肌肉消。腠理發泄。或用所用力。邪氣與汗皆出。此病藏於腎。其氣先從內出之於外也。如是者陰虛而陽盛。陽盛則熱矣。衰則氣復反入。入則陽虛。陽虛則寒矣。故先熱而後寒名曰溫瘧」。

B西醫病原：本病係一種寄生於人體赤血內之瘧原虫。（Malaria）爲一八八〇年法軍醫Laveran 氏最初發見。後 Golgi 復闡明寄生原虫之發育與臨床之關係。繼由英醫Ross氏發見瘧蚊之刺螫爲本病感染之媒介。學者多宗之。本病原因遂告無疑

本病原虫有三種。（一）三日熱原虫（二）四日熱原虫（三）熱帶熱原虫。此三種原虫均寄生人身赤血球內。其初入血球時。其體甚小。逐漸發育增大。至占血球之半部或全部時。遂以赤血球爲營養物。取血色素消化而破壞之。至成熟分裂。構成胞子。胞子脫離舊赤血球。再入新赤血球。發育蕃殖。是謂無性發育。此外成長寄生虫之一部。別有雌雄兩性。爲較大之生殖細胞。胞呈球狀，含可染質之排列。雌雄不同。此球在人體。初不成熟。必俟黑蚊吸患瘧病者血液之際。共入其胃。始化大小兩種之生殖球。此兩種球中。

大者屬雌性。小者屬雄性。因之互相交接而有孕。是謂姙孕體。此物在蚊體內。漸次發育。構成卵囊。中生無數之幼虫。既而卵囊破裂。再成無數之鐮狀芽胎。出體腔而集於唾液腺。一旦此蚊刺入人體。則其唾液中所含鐮芽胎。移殖於人身體內。而營兩性生殖。發生無數新箇體。如此蔓滋延生。其人遂發固有症狀。

症狀：自生殖性芽胞潛入人體血中增殖。至發固有症狀之熱候之日止。爲潛伏期。

據諸家視察。潛伏期之日數。三日熱爲十日至十四日。四日熱十二至二十一日。熱帶瘧五日至十日。

記載其症狀以次列順序爲便（一）三日熱及四日熱（二）熱帶熱（惡性瘧）（三）慢性瘧（四）瘧性惡液質（五）假面瘧（六）黑水熱

（一）三日熱及四日熱——三日熱緣三日熱原虫發育。需四十八時。故隔日即每三日發作。四日熱原四日熱原蟲發育需七十二時。故以二日之間隙。每四日發作一度也。

多無前驅症狀。或以多少之全身違和。陡起強度之戰慄。（戰慄期）顏面蒼白。皮膚厥冷。脈頻小。體四十至四十一度。約三十分至一點鐘之戰慄而停止。同時皮膚繼起灼熱感。（灼熱期）顏面反現潮紅。脈復充實頻速。呼吸亦稍增加。季肋下明晰觸知脾腫。食思缺乏。或見嘔吐、胸部每起輕度枝氣管卡他之症狀。及多少咳嗽。心音開熱性收縮期雜音。顏面恆見匐行疹。體溫昇騰後歷二時至五時。多量發汗。（發汗期）體溫開始下降。

脾腫消失。諸症忽去。平均經八時至十二時。體溫全復常態。十八時至二十四時後。降至常温以下。此等症狀。若在未施行相當治療之前。其在三日熱則於四十八時後。四日熱於七十二時後。如初次同樣症狀發作。

(二)惡性瘧(熱帶瘧)：主要見於熱帶地域。故有是名。初起與三日瘧略同。然大多數僅以惡寒而起發熱。雖亦有以戰慄開始者。而三日熱及四日熱時之劇甚戰慄則不之見。(按此病近於古醫書所稱之瘴瘧)其次體溫昇騰達三十九度以上四十度至四十一度。面紅身熱。頭身疼痛。骨節痠楚。噯氣吞酸。其熱須三十時達四十八時始復平溫。較三日熱及四日熱持續時間特長。經數時至十數時。復見次回發作。常第一發作尚未全畢。第二發作即已踵至。或現重複傳染。因之呈弛張性。間歇性。及稽留性熱型。又各發作之高熱。時有隔日反覆者。所謂惡性三日熱是也。又有發熱後未達二十四時。或只十數時體溫便復常調。而日日反覆。作每日熱之狀者。如更加以三日熱或四日熱原蟲之混合傳染。則其熱型愈益複雜而淩亂無次焉。脈搏隨體溫昇騰。自一百至。達一三〇至。胃呆口渴。疲憊昏憒。或放譫語者。脾臟多能證明。肝亦行腫脹。感壓痛。或稍見黃疸。鼻部有甚夥之匐行疹。

(三)慢性瘧：本症由於熱帶型轉來者最多。而因三日熱及四日熱未施適當治療而轉成慢性瘧者。間亦有之。症候。發熱持續。時有惡寒戰慄。固有之熱型。僅餘形跡。或全不見。體温降低。熱型無定則。僅憑熱型。殆不能斷其爲瘧。(按此卽古醫書所載之久瘧)反之脾腫則次第增鉅。達於極大。(按此卽古醫所載之瘧母)肝亦多少腫脹。時併來輕度之黃疸。赤血球破壞頗夥。故其數大減。一西西中有五十萬以下者。被破壞而遊離之血色素沈著於皮膚之他部。併有貧血及黃疸。故慢性瘧患者常呈固有之蒼黃褐色。外此屢兼發慢性腸胃卡他之症狀。慢性枝氣管卡他慢性腎炎等。或幼年而血管硬化。遂因衰弱或種種併發症而死。然亦有不少完全恢復者。

(四)瘧惡液質：因熱帶瘧二三次再發之結果。或慢性瘧經過中有呈高度惡液質者。特於小兒見之最多。患者營養衰退。高度貧血。羸瘦甚。四肢或全身。來惡液質水腫。或致衄血。皮下出血。見衰弱性梗塞之發生。皮膚色素沈着顯明。體呈灰色。肝脾腫脹俱甚。脾屢達臍下部。又有起門脈鬱血而致腹水者。肺有枝氣管卡他。以至卡他性肺炎。皮膚起皮下膿瘍。以及四肢末端之壞疽。不過此諸症狀一經呈現。皆漸衰弱而死。無生還之望也。

(五)假面瘧——症狀與間歇熱發作無異。最多見者爲神經痛殊爲三叉神經痛。而其間亦有伴輕度之熱候者。緣內臟凝之反覆而襲來。用金鷄納霜確奏實效。其他有作半身不遂。失神。痙攣之發作者。然本病診斷非於血液中證明病原蟲殆難決定也。

(六)黑水熱——頻羅瘧者。或未受充分治療而荏苒經過者。屢致黑水熱。一部學者謂本病之由於服規甯劑爲規甯之溶血作用而誘發者居多。惟未嘗罹瘧者不發此症。然有瘧患者毫未服用規甯。而經過中亦可發生。是知瘧之爲病。可造成罹黑水熱之素質。而規甯則爲其誘因無疑。故本病是否即爲瘧之一異型。尙有議論之餘地。

本病之定型者。通常規甯服用後一至五六時。突起強度之惡寒戰慄。體溫四十至四十一度。頭痛背痛。嘔吐及下痢。患者呈不穩狀。發病二三時。便見黃疸。皮膚作黃褐色。屢感瘙癢。最固有者爲尿之變化。呈醬油樣黑褐色。比重加高。達1030—1035（Buge氏）。除證明多量蛋白污染之顆粒圓柱腎上皮細胞外。以分光器可見血色素之吸收線。即致血色素尿間有兼血尿（即於尿中認多數之赤血球）者。血液中赤血球隨之盛行破壞。赤血球數降至常態五分之一。約在百萬之譜。血色素亦隨之減少。達20.0%或其下。肝脾均腫。大感壓痛。酷似發作性血色素尿症。重症每陷心肌衰弱。呼吸急促。數小時可死亡。輕者發作後數時。諸症悉退。惟皮膚及粘膜之黃疸著色則須經若干時後始行退盡。此種黑水病大都僅一次爲止。然間亦有因中止規甯後仍復發作者。可測知預後不良。

診斷：本病診斷極易。有一定型之寒戰。發熱汗出。體溫騰升及定期間之間歇諸點。以及脾臟腫脹。皆足確定。然對於敗血膿毒症。結核。傷寒急性心臟內膜炎。黃疸。回歸熱。熱性胃腸病肺炎等。皆不可不鑑別診察。

預後：三日熱四日熱多佳良。熱帶熱重症者預後不良。慢性瘧。惡液質假面瘧黑水熱之重症者。亦多不易樂觀。

看護：本病患者。多經寒熱汗戰之後。往往恢復如常人。能自由動作。看護尙稱不十分困難。而本病之直接傳染者。蓋亦甚稀。多因蚊蟲之爲媒介。故對於病人臥室。宜密置蚊綱。以防蚊蟲之流通外。其家宅及附近與外交通之處尤宜注意水道之淸下。防汚水之瀦積。黑蚊之寄殖，庶一地方之傳染。可以防患於未然。

治療：瘧治通則。揆之於古。有表有和。有淸有補有截。有雙兼之法。隨症而施。未可綑論。

(一)三日熱及四日熱——本病主要症狀。爲寒戰。發熱。汗出而退。其治療通則。當以驅寒退熱爲主。如小柴胡湯加味。柴胡桂枝湯（柴胡。桂枝。人參。黃芩。芍藥。半夏。甘草。生薑。大棗）。千金蜀漆丸（蜀漆。知母。白薇。地骨皮。麥冬。升麻。常山。石羔。香豉。萎蕤。鱉甲。烏梅。甘草）。食思缺乏者。宜局方柴平湯（柴胡。黃芩。人參。半夏。蒼朮。厚朴。甘草。生薑。大棗）。及準繩柴胡湯（柴胡。厚朴。蒼朮。黃芩。陳皮。藿香。獨活。前胡。茯苓。半夏麯。甘草）。氣弱者加人參。白朮。食不克化者加神麯。山査。麥芽。有枝氣管卡他而咳嗽者。宜有吳氏柴胡達原飲。以滌痰（柴胡。黃芩。知母。厚朴。常山。草菓。梹榔。菖蒲。青皮。甘草）又準繩柴陳湯（柴胡。人參。茯苓。陳皮。半夏。甘草。生薑。大棗）。張氏柴胡枳桔湯（柴胡。黃芩。人參。半夏。枳殼。桔梗。生薑。大棗）。沈氏柴胡枳桔湯（柴胡。黃芩。枳殼。桔梗。麻黃。杏仁。半夏。知母。石羔。葛根。甘草。生薑）。以四方為瘧病之多痰者良。

（二）惡性瘧（熱帶瘧）——本症以持續性發熱為主要症狀。兼見呑酸骨楚治當以退熱為主。副症兼及。適應劑如保命桂枝石羔湯（桂枝。石羔。知母。黃芩）。金匱白虎加桂枝湯（石羔。知母。甘草。粳米。桂枝）。嚴氏清脾飲（青皮。厚朴。柴胡。黃芩。半夏。甘草。茯苓。白朮。草菓。生薑）。瘧不止加（常山。烏梅。大渴加麥冬，知母）。備急竹葉常山湯（常山，竹葉。小麥）。柴胡白虎湯（柴胡。黃芩。人參。半夏。知母。石羔。甘草。粳米。生薑。大棗。）若肢節煩疼甚者宜肘後除濕湯（半夏。厚朴。蒼朮。白朮。藿香。橘紅。茯苓。甘草。生薑。大棗）。皆為佳良之劑。

（三）慢性瘧——凡瘧之遷延日久而不愈者。難免正氣衰弱而呈虛象。故自古對是症治法，亦特側重扶正達邪。所謂養其正而邪而除也。方劑如沈氏祛瘧散（即截瘧飲）黃芪。人參。白朮。雲苓。砂仁。草菓。陳皮。五味子。甘草。烏梅。生薑。大棗。）。簡易四獸飲（人參。法半夏。雲苓。陳皮。白朮。烏梅。炙草。生薑。大棗。）景岳何人飲（人參。首烏。當歸。陳皮。生薑。大棗。）追瘧飲（青皮。陳皮。柴胡。半夏。當歸。首烏。甘草。）休瘧飲（人參。白朮。當歸。首烏。甘草。)新定人參烏梅散(人參。黃耆。烏梅。當歸。茯苓。陳皮。鱉甲。製首烏。白朮。其脅下有塊者曰瘧母。宜金匱鱉甲煎丸(鱉甲。黃芩。芍藥。赤消。䗪蟲。牡丹。鼠婦。紫葳。厚朴。半夏。大黃。蜂房。葶藶。桃核。瞿麥。射干。阿膠。石葦。桂枝。人參。柴胡。乾薑。蜣螂。竈灰。清酒。)濟生鱉甲飲子(鱉甲。川芎。炙耆。草菓。檳榔。白朮。陳皮。白芍。甘草。厚朴。烏梅。生薑。大棗。)聖濟鱉甲丸(川朴。半夏。柴胡。黃芩。鱉甲。首烏。青皮。廣皮。三稜。莪朮。常山。草菓。山查。青芽。神麯。)至於兼有慢性胃腸滲出物者。宜酌用平瘧養脾丸(人參。茯苓。白朮。陳皮。青皮。法夏。蒼朮。厚朴。黃芪。柴胡。猪苓。澤瀉。桂枝。常山。鱉甲。甘草。草菓)。有慢性枝氣管滲出物者。宜用局方常山飲(常山。草菓。檳榔。知母。貝母。烏梅。生薑。大棗。)準繩祛瘧飲(貝母。紫蘇。橘紅。山查。枳實。檳榔。柴胡。甘草。知母)等。

(四)瘧惡液質——本症爲慢性久瘧之深一層者。其治療則視前更覺棘手。其在營養衰退貧血症狀顯著者。宜注重滋補養血。法以前列治瘧劑中。合滋養劑。如八珍湯(當歸。地黃。白芍。川芎。人參。白朮。茯苓。甘草。)十全大補湯(八珍湯加黃耆肉桂)滋補養榮湯(人參。白芍。遠志。黃耆。白朮。熟地。五味子。川芎。當歸。山藥。陳皮。茯苓。生地。山茱萸)。補中地黃湯(人參。

黃耆。當歸。白朮。茯苓。地黃。山茱萸。澤瀉。牡丹皮。升麻。生薑。大棗。）有水腫者宜兼用五皮飲（陳皮。茯苓皮。薑皮。五茄皮。。）胃苓湯（蒼朮。川朴。陳皮。白朮、。茯苓。澤瀉。炙草。化桂。猪苓。（濕菀湯）白朮。半夏。茯苓。獨活。羌活。甘草。香附。川芎。生薑。。）等

（五）假面瘧——本病除一面施用治瘧劑外。宜注意神經痛之治療。如除濕蠲痛湯（蒼朮。羌活。茯苓。澤瀉。白朮。陳皮。甘草。生薑。竹瀝。。）羌活勝濕湯（羌活。獨活。川芎。甘草。蔓荊子。藁本。防風。。）頭部三叉神經痛甚者。宜寶鑑川芎散（川芎。細辛。羌活。槐花。炙草。香附。石羔。荊芥。薄荷。菊花。防風。茵陳。。）祕方茶調散（川芎。細茶。薄荷。白芷。荊芥。片苓。。）或加（細辛。藁本。蔓荊子。。）有作半身不遂痙攣之發作者。宜小活絡丹以舒之（川烏。胆星。草烏。地龍。乳香。沒藥。。）

（六）黑水熱——初發症狀如三四日瘧而嘈嘔吐及下痢。此時宜作瀉心湯症論治以濟其急。及二三時後見黃疸病已轉重。濟急之法。亦以黃疸治之。惟本病殊爲少有而危險。不獲施救者居多數也。

作者案先哲以瘧屬少陽。千言萬語。不出六氣之外或風。或寒。或暑。或溼。後世醫家。演用故說。薾然守之。因循不變。迄至今日。四千餘年之間。醫道未弛。賢哲如鯽。未聞有一人敢開疑竇。而究之者。毋亦爲聖人範圍所束縛。賢哲之言不敢違也。雖泰西初亦以

土壤蒸氣蘊結而成之說。與我國發於濕氣同出一轍。然西人富於科學精神。有隙則疑。由疑而究。由究而明。卒於一八八〇年爲 Laveran 氏所發明。千古疑案。一旦告宣。以視否華人之墨守故說。頹唐苟且。不禁爲之感嘆焉。

雖然。寸有所長。尺有所短。我國醫於病理雖未闡明。然於治療一層。視西醫則未見有遜色。自黃帝迄漢唐以下。載之方書。治療之績。斑斑可考。其特長在於百數十種不同之藥物。相牽相掣。相助相協。而湊成一完善之驗方。較之西人之用特效藥。單刀直截。一擊不中。則有袖手旁觀之憾。要在醫者之善能運用。自有不可思議之妙也。

西人之治瘧也。首用金雞納霜。據稱爲獨一無二之靈藥。我國則專主柴胡。按之今日醫化學。其成分效用。悉與金雞納霜相等。此則我人不能不佩服古人經驗之偉大。而知凡百事物。不能盡是之而或盡非之也。且服柴胡劑無副作用。而服金雞納霜則屢見有脫髮耳聾之餘患。此亦足見我國藥物之佳良。或亦由於配合之功有以致之歟。

患瘧疾者其必與發病前一二小時先進藥。其理蓋當瘧原蟲破裂此赤血球。而將占據彼赤血球時。於中途之間。一遇藥物之撲殺。失其崇勢。病可銳減。如水之遇火。冰之逢炭。其不消滅者鮮矣。故若距離時間太長。往往原蟲尚未與藥物相遇。而藥力已先漸行消失。雖服藥與無之等。醫家病家所可忽視也。

（完）

中國簡明外科學（續）

沈宗英

雜症證治

（一）瘰癧

瘰癧一症係頸項淋巴腺腫脹。腫脹之原因。或因肺癆病結核菌之侵入。或由梅毒螺旋菌之傳入。治最纏綿。此起彼伏。漸潰漸長。結核堅硬。推之不移。多者成串。結核之生成。消之既不易。待穿破也。時日頗久。既經破潰。又難以收口。故瘰癧一症。世皆視爲難治之疾。古之醫籍。論之詳矣。內外治法。雖多如烟海。然皆失于實效。若冰螄之去核。斑貓巴豆之追蝕。或用插藥。則頭項俱腫。發熱不食。危險殊多。縱使核出。而他核之餘毒潛伏。漸卽生長。全生集云。常服子龍丸。可以消退。未免不當。蓋此症雖由毒成。虛者居多。總由肝脾二經痰熱結氣所釀成。譬如肝火盛者。則發疼痛。氣與痰凝者。疼痛極微。推之可移者易治。附着經脈不動者難消。若生項側。則結核堅硬而大。較他部位爲甚。古籍以爲少陽部位。是多氣多血之經。故切忌用針。針後反見散大：甚至不可收拾云。內服藥物。有用全蠍蜂房。未免藥性猛烈。近世治癧。或用海藻夏草昆布芋艿丸等。方屬平妥。而難去病根。此症無速效療法。實所公認。有用逍遙合二陳。疏肝化痰。爲標本兼顧之計。肝火盛者。加山梔薄荷。肝脾鬱者。加香附川芎。腎水虧者。加生熟二地。肺氣虛者。加沙參麥冬。咳者加蔞皮貝母。潰後不斂。則用益氣養榮湯。隨症消息。尚乎臨症癒鬚耳。若男子患此。兼有潮熱咳嗽。太陽發現青筋。女子則經閉骨蒸。眼內紅點。是癆症之第三期現象。卽不患癧。亦為不治之症矣。

消瘰癧膏（治瘰癧未潰貼貼之能消）

當歸五兩　生甲片五兩　陳皮三兩　肉桂一兩　蜈蚣十條
木鱉一兩　象皮一兩　黃柏五兩　黃芩五兩　川連一兩
白花蛇一兩　蘄艾一兩　金銀花四兩　香油三斤

熱淨後加黃丹十兩。再下乳香末藥　兒茶　血竭佗僧各一兩。候溫。再下麝香三錢。

綠雲膏（治瘰癧已潰）

黃柏　黃芩　元參　木鱉　大黃　黃連各一兩。

用菜油一兩。共煎至滴水成珠。去渣。入淨松香五兩。熔化候溫。將猪胆二枚。銅綠三錢。預用醋一兩。浸一宿。絹濾去渣。同入膏內。將膏攤貼。

兒科類證鑑別治療法（二）

秦伯未

痲瘄發於肌膚。而其實內臟亦發現。發於肺膜則為氣喘。發於腸壁則為泄瀉。所以發於內臟之因。不外熱鬱而不能宣洩。故平常治瘄。以能透為吉。內陷為凶。透則熱洩。陷則熱鬱也。明乎此。可言輕重不治諸症。書稱『或熱或涼。五六日而後出者輕。發透三日而漸醫者輕。淡紅滋潤。頭面勻淨而多者輕。頭面不出者重，紅紫暗燥者重。咽喉腫痛不食者重。冒風沒早者重。移熱大腸變痢者重。黑暗乾枯。一出卽沒者不治。糞青變黑者不治。鼻煽口張。目無神者不治。氣喘心前吸者不治。頭冷如冰。足冷過膝者不治。目睛上吊者不治。遍身無汗。天庭一片汗出如水者不治』。其症雖殊。厥理一致。世有但知瘄之屬熱。而不知轉移其趨勢。起手卽用清涼。清涼不減。復用滋陰。滋陰而邪不得越。變於痰喘。則用瀉肺重劑。使本有向外之機。着着拗其向內。於是利下鼻煽。面青神萎。至死而不悟。吾聞之。吾親見之。吾友之子女死於是。吾族中之子女亦有死於是。眞爲拊膺太息。而不能不大聲疾呼。以喚醒幾聾瞌睡者也。

金氏瘄說云。『瘄症發熱。其初多半日壯熱。半日或退或稍輕。面紅頰赤。以後發熱。則日甚一日。不分晝夜。兼之咳嗽涕唾。必是出瘄之兆。至三四日後。兩頰卽見細細紅點。從早至午。遍及周身。到手足灣爲初潮。次日。熱轉甚。咳嗽亦轉增。出至手足背爲二潮。再次日。至手足尖出齊爲三潮。三潮將齊。其顏色似覺較淡。再次日。周身盡淡。然必身熱減。咳嗽等方肯減。否則須隔二三日纔盡。若輕者。發熱五六日而出。點亦較稀。色亦較淡。兩日便有三潮。三四日卽便回盡。尤輕者。發熱二三日卽見點。一日間三潮亦齊。點亦稀少。兼症亦甚輕。此其常也。至其變。亦有二三日而出。再一二日而回盡者。亦有發熱六七日而出。必又五六日而回盡者。雖曰三潮出齊。然亦有一潮或二潮。卽一齊湧出。祇要部位好。出得透。亦屬無害。若三潮旣足。點仍不透。仍有後患』。今按出瘄之常。發熱自陽分時起者。至陰分時熱漸衰。自陰分時起者。至陽分漸衰。必如此一二日或三四日。方發常熱。與傷寒及出痘熱象。逈然有別。又瘄子熱時。坐臥明暢處。稍爲鬆快。值黑暗處。則轉煩悶。又發熱時。有微汗滋潤。幷眼淚鼻涕唾溺。此爲五液俱全。又瘄點形色。細密聳綻。摸去糙手。其出先膚紅。其回膚漸淡。凡此皆屬順境。日期雖似可憑。而有時不可憑。最宜察其鼻準掌心。有無發出。是否稠密。以斷其齊與不齊。更宜察其瘖點。初期是否尖聳膚表。末期是否脫皮代謝。以斷其透與不透。若其點雖密。而不見於鼻掌。或見於鼻掌。而不能聳起。此均尙未齊透之象。早進寒涼。仍防內閉生變。即不誤投藥餌。亦有淹纏不淸之慮。所以然者。雖有向外之機、而不能盡宣其餘蘊也。此處世人最多忽略。及其熱不得退。轉輾而成瘖癆。形瘦肉削。口乾煩躁。欬嗽納呆。均以爲邪熱傷陰。陰虛而內熱熾盛。惟養陰以敷衍塞責。安知其源流所自。僅在些微之間乎。

至此。余得提出三症。曰身熱。曰氣喘。曰下利。略爲詮釋。以明其理。並爲病家解其惑焉。出瘖身熱必壯。壯斯能透。乃從肺胃鬱蒸而出。既非發汗所能解。又非淸滋所宜遏。必待瘖透而毒自散熱自減。故非紅紫乾滯。黑色焦枯之，熱而實。或便閉溲澀。鼻乾煤炱之裏熱而實。均無顧忌。凡熱蘊於肺。淸肅失司。氣必喘急。初發正出之候。厥宜宣洩。助其外越。順氣降痰之品。切不可用。用之則抑鬱而促益甚矣。下利爲大腸病。病家一見。率懼瘖不易出。醫者亦盲而和之。不知下利有寒熱兩類。熱利黃赤稠粘。正可分解其勢。萬不可止。惟寒瀉之淸稀者。則不可任其久延而致正氣下陷。大抵痲疹之來。三症必見。亦以三症之來勢最可畏、倘能明瞭其病理之所必然。則一意致力於瘖出之齊透。可耳。凡一病之來。必有一定之見症，除此之外。則爲太過及逆症。如發熱之時。遍身汗出。亦有鼻出血者。此毒從血解。譬之紅汗。不可遏止。若汗出太多。血流不止。此爲火盛逼迫太過。必須止汗止血。遲則汗出多而元氣傷。血出多而精神散。

成爲逆症矣。其一例也。故余謂研究一病。必當分析合併。兩兩討論。方有把握。亦方有辦法。倘專顧一偶。有似以蠡測天。定多僨事。然非病家之所知也。(未完)

中醫術語病名解

沈宗英

緒言

在今日中國固有之醫藥。社會人士對之如何發生不同之感念。一爲澈底的信仰。一爲抱懷疑之心理。澈底信仰者。深知中國醫藥有確實之效驗。抱懷疑者大多起于難以瞭解中國醫學術語之玄奧。中醫藥之能驅除種種疾苦。凡大衆莫不加以承認。中醫藥具有此種能力。即具有其可靠之學理。若陰陽營衛五行六氣之詞。彼所引爲懷疑與攻擊者。不過多從表面觀望而失于研究考察的結果。不觀中醫所言五臟六腑之官能。亦自有其醫術上之官能。與今之生理學異,但後人不加以解釋。豈得因此而懷疑而攻擊乎。故此篇所作。不揣謭陋。願介紹大衆明瞭中醫術語之眞理。但其中經時賢闡發者。亦已不少。因附記于此。以避掠美之嫌云耳。

陰陽

中醫籍上之陰陽。並不如一般人所理想爲如是之陳腐與玄奧。中醫之運用陰陽。意義殊廣泛。舉凡人身之部位。疾病之性質。病源之區別。推而至于宇宙間萬物之事理。咸得以陰陽二字分別替代之。故陰陽二字。殊無一定之定義。其言人身之部位。則腰以上爲陽。腰以下爲陰。背爲陽。腹爲陰。六腑爲陽。五臟爲陰。言疾病之性質。則熱者爲陽病。寒者爲陰病。進行性者多屬于陽。退行性者多屬于陰。有餘者得爲陽病。不足者得謂陰病。言病源之區別。則風雨寒暑燥火之所犯者爲陽邪。飲食起居所傷者爲陰邪。言天地間萬物之事理。則靜者爲陰。動者爲陽。時賢以物質勢力解釋陰陽。殊得其奧旨。蓋天地間萬物。莫不有形爲物質。物質之形成。即有其動力。一旦失其動力。即等于槁木死灰。爲大氣所腐化。故大如地球之環旋。日月之朗照。山之秀。水之流。草木之生長。皆可謂物質與勢力之表現。故內經所謂陰陽者。天地之道也。萬物之綱紀。變化之父母。生殺之本始。神明之府也。推而至于人體。則周身臟腑肌肉筋脈等等。皆爲物質。其所以使此等臟器行其生理作用者。即爲勢力。故可曰人生自胚胎以至于老死之前。物質與勢力。無時不在密切之合作相依爲命。一旦因某種疾病之襲擊或老死。則人身之動力。完全消失而死矣。故內經曰。陰陽離決。精氣乃絕。由是以觀。則中醫之所謂陰虛者。係指物質之不足。人身上之物質。乃爲各種細胞。細胞之營養料。係蛋白質。脂肪。炭水化合物等。故亦可云陰虛即缺少此等營養料致之。所謂陽虛者。係指勢力之衰弱。人身上之勢力。當爲各器官之生理作用。調補此種作用。中藥有附子鹿茸黃耆等品。所謂壯陽補氣。實即增強各細胞之生活。力促進各器官之生理作用。同時體溫顯然增加。故世俗以此類爲熱藥。恆懼服也。再夫所謂脾陽胃陽。即脾胃之消化力。脾陰胃陰即脾胃之消化液。又中醫書籍常見則所謂肝陽太旺上升之詞。即肝之作用過甚。所謂平肝。即使此等作用減低設此等作用日久不滅。肝之本質。勢必損傷。便曰肝陰虛虧矣。以此類推。其理甚淺而易悟也。日本和田啓十郎曰。凡事物之相對待者。僉可以陰陽二字代替之。如天地日月男女水火內外上下亦肯切中鍼中醫言陰陽。其眞諦大要如是。

虛損勞瘵分治說

張破浪

前日。破浪赴太炎師處。師曰。汝所作中醫指導錄。尚有未盡，若明之愼柔五書。亦宜提出指導。因此書有功于醫界不少。何也。歷來論虛損勞瘵。皆列爲一。治法混合一。若人之虛損卽勞瘵。而勞瘵卽虛損也。不知勞瘵有虫。虛損則否。近日之結核傳染病。卽勞瘵也。虛損之病。慢性衰弱症耳。』余極以師言爲然。因師而檢視愼柔五書。固論列淸淅。實啓後人治損治勞之法。其虛損門題辭曰「虛勞兩字。世皆儱侗言之。不知症有不同。治有相反，予幼年聞愼柔之教。輒云，損病自上而下。勞病。自下而上。損病傳至脾至腎者不治。勞病傳至脾至肺者不治。以勞法治損。多轉泄瀉，以損法治勞。必致喘促。于此之涇渭不明。而憒，然以怯病該之。其能免于南轅北轍之相左乎。丹溪治立相火之旨。惟以四物滋陰。陰陽。久爲晦塞。內經益火壯水分別之理。豈好爲多事哉。」其言論發人所未發。金元四大家。號稱博極羣書。理無不達。似亦偏于一方。愼柔之書。不顯于世久矣，吾師太炎。研究及之。詔戒弟子。代爲表章。使天下損勞之病。不至一發不治。或有大功於醫界乎。

送春

丁濟華

經年懶作踏青游宿雨淹淹澹不收草長池臺餘暗慘竹搖窗戶轉清幽鼅鼄結網難兜恨蝴蝶迷香枉抱愁卻怪開花無著處隨風飛上酒家樓

感時

連朝細雨滯春痕日暮荒寒野氣昏一樹風楊栖倦鳥兩行煙草抱孤村江山搖落悲無主桑海飄零只斷魂回首故園烽火夜親朋還有幾家存

春閨怨

珠簾高捲月當階深坐顰眉撫玉釵人在天涯芳草綠春風吹暗踏青鞵

民間藥之新研究

朱壽朋著

與一笑。此亦醫林之趣事也

五、北平徐秀英女士一封報告之函。

壽朋先生。我在醫界春秋及中醫世界上。讀到你的醫藥論文。知道你是有獨得的見地。真是佩伏得很。我曾養過許多兒女。死於疳積的有三人。說到疳積。我就很害怕。今年我第五個小孩。又因後天乳汁不足的關係。患了疳積。我在中醫世界上看到了你的疳積藥草。當即附郵函索。承你寄賜二服。藥到時。我的孩子病正劇時。腹大如鼓。下痢日十餘次。目入夜就不見物。北平名醫及幾家醫院都斷爲不治了。我當無辦法之時。姑且死馬作活馬醫。用藥草照法煎服。次日病勢就減輕。再用一服。一週後各險象完全消失了。感謝你再造之德。除念念不忘外。沒有代價可報了。並且希望你將此藥推廣銷售。普天之下的父母。對疳積一症。也可少流幾點傷心之淚。

(二)黃藥

原名　翻天印　黃金果　紫金芝　菩提舌

產地　浙江天台山天目山括蒼山大盤山等。

基原及形狀　本品係青藤　菩提樹　山桑　等樹上所結之拳狀或蕈狀植物性纖維體無氣無味。內部金黃色。外部黑褐色。

醫治效用　本品爲胃病特效藥。綜其作用。可分述如左。

一、制酸作用　胃酸過多所起之胃氣痛。諸藥不效時。投以本品。有抑制酸之分泌。其效在西藥小蘇打過養化鎂等之上。

二、被護作用　凡胃粘膜有損。若胃潰瘍等受食物刺激而起之頑痛。本品除鎮止疼痛外。能促進粘膜之新生。而漸起癒合。所以胃病吐血者。用之多效。

三、鎮痙作用　胃之起於神經性痙攣而疼痛者。本品服後約十五分鐘。腹部雷鳴。痙攣弛緩。諸痛漸失。

四、消積作用　凡腹部有硬結之塊。而起之諸痛。投以本品。往往有顯著之反應。在服藥後或至疼痛加劇。然至第二日以後則痛漸止而塊亦縮小。此蓋消積之力所使然。

五、緩下作用　便秘者本品服後。易成軟便。蓋在腸部所起之刺激。腸液分泌增加故也。

用量及用法 每日二次。每次二分至三分。開水或老酒燉温送下。

處方之配合

一、胃寒痛之處方

砂仁一錢 老蔻一錢 製香附一錢 良薑五分 黃蘗五錢

右研和爲細末。每服三分。

二、胃熱痛之處方

川連一錢 竹茹二錢 龍胆草五分 煎汁送下黃蘗三分。

三、傷食之胃痛處方

神麯 查肉 雞內金 黃蘗各一兩。研和爲末。每次五分。開水下。

四、吐血之胃痛處方

龍骨牡蠣各五錢 生赭石四錢 生三七粉三錢 黃蘗五錢 共研細粉。每服一錢。

臨床實驗報告錄 余用黃蘗製爲肝胃獨靈散。分贈醫界同人試用。所得報告頗多。茲錄數例。以資徵信。

▲中國醫學院內科教授包識生先生函

壽朋先生大鑒。敬啓者。內人患肝胃氣痛症。將及六載。前則時發時止。自去年往杭進香。多食筍類。一發之後。連日作痛。日輕夜甚。至本月將及一載。諸藥投之。祇一刻之稍止。前蒙賜下肝胃獨靈散。一日連服三包。當日雖未見減。但隔日卽未大痛。不過微悶而已。一星期後。竟未復發。更蒙賜二服。近將一月。六載痼疾。一旦霍然。感戴之餘。耑此鳴謝。

▲中國醫學院藥物教授景芸芳先生函

壽朋先生大鑒。日前承惠天台黃藥所製之肝胃獨靈散樣品。適有太倉同鄉徐平階君。現年四十歲。氣體素弱。自二十歲患胃脘劇痛。發時則嘔吐頻作。飲食難進。氣悶肢冷。坐臥不安。二十年來。服藥罔效。形漸羸瘦。當以尊製之藥。連投三服。竟爽然若失。迄今月餘。並未再發。芳研究藥學多年。此品之神效。眞爲僅見。略述臨床事實。倘編印徵信錄。請一并採入爲荷。

▲中國醫學院論文教授沈嘯谷先生函

新編內科學

醫師張克成編

第一編　傳染病 Infektionskrankheiten

（一）腸熱症 Typhus aldominalis, Typhoid fever（須報告）

〔原因〕　由腸熱症桿菌 Bacillus typhosus 之傳染而起。

傳染徑路　㊀含本菌之飲料水及食物。㊁附着本菌之被褥衣服。㊂未消毒之檢溫器、浣腸器及便器。㊃保菌者—年齡多二〇—四〇歲間　季節不關　罹患後免疫不再感染—本病患者有同時發生痲疹、猩紅熱、丹毒、帶狀匐行疹、結核、梅毒等者。

〔症候〕　潛伏期八至廿一日。前驅期或缺或戰慄、惡寒、不整輕熱、全身倦怠、食思亡失、不眠、神經痛（後頭神經、三叉神經分枝）、大腿筋疼痛。發病期體溫在發病第一週內徐徐階級狀昇騰（其時腸粘膜淋巴濾胞罹髓樣腫脹。）至第二週熱度達三九至四一度而後稽留（其時髓樣浸潤之淋巴濾胞形成壞疽及 typhus 腐痂。）至第三週時每日體溫稍呈著明之變化（其時腸粘膜形成潰瘍。）達第四週溫度昇降更爲著明（其時潰瘍形成瘢痕。）其時最高度每日同樣，最低度漸次低降，以後熱度漸下降，終復於平溫（惟此熱型因疾病強弱及併發症之有無輕重而不同。

）脈搏常比體溫之高度爲低、熱度三九度以上脈搏屢在百至左右。在重症患者之後半呈顯著重搏性，恢復期更甚、有三搏性者。口渴增加。食慾缺如。呼吸數增進。皮膚在本病前半乾燥灼熱，至第四週屢發多量之汗，晨時被以多數之結晶性粟粒疹、下腹側部得觸知無數微細之粗糙面。又第一週終皮膚上發平均豌豆大微隆起赤色類圓形之薔薇疹，指壓消退，初現於胸腹交界（脾肝部）、繼胸腹全背有時四肢頸部顏面不見其數不同，存在三至七日消失後皮膚稍落屑，有時在恢復期（熱全退）發新薔薇疹。腹部多少強膨隆，迴盲部壓感銳敏，壓之發鳩鳴音（迴盲音 Ileo-koekalgeräusch）又比左側腸骨窩多呈濁音。脾臟在第一週後半呈肥大，打診時（令其深呼吸）濁音本病向治愈時漸次縮小，至恢復期而猶存在則有再發之虞。血液當高熱時赤血球及血色素減少，白血球在本病一週後減少，病勢增惡則漸減，如發合併症時方增加。大便在病初多秘結，一週終下痢，此後一日間排泄二至六回之稀薄便，便呈黃綠色，Alkali性反應，外觀似豌豆汁，故名豌豆汁便 Erbsensuppenstuhl. 至第二週便中見本病桿菌，尿量減少，有高度比重及蛋白質痕跡，多富有Indican。本病患者面貌呈特異之腸熱症顏 Facies typhosa（即對外界無反應而無慾之態，口稍開，目直視，少振動，舌挺出時震顫，久而不縮入）。舌在發病初多粘着舌背尖現灰，灰黃，灰褐，煤灰色之苔（煤舌）furginöse Zunge，此成於剝落之扁平上皮細胞，食物之殘餘，舌緣屢見齒壓痕。近第一週終舌乾燥而色甚赤，舌苔先自舌端剝落，於是舌前部見全純潔鮮赤色之三角部（腸熱三角）Typhusdreieck 此剝落漸及全背面。

〔再發與再燃〕 本病患者如無併發症，六週以後稍加注意，可操通常職業，再發多因過早離床，飲食不攝生，精神興奮而誘發。大抵在初病退熱後十四至十七日間，其持續較短（一二週）症狀不顯著，脾腫及薔薇疹發生較初病時早。

因再發而斃者少再燃 Recrudescenz，爲初病倘未經過，更見體溫昇騰，與再發有別，

［異常症］㈠電擊性者——或無諸般前驅症突然以一回惡寒而起。或見顯著之前驅症，訴頭痛、眩暈、不眠、脈搏頻數、一時性體溫昇騰。發病期經過短少、二三日已達最高熱，後帶稽留性。脈搏初數纖軟、譫語、腱跳、撮空摸牀，舌乾燥龜裂，脾臟早腫大而壓痛，腹早膨滿，著明緊張，多下痢，尿在初二三日間含多量蛋白。患者急速脫力、不免於死。㈡頓挫性者——只腸之淋巴濾胞發髓樣腫脹。而後腸內解剖的病變機再消退。熱只持續一二週而治愈。㈢輕症者——熱性全身傳染現象僅微，持續短，脾腫及薔薇疹著明。全經過中大便祕結。㈣無熱性者——此症少見，經過殆無熱，屢有持久的頭痛，食慾亡失，身體違和，積極的現 Widal 氏反應。㈤消遙性者——本症患者能照常就職，外觀健康，惟每有操業時突然增劇，因穿孔性腹膜炎而死。又因其不受治療隔離，易於傳播病原於人。

本病往往隱蔽於纖維素性肺炎、急性腎臟炎或腦膜炎之病型下，漸次發見本病現象。

［併發症］——㈠重篤全身傳染——a.敏捷性神經熱（昏懵、譫語、興奮、打人、吐沫、突然下床、逃走。）b.遲鈍性神經熱（昏懵、安靜、喃語、不干與外事、不索飲食、他人不催促則不排尿、不敢變不適體之臥位、一二手指時痙攣、手背及前膊之腱跳動、撮衣摸牀。其時應於一定時與以飲料，濕口唇及舌，朝夕塗油於舌以防乾涸、龜裂、出血、煤苔之形成。每隔二時間使變化體位。定期排尿。)（凡永久稽留重篤全身傳染之結果往往發心筋衰弱之危險，即右心室擴大，心尖搏動微弱，脈搏細小頻數不整，由心麻痺而死。）c.衰憊性靜脈栓塞（屢見於左股靜脈，腳部疼痛，冷感，衰弱，患部皮膚水腫，皮膚靜脈擴張及蛇行，靜脈血栓即在搏動股動脈之內方，不可按觸以防脫離後轉輾流入肺動脈成爲血栓而淹

留或餘入肺動脈主幹，突然急死。）

㊁因腸粘膜炎症及潰瘍性變化之併發症　a.下痢之增進（每日十至十五回。因衰弱而死。）b.腸出血（起於第三週以後，便中先見少量，或即大量，便呈赤黑色，或混他內容物，或純血液性，最後屢呈血塊，其量1—2Liter強度失血時患者面貌呈屍色，體溫平溫以下，意識再明瞭，皮膚寒冷，右腸骨窩濁音，衰弱甚者出血即死，其出血量僅微時排泄者曰內出血。患者無特異症狀，僅體溫下降遲緩，故易忽略，宜防其大出血。）c.腸穿孔性腹膜炎（其為限局性封鎖性者，生前不得發見，其為廣汎性開放性者易發現，豫後均險惡。（持久便祕者起腸鼓脹，壓迫橫隔膜、肺臟、心臟而窒息死，或起腸破裂。）

㊂炎性併發症——a喉頭粘膜潰瘍（多在會厭游離緣、披裂軟骨聲帶突起及真聲帶之接觸部。有誘起聲門水腫或喉頭軟骨膜炎惹起最重之結果者。）b氣管枝加答兒（併發甚多，發於第一週終第二週始。時形成氣管枝肺炎、肺葉性肺炎。其為吸引性者，更移行於肺膿瘍及肺壞疽。久臥同一體位，有始發肺臟之就下性充血，繼發就下性肺炎。）c肋膜炎（不甚多）d耳下腺炎（最多發於一側。見於發病後第二或第三週之終。）e耳炎（間有鼓膜穿孔者。）f急性腎臟炎 g加答兒性、腺窩性或壞疽性Anginah. 蓐瘡（屢在薦骨部、大轉子上或腰椎、胸椎部。）

貽後症——腦機能減弱（健忘、倦怠、思考弱。）頑固之妄想，皮膚浮腫及出血，脾臟永久腫大，下痢或便祕，毛髮脫落、癤瘡及膿瘍、腳氣。

〔診斷〕　初期之階級狀熱、腸熱症舌、腸熱症顏、薔薇疹、脾臟腫大、腹部鼓脹、迴盲部壓痛及鳩鳴音、尿中Diazo反應、豌豆汁便、全經過之熱型等均爲緊要條件。Widal 氏凝集反應陽性如診斷確實可與粟粒結核、潰瘍性心內膜炎、肺炎、骨髓炎、梅毒及腐敗症等鑑別。惟此反應之發現往往遲至發病後二週之終或以後，故不能因其爲陰性而卽否認爲本病、須反覆試行。

Widal 氏凝集反應行於第二週以後，先由患者正中靜脈採取血液于殺菌試驗管中，用其血清。

㊀肉眼的檢查法。 （a）先以血清製成十二倍半稀釋液（血清一•〇入〇•九%食鹽水一一•五中。）（b）備試管六枝（或更多）除第一管外，其他五管均入無菌生理食鹽水一•〇。（c）以十二倍半稀釋血清一•〇入第一及第二管。（d）卽吸第二管液一•〇加入第三管。（e）又吸取第三管液一•〇入第四管。（f）取第四管液一•〇入第五管。（g）又取第五管液一•〇放棄之。故第六管只有食鹽水（如試驗管加多。則順次稀釋之。）（h）次各以菌液（卽取經過十八時間之瓊脂培養基上腸熱菌聚落二三白金耳混于生理的無菌食鹽水五cc中而成者。）或淺川氏診斷液各一•〇加入各試驗管。全量成爲二•〇。卽如左。

I	II	III	Vl	V	對照
二十五倍	五十倍	百倍	二百倍	四百倍	——

（i）反應檢查——靜置室溫中二十四時後檢其凝集度，或入試驗管於 Korb 而周圍置食鹽及冰塊，則十至三十分後反應卽發現。其爲陽性者則沈渣在試驗管之基底凝集成爲集落，其上之液透明。

㊁顯微鏡的檢查法。 卽以任意稀釋血清之一滴滴于覆蓋玻璃片，混以菌液製成懸滴標本鏡檢之。如腸熱症菌停

止其運動，且成團狀聚於各處卽爲陽性。如細菌各自散處，嘗其固有運動卽爲陰性。

㈤凝集檢查之注意　在五十倍以上呈本反應者雖爲陽性反應，但曾患腸熱症者亦現陽性反應，故須數日後再檢查凝集反應，如見其增進者方得證明爲陽性。反應以凝集度爲標準在五十倍以上者往往有類屬反應但不強。

膽汁培養（血液、尿、糞便中之腸熱桿菌證明容易斷定本病）可供早期診斷。一九〇六年由Cornadidi氏發明。惟臨床家每因膽汁不易得，此法遂少見稱用。此法由血液、糞便及尿證明腸熱菌甚爲確實。其法自患者正中靜脈採取1-2.5cc之血液混和于「膽汁培地」（用以代膽汁培養基卽由李皮喜氏肉浸膏 ExtractCarnis Libig 及 Pepton 各10.0和水一〇〇〇．〇煮沸成中性或阿爾加利性後加枸橼酸鈉 Natrium Citricum 二〇．〇及肥皂素 Saponin 一．〇分于試驗管滅菌于可黑氏釜備用）二．五—六．二五納于孵竈內約一晝夜（卽爲改良法之膽汁培養）取其一白金耳移植於特孔氏平板培養基 Drigalski-Conradische Nährboden. 又法取當試驗之糞便或前記之膽汁培養，以〇．八五％殺菌食鹽水十至二十倍稀釋之，以玻璃棒延布于平板培養基二十分間開放後始以蓋蔽之，使其表面向下方，貯于攝氏三十七度之孵竈，經十四至二十四時間而腸熱菌聚落有一至三粍之大，呈青藍色成透明鹽露滴樣，邊緣單純而不重複。（普通大腸菌聚落爲二乃至六粍，呈光輝之紅色，不透明，故得判明。）

血液像（發病第一日白血球輕度增多，未幾卽顯著減少，同時 Eosin 嗜好細胞缺如，稽留期時中性白血球及淋巴球數減至二至一千。第二週終淋巴球再徐徐增加，中性白血球依然不加。至第三週 Eosin 嗜好細胞再增，恢復期時非常增加。故在高熱時檢得 Eosin 嗜好細胞及白血球增多症時，可證明非本病。但併發肺臟化膿機轉、腹膜炎時白血球增多，尿中 Diazo 反應出現（惟類腸熱症、痲疹、肺結核、慢性心臟及腎臟疾患、痛風、梅毒、糖尿病時亦發現。）

Diazo 反應可由左法檢得。先製次之二液。

第一液	Acid. Sulphanilici	5.0
	Acid hydrochlorici	50.0
	Aq dest	1000.0
第二液	Natrii nitrosi	0.5
	Aq dest	100.0

今以第一液五十份與第二液一份混合，約取其五 cc 注入試驗管內，加以同量之尿，更和以此全量八分之一之 Aq Ammonia，強為振盪。其時如泡沫呈 Burgund 赤色，則為陽性之反應。

［豫後］初期不能豫定。無重篤之併發症及少壯者可良。但強壯者雖無併發症有因心衰弱而死者。併發穿孔性腹膜炎者殆無治愈之望。雖在輕症其屢再發者不免危險。本症經過中之重聽，在一側者不良，兩側者良，此名 Doane 氏症候。

［療法］㊀血清療法在初期有奏效者。在發病之初，用蓖麻子油排除其內容物，輕症者其效顯著。㊁待期療法本病時須有善良的看護，病室宜靜，避強光，夏季開窗，冬季開隣室之窗以換氣，病室出入須經隣室，免直受通風。病室溫度須攝氏二十度。冬季置水於暖爐，使空氣常溫潤。臥床頭端向窗，使患者不為日光眩耀。被褥宜滑澤而無皺襞，其上不

可遺留食物，以免壓迫皮膚及生蓐瘡。食餌須液狀，雞卵只用卵黃煮成泥狀，外加牛乳、咖啡、葛湯、粥湯、肉湯混合攪拌與之。惟牛乳易招下痢，須混以石灰水。不可與果汁、酒（防其醱酵下痢）及Sanatogen。又禁固形食物。每日三回用水或三% Kalii Chlor 液洗滌口腔。（防分裂菌堆積及侵入唾腺成炎症）勿仿泰西行攝氏三十五度之微温浴（往往起心衰弱或下痢，並免誘發腸出血、腸穿孔）只可每日或隔日靜拭全身。昏懵患者每半時間與以飲料。口乾燥時朝夕塗扁桃油，可防形成煤苔、並每隔一定時須排除膀胱內容物、患者自排大小便時速爲清除、並用・一%昇汞水洗浣皮膚。受壓迫皮膚呈赤色時，爲之塗稀醋、酒精或枸櫞汁、與以橡皮枕。蛋白療法尚可試行。在經過正常不須藥物者，如患家要求，可與以鑛酸類以減渴感、促進胃之消化。如左方

處方

燐酸	Acid. phosphor	1.0
覆盆子糖漿	Sirup. Rubi Ideai	適量
水	Aquae	180.0

右混和每二時與以一食匙

固形食物須待退熱至少五日後。與之馬鈴薯、菠菜、扁豆等之磨細濾過者可用、最初宜試薄粥、逐漸加厚、十日後可用厚粥及生魚、以後漸移於固形食物，以至平常食物。患者之起坐須待退熱十日後，不得過一二時，以後逐漸進至起立出行。如起坐時脈搏頻數或患者覺眩暈、頭痛不快者，須遲延其起坐。

對症療法　a.熱……用解熱藥時須脈搏比較強實之高熱患者方可，每三時間與以 Pyramidon ○・○二或每

二時間○•○一，自午前六時至午後九時使服用。凡熱候弛張久者可使服 Chinin hydrochloricum ○•四一○•五以頓挫其熱候，惟其時須注意其心臟脈搏及全身衰脫之如何。凡高熱持續，昏懵甚著，有釀身體衰弱之虞者，可纏絡冷濕布於其全身（勿用冷水浴。） b. 蓐瘡……用 Exeroform 撒布最佳。 c. 腸出血……先命絕對的安靜，初使內服阿片酊十至二十滴，繼每三時與以五滴，或用下方

處方 麥角浸 Inf. Secalis Cornuti（五•○） 一○○•○

副腎素 Adrenalin（○•一%） 三•○

北美金縷梅流浸膏 Ext. hamamelidis fluid 一○•○

單糖漿 Simp. Simpl 八•○

右一日數回分服

坦拿兒平 Tannalbin 二•○

鉛糖 Plumbi acetici ○•一五

阿片末 Pulv. Opii ○◦○六

乳糖 Sacch. lact. ○•五

右分三包一日三回分服

白阿膠 Gelatini albi. 一○•○

橙皮糖漿 Sirup Auranti	八•〇
水 Aquae	一〇〇•〇

右加温溶和一日數回分服(用時加温)

阿托米諾善 Atominose.	一•五
代馬妥耳 Dermatol	一•〇
鉛糖 Plumbi acetici	〇•一五
雷沙兒托兒 Lesartol	一•〇
乳糖 Sacch. lact.	〇•五

右分三包一日三回分服

Erystipticum	gtts50–70
Adrenalin(〇•一%)	2.0
Sirup. simpl	8.0
Aquae	100.0

S. Täglich mehr mal zu nehmen.

Anaptol gelatini	15.0–20.0

中國藥學大辭典銀耳種植法之商榷

田體仁

學名：處方學名銀耳

別稱：白木耳。桑耳。槐耳。柘耳

科屬：擔子胞菌類膠菌科

產地：四川。貴州。湖北。福建。以四川之重慶。通江。太平。南江。巴州等縣爲最佳。質厚純潔。色白如銀。

植料：銀耳之採植法。見陳存仁先生之藥學大辭典中。所載頗詳細。

[商榷]惟其謂種植銀耳之主要生產場所。指爲櫟樹。殊屬失實。不可從。或係陳先生誤信道途之說而疏於考證故也。玆本吾鄉種植銀耳專家之經驗及根據古今學說以商榷之。供世之用銀耳者及藥物學家研究之資。按通常木耳。生於桑槐楮榆柳。謂之五木耳。有青黃黑白等色。銀耳色白微黃。如銀久藏。故名。李時珍云。木耳各木所生。其良毒亦隨木性。不可不審。又云。木耳以古槐桑樹上生者良。柘木者次之。其餘樹上生者。多動風氣。發痼疾。令人肋下脹急。損經絡背膊。悶人。由此可知木耳。惟取桑槐與柘。餘皆無取。桑銀耳主治五痔及赤白帶下。槐銀耳主治略同。柘耳尤能專治肺癰欬唾膿血腥臭。不問膿成未成。服之奇效。柘卽柞樹。考之陸佃埤雅。生於山石者爲柘。山阜者爲柞。郭樸謂製弓弩。必用山桑。考工記云。爵人取材。以柘爲上。還以證諸時珍所謂良毒必隨木性。益信。蜀中獨多柘

桑。土人尤善種耳。故除銀耳而外。餘俱雜樹所產。有毒不可服。仲景云。木耳赤色及仰生。不可食。江國楝云。夜視有光。采歸色變者不可食。皆櫟樹所生。有大毒。貧戶采之以圖賤值昂售。魚目混珠。外省食戶。率多購僞品不能辨眞。本草。椿櫟並列。其形相像。餘杭有香櫟臭櫟之別。李時珍云。椿葉無毒。櫟葉有毒。木耳必隨木性。故櫟樹之耳。形色迥殊。效能各別。且有大毒。而發痼疾。正如販牛羊者。如見其瘟。勢必立時屏去。以免害羣。故採辦者。苟非盲啞瘋癲。決不致視若無覩。任置薰蕕於一器也。藥學大辭典反謂『銀耳生於靑岡（一名櫟樹）之枯木。故栽培銀耳。必備櫟樹』。是誠與事實不符而必致債事者也。故亟正之。以求其是。非敢班門弄斧。妄誹高明也。

種植［補正］

種植銀耳。取桑柘等樹。於樹葉變黃之際。其徑大五六寸者。不可去皮。置地任其乾燥腐朽。期年鋸爲五六尺之段。自小頭至大頭。縱橫每隔四五寸。用大刀砍口。深達幹部。用石爲枕。於樹陰或草棚下。架爲井架。取已生銀耳之母木。插數本於積木之間。於五六日時。再用銀耳杓漿。注砍口內。覆草於上。勤加維護。至八九月。木內有白色絲狀者。此卽爲菌絲。至翌年三四月間。產耳必旺。惟日炙則萎。淫雨則黴。蛇蟲過其下則有毒。鳥雀集於上則無穫。故宜注意。若於秋季欲使銀耳繁生。則以木之兩端。用黏泥漿封之。三五日封一次。則銀耳易生。以後倣此。至第三四年。出產最多。至七年減少。可預備其次栽培之木。而陸續以爲種木。則收穫不可限量也。

形態：銀耳爲死物寄生菌類之一種。形如雞冠。濕時觸手有膠質。色白。乾則變爲角質。色轉微黃。收縮力甚著。能縮小至$\frac{1}{8}$。遇水則膨脹。遇燥則乾縮。因其生殖體爲完全膠質故也。

性質：甘平無毒。

主治：潤肺生津。滋陰養胃。益氣和血。能清肺熱。養胃陰。滋腎燥。治肺熱咳嗽。肺燥乾欬。久欬喉癢。咳痰帶血。或久欬絡傷脅痛。及肺癰肺痿。月經不調。肺熱胃炎。便閉下血。陳先生謂「補腦強心」。未悉所據。

〔補〕古人主治：

肺癰：欬唾膿血腥臭。不問膿成未成。用一兩研末。同百草霜糊丸梧子大。米飲下三十丸。效甚捷。（時珍）

痔血：作羹空心飽食。如痔漏成孔。痛如鳥啄狀者。以大小黃豆合擣。作兩囊坐之。及熱更易坐之卽瘥。（聖惠方）

赤白帶下：切碎酒煎服。

鼻衄：炒焦搗末。每發時。以少許入鼻中。數次斷根。（肘後方）

崩中下血：不問年月遠近。燒存性爲末溫酒下。（產寶方）

崩中漏下：炒焦爲末。酒服三日效。（千金方）

月水不斷。肉色黃瘦。血竭。暫止數日復發。稍勞輒劇。久疾失治者。食前熱酒服二錢。（普濟方 聖惠方）

脫肛瀉血：合熟附子各一兩爲末。蜜丸梧子大

。米飲下二十丸。(聖惠方)
血淋疼痛：每用二錢。槲白皮二錢煎服。(聖惠方)
產後血疼：半兩爲丸。酒煎飲服。立愈。(婦人良方)
心下急痛：燒存性。熱酒服二錢。(集簡方)
蛔蟲心痛：燒存性爲末。水調服。若不止。飲熱水一升。蛔蟲立下。(備急方)
瘰癧潰爛：用耳五錢。百草霜二錢。青苔二錢。片腦一分。小赤豆一兩。爲末。雞蛋白調敷。以車前艾叶桑皮煎湯洗之。(奇纂方)
新久洩痢：每用一兩妙。鹿角膠二錢半。爲末。每服三錢。溫酒下。(御醫院方)
一切牙痛：每用一錢。荊芥一錢。煎湯頻漱。
近人學說 曹炳章曰：銀耳色白。形似肺葉。以其由長形細胞組織而成。亦與肺氣管支。有多數細胞之組織相同。其漲縮力。有占之比例。與肺之漲縮力較爲更強。其性喜陰多陽少之地。寄生於老腐朽木。得天地清肅之精氣最足。亦與肺藏具清靈肅殺之氣質相類。且經攝氏零度之寒氣。亦不枯死。對於寒氣力抵抗甚強。其性質堅強。更可知矣。以其形氣既同於肺臟。而質性較強於肺臟。作爲肺臟滋養劑。必無疑義。凡肺熱肺燥。肝火燥肺。而爲乾嗽痰咳。衄血。咯血。便血。痰血。及肺癰肺痿。服之奇效。此就其性質生成之本能。以研究其治療之效用。陳謂「補腦強心」。正與此相反。按此物適宜於癆瘵質。陰虛火旺之體。其滋補力特大。實非「補腦強心」之強烈興奮劑。故附正之。

用法：銀耳體質極輕。浸水中則漸膨脹。增大體積〔補〕。如僅供一人之食。但用七八分至一錢足矣。用開水浸兩小時。如用冷水。則浸四小時。俟全體透明。換去汚水。另以清水用火燉二小時。至熟透。有濃汁時。乃下冰糖適量。俟糖化食之。

用量　八分至一兩

配合：見古人主治

禁忌：風寒犯肺。濕熱釀痰致咳，皆爲禁忌。

石膏之研究

劉國輔

（一）名稱—1.外國名詞—Calcü Sulpha（拉丁文）、Gyps（德文）、Gypsum（英文）。

2.古籍別名—細理石、寒水石、冰石、白虎、細豆、玉火石、玉靈片、等。

3.處方用名—生石膏、熟石膏、煅石膏、飛石膏、石膏粉、冰糖製石膏等。

（二）科屬—鈣石屬之硫酸鹽類

（三）產地—世界各國。均有出產。每與山鹽相偕。或存入礬土層中。或產於火山近旁。我國浙江省杭縣。湖北省應城縣。及山西省。雲南省。均產之。

（四）形態—屬於單科系之礦石。其結晶每隨產地而異。或爲菱形。或爲燕尾狀雙晶等。本屬無色透明之品。因夾雜物之多少。而異其色彩。有爲白色之纖維狀。或爲薄片狀。或爲結晶狀之塊。且有帶紅、黃、褐、綠、青、黑、各色者。其光澤亦有玻璃、絹絲、眞珠、諸狀。致有透明石膏、纖維石膏、雪花石膏等名。薄片之透明者。入水微溶解。硬度一•五至二•〇。比重二•二至二•四。灼之則失結晶體。而成白色無臭之粉末。

（五）品考—1.藥徵曰：石膏有軟硬兩種。軟者上品也。

2.別錄曰：細理白澤者良。

3.爲則曰：石膏於其上頭者。狀如米糕。於其下底者。瑩淨如水精。此其上品也。

4.時珍曰：白色潔淨細文短密如束針者佳。

（六）炮製—1.內科用—古法惟打碎如豆大小。絹包入湯煮之。近人謂其性寒。用時須拌煅過。或糖拌過。則不妨胃云云。實妙想天開之法也。

2.外科用—首將生石膏於火上煅成粉狀。次於臼中磨細。再以清水飛之。（亦有用生甘草水飛者）。然後晒乾研用。

（七）性味—甘淡。一說味甘辛。性微寒。無毒。別錄謂。石膏味甘大寒云云。

（八）成分—1.石膏主要之成分。爲硫酸加爾曳膜。（$CaSo_4 2H_2O$）此外則夾雜珪酸、礬土、養化鐵等。

2.石膏含百分之五八•八分之硫酸。與百分之四一•二分之加爾曳膜。

3.石膏之成分爲含水硫酸鈣（Calcium Sulphate $caSo + 2H_2O$）百分中含硫酸

四六・五分。鈣三二・六分。水二〇九分。

(九)作用—1.生理—內服後。至腸則與炭酸燐脂肪酸等結合。而敷佈於粘膜面。能制止腸分泌。吸收後。能旺盛心臟之擴張與收縮。

2.藥理—a.生石膏經煆後。內含之硫養輕。均被飛去。僅餘鈣質。成片灰。能於水中結合。誤服之。能將周身血液凝固。使不流通。而有性命之險也。故用時須書明生者。

b.有減退骨骼筋興奮之作用。故用於痙攣症。痙攣質緊張過度等病。有效。並有減少血管之透過性。而消散炎性之作用。故用於紫斑病、黑熱病、各種炎症、蕁麻疹、濕疹等。且有促進血液凝固之作用。故又用於局部爲止血劑。或用於內服。

(十)效能—1.生用—清熱止渴。解肌發汗。

2.煆用—止血消炎。生肌收口。

(十一)主治—1.本經—中風寒熱。心下逆氣。驚喘口乾。舌焦不能息。腹中堅痛等。

2.別錄—除時氣頭痛身熱、三焦大熱、皮膚熱、腸胃中結氣、止消渴、煩逆、腹脹、暴氣、喘息、咽熱等。

3.甄權—治傷寒頭痛如裂、壯熱、皮如火燥、和葱煎茶、去頭痛。

4。大明—治天行熱狂、頭風旋、下乳、揩齒益齒。

5。藥徵—主治煩渴、旁治譫語、煩躁、身熱。

6。鄒澍—石膏其性主解橫溢之熱邪。譬之溽暑酷烈。萬物喘息。僅屬不能自保。惟清飆乍動之。而化隨爽潔。等語。

7。李東垣—除胃熱、肺熱等。

8。張元素—止陽明經頭痛、發熱惡寒、日晡潮熱、大渴引飲、中暑潮熱、牙痛等。

9。張石頑—石膏專治熱病、暍病、如大渴引飲、自汗頭痛、溺赤便祕、齒浮面腫之熱證也。

10周伯度—石膏治傷寒陽明病之自汗。不治太陽病之無汗。是則石膏解肌。所以止汗。並非所以出汗也。

11黃宮繡—傷寒邪入陽明胃腑。內鬱不解。則必日晡熱蒸。口乾舌焦。唇燥堅痛不解。神昏譫語。氣逆驚喘。溺閉渴飲。暨中暑自汗。胃熱發斑。牙痛等症。皆當用此調治等語。

12張隱菴—石膏爲陽明胃腑之涼劑宣劑也是。

13劉曜曦—石膏爲一種清涼解熱藥。

14陳修園—通乳。愈金瘡之潰爛等。

15楊時泰—石膏爲氣分除熱之藥。與血分全無涉等語。

16張錫純—主治外感有實熱者。因服後

能宣散外感之熱。息息自毛孔透出也。

17 黎伯概—石膏之功。在斂澀收斂性。故陽明病之大熱汗出脈洪大（發熱。爲肌肉細胞脈管血液等酸養化太甚。過度沸騰。汗腺開放。津液分泌）。而用石膏以鎮之。平定其血腺。收斂其熱氣也。總之。斂澀之性。宜於熱度之高。血液之濃厚者。不宜熱度之低。血液之稀薄者也等語。

18 歐美學說—煅石膏之醫治功用。能配銘礦。不能內服。僅堪外用。緣此藥見水變硬。醫恆用塗抹布條內外。裹紮骨折。等症。因濕水變硬。使骨不能移動也。

（十二）用量三錢至兩許。外科不在此例。

（十三）禁忌—凡氣虛、血虛、胃弱、及無實熱症者禁用。惡巴豆、莽草、馬目、毒公、畏鐵。

（十四）配方

1.名方—a.白虎湯藥味爲石膏。知母。甘草。粳米。主治陽明證。汗出。渴欲飲水。脈洪大浮滑。不惡寒。反惡熱。中暍煩熱而渴。三陽合病。腹滿身重。難以轉側。口不仁。面垢。譫語。遺尿。自汗出。及温疫脈長洪而數。大渴復大汗。通身發傷者。（熱寒論方）

b.白虎化斑湯。藥味爲生石膏。生甘草。知母。蟬蛻。麻黃。生大黃。黃芩。連翹。黑參。竹叶。治痘爲火悶。不得發出者。（張氏醫通方）

c.石膏湯藥味爲石膏。升麻。知母。

大黃。(一蒸)山梔。薄荷。赤茯苓。連翹。朴硝。甘草。主治胃熱牙痛。(瘍醫大全方)

d.石膏大青湯　藥味爲石膏。大青。茯苓。葱白。前胡。知母。梔子仁。主治妊娠傷寒頭疼。肚熱肢節煩疼。等病。(千金方)

e.竹叶石膏湯　藥味爲竹叶。石膏。半夏。人參。甘草。(炙)粳米。麥門冬。(去心)主治傷寒解後。虛羸少氣。氣逆欲嘔吐者。另方加生姜。爲治傷暑發渴者。(金匱要略方)

f.越婢湯　藥味爲麻黃。石膏。生姜。甘草。大棗五味。惡風加附子。風水加白朮。主治風水惡風。一身盡腫。脈浮不渴。續自汗出。無大熱者。(金匱要略方)

g.風引湯　藥味爲大黃。乾姜。龍骨。桂枝。甘草。牡蠣。滑石。石膏。寒水石。赤石脂。白石脂。紫石英。主治熱癱癇。及小兒驚癇瘛瘲。(金匱要略方)

h.文蛤湯　藥味爲文蛤。石膏。麻黃。生姜。甘草。杏仁。大棗。主治吐後口渴。飲水不止。及微風脈緊。頭痛等症。(金匱要略方)

i.竹皮大丸　藥味爲生竹茹。石膏。桂枝，白薇。甘草。主治婦人乳中虛。煩亂嘔逆。因有安中益氣之功故也。(金匱要略方)

j.玉露散　藥味爲石膏。寒水石。生甘草。主治小兒吐瀉。色黃。煩渴。身熱。頭痛。失眠。咽乾。及中暑悶渴。臨小便不通。等症。（錢乙方）

k.麻杏石甘湯　藥味爲麻黃。杏仁。甘草。石膏。主治傷寒無汗而喘。汗出而喘。下後而喘。及風濕表裏俱熱。無汗自汗。頭痛身疼。煩渴惡熱。脈浮等症。（傷寒論方）

l.大青龍湯　藥味爲麻黃。桂枝。杏仁。甘草。生姜。大棗。石膏。主治太陽風寒兩傷。營衞同病。俱不出汗。而煩躁者。（傷寒論方）

2.驗方——a.胃熱牙痛。石膏一兩。煅酒碎爲末。防風。荆芥。細辛。白芷。各五分爲末合研。每日揩牙極效。

b.水瀉腹中雷鳴。熱如火者。石膏不拘多少。陳米飯糊丸。梧桐子大。以丹爲衣。米飲下二十丸。良效。

c.湯火油灼傷。痛不可忍者。石膏末敷之佳。

d.口瘡不斂。以石膏燒赤二兩。黃丹半兩。爲末摻之。能止痛生肌。

e.小兒丹毒。以寒水石末一兩。和水塗之。

f.金瘡出血　用寒水石　瀝青　等分爲末。乾摻。勿經水。甚效云。

3.處方——a.配知母。甘草。粳米。葛根。山梔。連翹。治壯熱心煩。口渴汗出等症。

b.配防風。荆芥。山梔。連翹。銀花

。治骨槽風。

c.配炙甘草。治熱癥喘嗽。亦治濕温多汗。

d.配黃連。甘草。治傷寒發狂。踰垣上屋。

e.配青黛爲丸。治小兒身熱。

f.配牡蠣等。治鼻衂出血。

（十五）結語—本藥之效能作用等項。已分論於上。不再贅述矣。茲有更待研究者。即石膏之治愈肺結核也。葉君學爵。倪君宣化。均余硯友。葉氏曾謂。其以石膏治愈肺結核云。一鄉人形體瘦弱。咳嗽咯血。經數西醫診斷。爲肺結核。無法挽救云治後求治於葉氏。令每日取石膏二兩。濃煎。三錢研末。冲吞三次。分服。持續數日。服石膏七八觔而病痊矣。後倪氏更細究其藥理作用。及治愈原理。謂石膏之主要成分。爲含水硫酸鈣。凡鈣類於人體之生理作用。大都有增進白血球之數量。使血液凝固力加大。幷能刺激細胞。完成新陳代謝。且分子式中之硫。經分解後。一被吸收。即遇輕氣元素而成硫化輕。專擅殺菌之能力。夫結核之爲病。病灶之白血球。爲細菌攻破。因以結核化膿。而結核菌遂進行其破壞工作。今石膏既有增加肺細胞之白血球。更可消滅壞組織之細菌。故可治愈肺結核也。其理論甚佳。茲姑記於此。以供臨床實驗。而研討之耳。

滑石之研究

劉行方

(一)屬類　含水硅酸鹽類Silic.te hydrate.

(二)產地　河南省方城縣。南陽縣。山東省蓬萊縣。益都縣。掖縣。廣西省桂林縣。雲南省亦產之。

(三)形態　雖屬斜方晶系。然晶形絕少。通常爲塊狀。片狀。纖維狀。緻密狀等之微晶質。呈白。淡綠。灰。諸色。具珍珠光澤。質軟。易於剝落。爪之有痕。比重二•六至二•八，硬度一•○至一•五。不溶解於酸類。

(四)成分　爲硅酸。鎂。及水分。化學分子式雖不定。大致爲 $H_2Mg_3Si_4O_{12}=3MgSiO_3+H_2SiO_3$ 百分中含硅酸六三分。鎂三二分。水分五分。常混含黏土。石灰。鐵等。

(五)性味　甘淡而寒。

(六)主治　本經—身熱泄澼。女子乳難，癃閉。利小便。蕩胃中積聚寒熱。益精氣。

別錄—通九竅六腑津液。去留結。止渴。令人利中。

震亨—燥濕。利水道。實大腸。化食毒。行積滯。逐凝血。解燥渴。補脾胃。降心火。偏主石淋爲要藥。

時珍—療黃疸。水腫。脚氣。吐血。衄血。金瘡血出。諸瘡腫毒。

(七)近世應用　清肺胃。舒暢膀胱尿道。通利濕熱。

(八)普通用量　三錢至一兩。

(九)炮製　研爲細末。水飛用。

(十)禁忌　凡脾臟衰弱。腎臟衰弱。及孕婦。俱禁用。

(十一)處方　配石膏。治女勞疸。配藿香。丁香。治伏暑吐泄。及霍亂痢疾。配煅石膏。枯白礬。

研細末敷。治陰囊濕痒。及脚縫濕爛。配赤石脂。大黃。研末敷。治杖瘡腫痛。配山梔。治血淋溺閉。配海金沙。治小便淋瀝。

(十三)名方　紫雪丹——治煩熱發狂。

六一散——能清暑利濕。

按：滑石屬含水硅酸鹽類。爲養化鎂 Magnesium oxide Mgo 所分解而成之礦物。爲岩石中硬度之最低者。地質學上。謂之變質岩 Metamorphic rocks 一種之晶質片岩。一滑石片岩 Talc schist 石理成片狀。質頗柔軟。滑澤如脂。故有肥皂石 Soap-stone 嫩石 Steatite之別稱。爲利尿藥。並有清濕解熱作用。綜觀仲景用滑石之方凡六。豬苓湯。治渴欲飲水。小便不利。脈浮發熱者。百合滑石代赭石湯。治百合病下之後者。百合滑石散。治百合病變發熱者。風引湯。治熱癱癇。主大人風引。少小驚癇。瘈瘲日數發者。蒲灰散。滑石白魚散。治小便不利者。皆以利尿。解熱。爲其治療目的。吳鞠通之三仁湯用之。治濕溫初起。甘露消毒丹用之。治濕溫時疫。統治淋症。有八正散。沉香散。石葦散。琥珀散。海金沙散……等方。治小便不通。有木通湯。滑石散……諸方。均以滑石爲主藥。時醫治瘧疾有二法：(一)清涼滌暑法。治暑瘧。(滑石。通草。茯苓。甘草。青蒿。扁豆。連翹。西瓜翠衣。)(二)祛濕清熱法。治濕熱瘧。(滑石。通草。茯苓。甘草。連翹。廣皮。瓜蔞。蘆根。)亦以滑石爲主藥。奏效頗捷。外科精義著者齊德之曰。『滑石。治諸瘡久不愈。消熱毒癰。及金瘡出血不止。湯火傷瘡。用之尤佳。』故其所定諸方。如：

翠霞散。白龍丹。桃紅散。生肌散。消毒散。金白散。無不以斂瘡。消毒。潤膚爲主也。近代於皮膚病——面皰。頗賞用之。以其能制止皮脂腺多量的分泌。推爲特效藥。此外。若化粧品之香皂。臙脂膏。香粉。牙膏。皆含有滑石粉。無非取其潤滑之功耳。

黃芪（即黃耆）之研究

無錫華志偉

本篇所述或本之平日心得或參考古今醫籍謬誤之處尙恐不免務希海內明達有以教之以匡不逮曷勝榮幸

志偉敬識

名稱　（學名）Hoangtchy（別名）戴糝。戴榚。芰草。百本。王孫。（方劑名稱）綿黃耆。大有耆。生黃耆。炙黃耆，蜜炙耆。淸炙耆。

科屬　豆科黃耆屬。

形態　山地多年生草本植物。莖臥地成蔓狀。葉爲羽狀複葉有毛。夏日開淡黃花。花冠爲蝶形。結莢如赤小豆根形肥大。

品考及產地　曹炳章曰。黃芪冬季出新。山西太原府里陵地方出者。名上芪。其貨直長。糯軟而無細枝。細皮皺紋。切斷有菊花紋。兼有金井玉欄杆之紋。色白黃。味甜鮮潔。帶有菉豆氣。爲最道地。……餘如大同府五台山出者。皮粗枝短味淡爲台芪較次。毫州及陝西出者性均甚硬。更次。四川產者皮紅黑色。

。味苦草氣。名川芎。爲最下品。

修治 稍去黑者。或以蜜灸。或以鹽水浸炒。或生焙。或研末。

性味 性温味甘。無毒。

入藥部分 根及根之皮。

成分 本品之成分。尚未明確。據袁淑範氏之實驗報告。謂其含有少量之Alcaloide。考Alcaloide 爲類鹻體之植物鹻。能使中樞神經系之反射興奮性亢進。

用量 普通錢半至三四錢。大量可至兩許。

作用 (生理作用)入胃後。能助胃之消化力。而能與胃酸化合。至小腸被其吸入血中。促進血液進行。(餘略)——中國藥學大辭典(藥理作用) 1.能亢奮心肌筋機能。收縮血管。爲強心藥。治各種心臟病。凡心悸亢進。呼吸困難。心窩苦悶。靜脈鬱血。下肢浮腫。充實不全。脈搏空大等。均可用之。且性質和平。無蓄積作用。適宜於久服。2.用於血壓低降。腦貧血所發腦痛。頭重。眩暈。昏迷。甚則顛仆失氣。手足拘急。或癱瘓等症。用爲強壯藥。同其他滋補藥。久服有卓效。以能補腦之神經力也。3.有收斂作用。用於虛弱者之弛緩性自汗。爲止汗藥。用於大失血。習慣性咯血。血友病及婦人之經崩產崩。爲止血藥。用於弛緩之久瀉。及脫肛爲止瀉藥。4.因能興奮心臟。增加血壓。故有利尿作用。凡心筋衰弱。所發之水腫。慢性腎炎。而起之尿毒症。關節炎以及老人或虛弱者之尿意頻速。而小便滴瀝困難。或遺尿不禁者。用之均效。以本品能收縮膀胱之弛緩。或刺激其神經中樞也，5。爲排膿藥。能促進炎性滲出物之排除。扶助新細胞之長成。用於慢性化膿性炎。及弛緩性大潰瘍。喚起其癒合性。有卓效。——新漢藥覺。

效能

「本經」癰疽久敗瘡。排膿止痛。大風癩疾。五痔鼠瘻，補虛。小兒百病。「別錄」婦人子臟風邪氣。逐五臟間惡血。補丈夫虛損。五勞羸瘦。止渴。腹痛。洩痢。益氣。利陰氣。「甄權」主虛喘。腎衰耳聾。療寒熱。治發背。內補。「日華」助氣。壯筋骨。長肉補血。破癥癖瘰癧癭贅。腸風血崩帶下。赤白痢。產後一切病。月候不勻。痰嗽。頭風。熱毒。赤目。「元素」治虛勞自汗。補肺氣。瀉肺炎心炎。實皮毛。益胃氣。去肌熱。及諸經之痛。「好古」太陰瘧疾。陽維爲病苦寒熱。督脈爲病逆氣裏急。○鄒澍曰……其味甘。其氣微溫。直入中土。而行三焦。故能內補中氣。……能中行營氣。……：能下行衛氣。……一源三派。濬三焦之根。利營衛之氣。故凡營衛間阻滯。無不盡通。所謂源清流自潔也。 張山雷曰。黃耆具春令升發之性。味甘氣溫。色黃。皆得中和之正。故能補益中土。溫養脾胃。凡中氣不振。脾土虛弱。清氣下陷者最宜。其皮味濃質厚。力量皆在皮中。故能直達人之膚表肌肉。固護衛陽。充實表分。是其專長。所以表虛諸病。最爲神劑。但升舉有餘。偏於陽分。氣虛陽虛者。宜升宜提。而陰虛火擾者。宜禁。若肝腎不足。不可誤與升陽。伐其根本。故凡飢飽勞役。脾陽下陷。氣怯神疲者。及癉久脾虛。清氣不升。寒熱不止者。授以東垣補中益氣湯。有捷效。正以黃耆爲參朮之佐。又得升柴以升舉之。則脾陽復辟。而中州之大斡旋矣。 ○吉益東洞曰。本品主治肌表之水也。故能治黃汗。盜汗。皮水。兼治身腫。或不仁。（湯本求眞曰。此藥主治身體虛弱。皮膚營養不良。而水毒停滯於皮膚。及皮下組織內之一種強壯性止汗利尿藥。

禁忌

吳克潛先生曰。黃耆。能實表。有表邪者忌。又能寒補不足。胸膈氣閉悶。腸胃有積滯者忌。又能補陽。陽盛陰虛者忌。與夫上焦熱甚。下焦虛寒。及病人多怒。肝不氣和。並痘瘡血分熱盛者均忌。

按：黃耆補氣虛。爲醫者所共認。但中醫所謂之氣。大半指神經而言。故黃耆亦爲神經之補藥。腦爲神經之中樞。因之南海譚次仲氏。以本品爲補腦藥。郭若定之新漢藥覺亦曾言之。其文詳上文藥理作用中、考王清任醫林改錯中之補陽還五湯。以治中風重症。甚效。方內以本品爲主。且重用四兩之多。夫中風即腦出血或腦充血之腦病也。亦即神經系病也。又如仲聖金匱中之黃耆五物湯。其主治外證爲身體不仁。如風痺狀。夫身體不仁者。腦神經之知覺異常或脫失也。如風痺狀者。運動神經之麻痺也。再以本人之實驗所得。每投於腦力衰弱。精神缺乏之神精衰弱症。屢建奇效。故本品之爲神經系補藥。爲補腦藥。更可明矣。

藥店亟應糾正之一問題

葉橘泉

赤小豆與紅豆

紅豆卽是相思子。其基本爲槐屬植物。葉爲偶數羽狀複葉。自許多小葉而成花爲蝶形。結實爲莢狀。子如小豆。半截鮮紅色。半截黑色。

本品之成分含有類似蛋白質及黃褐色之Abrih. Jefnircin可溶性粉末。味苦。有小毒。爲解熱殺蟲藥。可治眼炎。以此子十二粒浸熱水中。片時捘去外皮。研爲粉末。入沸水二百瓦。浸二十四小時。濾過。再加硼酸少許爲防腐劑。用爲點洗慢性眼炎。有特效。第其作用頗危險。往往發焮腫。故須專科醫生方敢用之。眼結膜頓起劇甚之焮腫。眼炎隨之而愈。殆依其反動而促進治愈。此其有惹激之作用可知也。

赤小豆亦名紅豆。俗稱赤豆。其基本爲豆科植物。一年生草本。農家種之以爲雜糧。莖高二尺餘。葉由三小葉而成。小葉卵形。末端尖。花爲黃色。蝶形。果實爲細長之莢。種子暗紅色。其品類頗多。入藥用者。須選其暗赤色而堅實之小粒。

本品之藥效成分雖未詳。於營養上之分析含窒素物一八・五五。無窒素物五七・七二脂肪〇・八九。木纖維八・八〇。水分一三・一〇。灰分二・九四。味甘淡。爲利尿藥及解毒藥。嘗用於水腫脚氣腫瘍等患。與猪苓澤瀉商陸等同用。善消水腫。與檳榔木瓜等同用。於脚氣有特效。互當歸赤芍奏著效。於退腫毒排膿治瘡此蓋具有强力之利尿排毒作用也。

著者嘗詢藥店朋友。冰片貯藏何以須用赤小豆。據云。冰片中放置赤小豆。可免耗損香氣。彼即示以藏冰片之匣。見其中果有小豆數粒。細視之形小質堅。半紅半黑，實紅豆也，因詫而詰之謂此乃紅豆即想思子。何竟誤作赤小豆。據稱此即赤小豆。醫生開方以用小豆者，彼惟有此物。除此之外。並不知尚有其他赤小豆。此從古以來如此。並無錯誤云云。余當告以此物係相傳錯誤。今後醫方用赤小豆。謂配以六陳糧食店所售之赤豆。如醫用紅豆或相思子方是此物。因請他糾正錯誤。彼謂此問題款糾正恐非一地一方所能濊事。蓋藥材市場及藥行拆兌均以此物爲赤小豆云。嗚呼。舊藥業之暮氣深沉。因循錯誤而不改革。類此者不知凡幾。欲改進中國醫藥。此等處當先注意。深望藥界有志青年。急起糾正爲幸。

現代國醫藥界應有之自覺與造改

劉光漢

有理論然後有事實事實之建設。舍理論則無所依歸。理論之依歸。舍事實則無所表現。於進化歷程含有相互爲因之關係。簡言之。理論者。依於理質於物。發於微。適乎人羣之需要。本理論而成之事實。則非徒尙玄談。故肆鋪張者可比也。溉自歐化東漸。受科學技術之影響。凡固有之學術精華。靡不遭其排擠。而舍本逐末。爲虎作倀。新舊鬥爭。戈操同室。其受排斥之最甚者。莫如隨國脈遞陳之固有醫學。狂風暴雨。紛至沓來。如前菲島之取締中醫。前年中央之廢止舊醫藥。及最近申報主張禁止國醫藥刊等。棒喝當頭。危機四伏。攷其原因。蓋我醫界鮮精誠之團結。乏改進之決心。有守舊之陋習。有貪汚之惡習。實無可諱言者也。處此內憂外患。四面楚歌之中。宜如何化除私見。放開眼界。共同攜手。一致進行。冀挽此危局乎。

如上述。國醫處於現代之危局。當前急務。厥有二端。一爲對內之功作。一爲對外之準備。工作維何。整理學術。決心改進是也。準備維何。化除私見。精誠團結是也。然內政不修。不足以對外。更申言對內之工作。攷之往古文化之發源。以我國爲最早醫藥之源，肇自農黃。有四千餘年之歷史。證之世界史跡。今日以科學利器號稱文明之種族。當我國近古之季。尙如洪荒時期也。不圖數百年來。而有如此之進步。不能不承認其思想之敏捷。創造力之偉大。物質器械之足以驚人。而我之先於人者。反不能及人。忍受其侵略譏評。屈居於落伍老大之列。加以「舊醫」之頭銜。能不痛心。然根非不深也。而枝葉之不能見其有特殊敷榮者。胥由拘泥之見。抱殘守缺。有所承而不能有所闡。好自誇大。甘爲人鄙。苟不猛自警醒。覆亡之不暇。欲求其榮盛。不亦難乎。願我醫界同志。其深思之。

總之。有思想之頭腦。不能迂拘而固執。有清晰之目光。不能漠視而盲瞽。去空談之玄理。除門戶之私見。取人之長。補己之短。集中人材。努力改進。俾理論見於事實。則國醫之發揚光大。胡可限量。彼徒以物質器械驚人者。恐將重進其目光。自感幼稚。從事於研究我國之醫藥矣。此並非虛語也。如日本之研究漢醫。歐美之採取中藥。事實俱在。不可掩飾者。

惟學術無止境。亦無界限。其主要。在乎能適合時代之所需要。潮流之所趨向。其無進化者。理所必無也。任何學術如此。甯獨醫學。 先總理之三民主義。爲救國主義。豈獨救中國。目的是要能救世界。亦猶吾中國之醫藥。不但使能發揚濟患於中華。願能使之溥及全世界。拿破倫云。「世無難事。難字須向庸人字典檢之」先哲之明訓。事實所詔告。苟能見難不畏。始終不逾。雖時間之久暫。其結果。失敗總屬成功之母。反是。見難而畏。世無易事。徒以不務實之論調。高唱入雲。欲求成功。難矣。想我醫界。不無明達之士。當此新陳代謝。風雨飄搖之季。還望蠲除成見。埋頭苦幹。努力整理與改造。國醫前途之發展。必偉大無疑。

外科治療留影（一）

陳存仁

余有一奢望。以爲中醫外科書籍及喉眼科等。須新製五彩圖畫之書籍。中醫外科不爲不良。其治慢性外科。（陰症如背疽。瘰癧。漏瘡。發背之類）善用培補元氣外托內消之法。其技術遠在西醫之上。惟缺乏之善良書籍。尤以非用彩色圖畫不可。余於臨症之餘。攝得數十幀。惜余處以內科治者爲多數。昔與學友劉左同君商。劉亦僅攝二三郵而止。醫界中如多治外症者。余願以物質相助。積極攝取。陸續披露於本刊中。期以四五年。外科圖譜。可以成矣。眞中醫界極有價值之大供獻也。

陳存仁誌

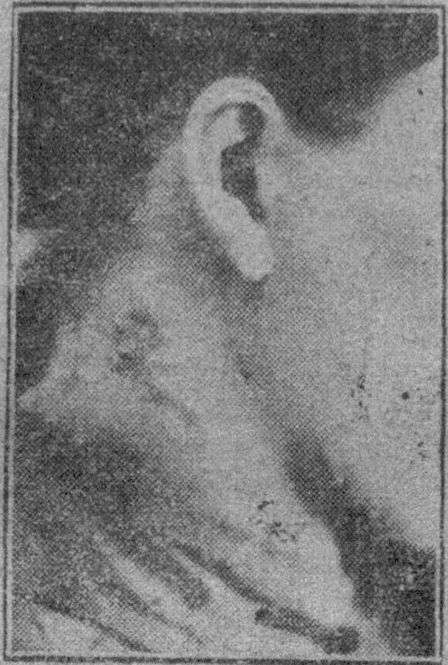

瘰癧串潰情形

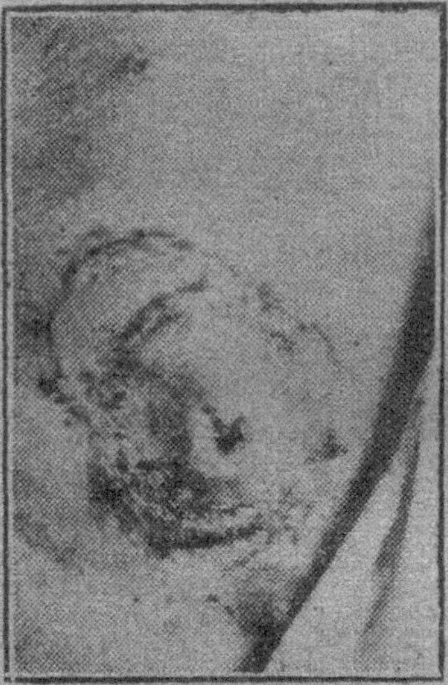

三月收口情形

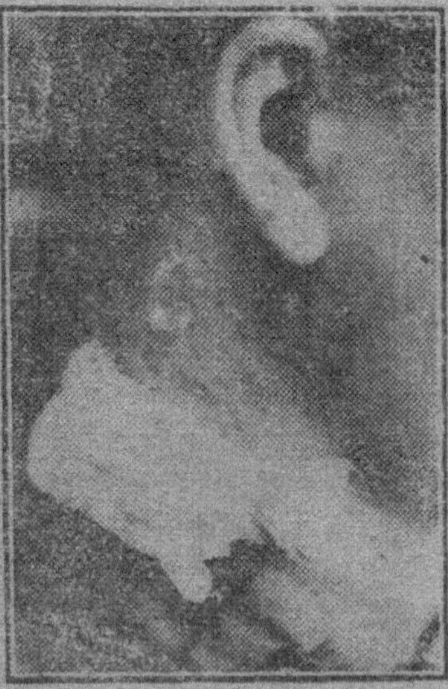

男性乳疽久潰滋水不絕

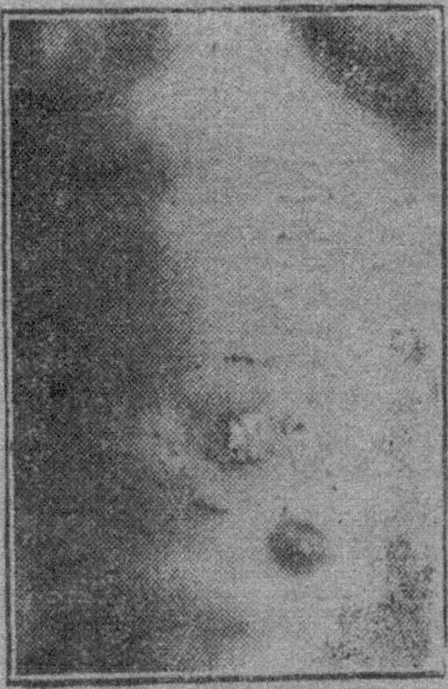

四月收口之狀

特價優待……再加贈品……良機無多……請速定閱

醫學家兪慎初主編

現代醫藥

是現代唯一科學化之讀物

是家庭醫藥之顧問
中西醫界之良友

是研究醫學之導師
大衆健康之指南

風行中外　銷數日增

△黨國名流題詞褒奬▽　發揚國醫學術　宣傳衛生常識

△醫界聞人担任撰述▽　凡投稿者酌贈本刊及書券

■內容充實　印刷精美■

全年特價壹元貳角介紹三份者贈價值五角書券一張介紹五份者除贈價值五角書券壹張外照特價再打八折並登刊奬勵介紹十份者除贈價值五角書券二張並八折優待登刊奬勵外再贈本刊全年一份特價概現洋祈各注意

總發行所　福建福清官塘墩　現代醫藥學社

中國中世醫學史

廖溫仁著　沈石頑譯

指導醫學

最好之講義

欲個人研究中醫學者……讀之可無師自通
欲應中醫檢定考試者……讀之必得心應手
欲投考國醫學校者……讀之有指導捷徑
欲知教師出何試題者……讀之定百無一失
欲教授生徒作參考者……讀之更增加心得

中醫各科問答叢書

第一集

函索樣本郵票二分

陶百川先生題詞
吳開先生題詞
焦易堂先生題字
潘公展先生題詞
喻仲標先生題詞

衛生——一冊
內難——一冊
傷寒——一冊
溫熱——一冊
婦科——一冊
喉科——一冊
本草——一冊
古方——一冊

包天白先生——主編

此書取材廣博採擇精當可作考試參考書用可作學習之講義讀編成問答體裁學者有觸類旁通之妙誠人人之實用書也

書凡八百餘頁計三十餘萬言問答二千餘條成方四百餘種

定價全集大洋二元
現售特價一元六角
國內寄費一角三分

新中國醫學研究社出版
昌明醫學書局經售

救送吐血肺癆指南

作者患吐血肺癆十餘年百藥無效久病知醫特將經驗所得編成指南分送同疾聊盡天職函索附送五分寄杭州糧道山十號慈航居士卽奉

西洋學者在十八世紀時已有醫史學之研究。其實際雖名爲醫史學、但仍多係醫家之傳記也。

其次關於醫史學之研究。經一段變化。依自家獨得之經驗爲判斷。企以組織之事所謂批評歷史之體而依醫學之系統及論說之變動以加其勢力。如海克爾（Hecker）氏等諸家之著述。此類實以史實主觀之再現爲主旨。不外概論歷史之哲學。即一轉而爲哲學考察之醫學歷史。寬賚猛（Quitzmann）氏卽屬此種。海克爾氏初立歷史病理學之目。講述國民病之歷史及開醫史學之一新方向。

拔斯（Baaas）氏之醫史學敍述醫家地位之發達。鮑虛猛（Puschmann）氏之書乃論醫學敎育之變遷。均爲開拓醫史學之領域者。

近時派格兒（Pagel）氏（伯林大學敎授）與奈勃兒格兒（Neuburger）氏等之醫學史。內容如左。

（一）醫學智識之歷史卽病理學及治療法之歷史

（二）醫家於社會地位之歷史

(三)疾病歷史特殊國民病之自然史

(1)Sprengel, Versuch einer pragmatischen Geschichte der Arzneikunde. 1792.

(2)A. F. Hecker, Die Heilkunst an ihren Wegenzur Gewissheit. 1805.

T. C. F. Hecker. Geschichte der Heilkunde. 1822.

(3)Baas. Grundriss der Gescolchte der Medizinund des heileden Standes. 1876.

(4)Puschmann, Geschichte der medizlnirchen Unterrichts u.s.w. 1889

(5)Pagel, Einfuhrung in die G schichte dei Medizin. 1898

(6)Neuburger und Pagel, Hamdbuch der Geshicchte der Medizin. 1901.

上述醫史學之內容中最重要者爲醫學智識歷史。卽歷來之學者就健康人及病人人體之機能認識事實。依其經驗及觀察爲立場。而定醫學上之原則。作科學研究爲主旨。但醫學史徒然蒐集古來醫者繼承荒唐無稽之說則不可。不外專論人類精神之發達史。故集各個之事實及發見。追究年代以爲編次則不能稱爲醫史學。此若稱爲歷來普通所謂之歷史或年表則可。以爲吾人運用今日智識之程度基以科學方法研究之歷史醫學則不可也。

然則醫史學上主要場所、乃於歷史上之事實爲當時社會中心之寫照。闡明影響醫學之發達及研究之精神。國民之文化與醫學智識之歷史。因此有不可相離之關係。

醫學史既屬文化史主要之一部分事如前述者。故研究醫學必先修根本史學之智識。猶以文化爲要。

次研究醫家地位歷史之事跡。亦爲醫史學重要之目的。卽醫學教育之歷史、醫院之歷史。研究醫學之命運及其公共生活之意義等問題。故此處醫史學與文化史更有聯合之關係。且醫史學之主要部份雖爲疾病尤其爲國民病自然史。應覺悟此類研究常有不確實之事實。獨醫學智識不能判斷而須待宗教上之觀察也。

醫史學之探討雖爲醫學者之任務。若由人類文化史方面觀察則頗具興趣。

人生與疾病自原始以來卽接觸不離。人類對於歷史中不絕之疾病力求其發現。但其努力之性質程度常因文化關係而異。醫學者卽爲人類努力對付疾病之專門行爲。醫史學者實爲人類文化之反映。故攷究文化史確爲有興趣之一事也。

醫史學之要點其內容已如上述。不外依科學之方法以研究各項之發達也。

(三)

醫學之起源與人類之起源同在草昧時代。近世因人類智能活動力之促進。同時以哲學與科舉之進步至十九世紀之末葉爲止。異常發達進步醫學史中包含者爲歷經各方之變遷及閱歷。已述之如前。醫史學苟僅述醫家之列傳與斯學之通例議論。以及批評著作則不成立。醫史學與醫學之文獻自有不同之所在。

醫史學之大概已述之如前。其敍述之範圍於人類疾病之智識。治療法之歷史。醫學之理論及醫學實際變遷之歷史。以明醫學全體之發達進步。研究其事實。雖然學術之起原無不始於蒙昧時代。經盲求冥索巫祝怪誕之變遷而來。但醫史學嚴格之意義不能僅限制學術範疇之中。凡關於蒙昧迷信時代之事蹟等亦有補敍之必要。

醫學之發達距前途尙遠。生物界現象之複雜非現有各種法則所能支配。非單純之數理所能律之也。爲學者應有之認識。

自扁鵲倉公以來爲時已久。文化與醫學之發達日新月異。未可限量。其研鑽探討雖

神州國醫學報

上海神州國醫學會出版

每月一期現已出版至第三卷第四期
每期大洋一角　全年十二期大洋壹元
國內寄費不加　國外寄費另加壹元二角

本報由上海神州國醫學會創辦已有三年之久所聘特約撰述多爲海內知名之士內容豐富材料新穎持論平正不偏不倚發揮固有之眞理融會西來之新說原原本本殫見博聞出版以來早爲海內外人士所共賞不脛而走風行一時且按月出版未嘗愆期尤博得社會之信用凡研究國醫學術者不可不讀以前各期除第一卷第一至第五期現已無存外其餘各期尚可配補然亦所存無多惠購諸君尚祈從速

上海廈門路尊德里五十四號神州國醫學會啓

和漢醫學眞髓　續集

渡邊熙著　沈石頑譯

書名	編者	出版期及版次	裝訂樣式	册數	郵費	實價	簡單說明	附註
臨床藥物學	張克成	中華民國廿二年六月初版	精裝道林本	一册	一角五分（加掛號費八分）	十二元	本書集新舊藥物二千三百種處方九百七十三附錄六種病共一千〇十頁百萬言總論二篇各論四十三類拉丁德英法文藥名兼備各派醫家均可採用	
			精裝端紙本	一册		十元		
臨牀必攜新撰處方	張克成	中華民國廿二年六月再版	精裝袖珍本	一册	五分（加掛號費八分）	三元	原書每年重版一次已達十版譯本內容未減少共分四十一類各科所需處方包括無遺共五百六十六方均附原文附錄七種	原書爲日本醫學博士黑田昌惠等著
臨牀治療學	同	二十二年六月初版	精裝本	一册	同	三元	本書以症狀爲經以症狀發生之原理之變化診斷上之要領治療上應用藥物之性質作用用法及處方爲緯爲根據最新治療學書所編成者臨床上之要籍也	
			普及本	一册		二元		
新編花柳病學	同	二十三年三月初版	並裝	一册	同	一元	近來花柳病病理療法大有進步均載各國醫報而忙煩之醫家無暇翻閱本書即搜輯最新學說與經驗編成者最切實用	

昌明醫學書局啓

生最不幸之事。

余經長時間之注意。基於腺病質異種說加利愛斯之治療法。重實驗。滿三月者得完全治愈。或半年至一年者亦漸能治愈。但亦有完全絕望者。此等鑑別在暫行試治時可分別之。蓋在於病人之養生之如何也。如幼年無知。或成人不守醫師之訓戒。不能合於養生之道者。以致不治。

余當治療時主以畏氏異種說診斷加利愛斯之治與不治。亟思開發救濟該病之道。以資熱心志士之研究。

加利愛斯第一病例　南河內中村人　某大學生　高橋忠雄　二十五歲

患者生於瘡家。十歲時罹心臟病。三月而癒。中學生時代健康無病。高中時因傷風而復發心臟病。隨卽治愈。二十歲二月時罹肺尖加答兒。滋養適宜而癒。（肺尖加答兒爲伊心臟衰弱症之續發症也）

自廿四歲九月由兩脚輭弱。至十一月經京大整形科診斷爲脊椎加利愛斯而住院。

大正十四年一月行外科手術將脛骨取去。脊椎施以整形手術。經五十日退院。五月間縛以緊身帶。左脚痲痺。腰部痿輭乏力。頗感疲勞。生氣消沉。懶爲人事。

八月廿九日　乞診於大阪大醫家佐多博士。斷爲肺尖加答兒。翌日注射加爾幾慕A六次。更注射用B種。如此經一月之治療。身體肩部緊張牽掣不舒。手掌足蹠感熱。如盛夏。不得眠。足蹠多分泌物。兩頸深部有硬結如瘰癧。常咽塞。呼吸不暢。時從夢中驚醒。（此症狀多爲潛伏梅毒卽先天性三期黴毒）

十月四日　諸症依然。且每全身疲乏。腰以下不覺疼痛。膝以下乏力輭弱。脚重不便行走。

診斷　先天黴毒性脊椎加利愛斯

血液檢查　陽性

處方　五香湯加蓮蕘忍冬荊芥獨活鹿茸

兼用　紫金丹

十月十三日　大快。腰部較差。惟神經衰弱尚未愈。

十月十六日　注射 Meo Ars mimol第三號。此夜安眠。頭部感覺略重外別無他事。

十七日　晨全身倦怠。十八日　少微倦怠。十九日　自膝至足尖部感熱。身體略有倦意。二十日　二十一日　膝部輭弱。臥床全日未起。翌日較差。十一月十三日注射 Nec Arsaminol 第四號

患者竟不可思議能步行七八街。翌朝膝足腰部均不感輭弱。步行時腰與膝因用力而肩部略有緊張牽掣。十一月二十七日　注射六〇六午後七時發熱。頭痛。噁氣。

二十八日　食慾減退。

二十九日　恢復。按六〇六對此等衰弱之人不宜。乃廢止注射（注射六〇六必須用於强壯之人。心臟不强壯者不能使用）擬注射沃度劑。先與服沃度加利內服劑。檢其有無沃度特異質。

十一月二十日　以後處方轉用沃度注射。

方　名　六味解毒湯（排毒素療法）

兼用方名　紫金丹（殺菌療法）

兼　用　沃度加爾幾慕二〇・〇cc（間歇性注射殺菌療法）

十三日　十五日　十八日　二十四日　間歇注射之。

十一月二十四日　轉方

方　名　十全大補湯（補血增進體力療法加鹿茸）

兼　用　紫金丹

一切症狀均自覺良佳而體力亦增加。十二月歸京都下宿。一月後卽入校求學矣。

本患者但仍有續用沃度殺菌療法及排毒素療法之必要。而彼自動無理中止服藥。至昭和五年未見再來。恐於京都卽憑此方針繼續治療之。

腰椎加利愛斯第二病例

大阪府下　某醫師　三十歲

本患者雖病臥在床。但體格大。營養亦不衰而肥胖之一男子。

小兒時代曾患腎臟病。其後强壯。於廿七歲結婚。二十八歲之十一月起發生腰痛。第

腰椎加利愛斯排膿縛以緊身帶（Corset）多仰臥。右肺下葉肩胛下部全部多重濁音鑼音。無熱。食慾良佳。患者雖極憂心。惜其筋肉充實。脂肪豐富之一壯年。余以診斷所得勸

日本漢方醫學變遷史

小泉榮次郎編　沈石頑譯

書名	編者	出版期及版次	裝訂式樣	册數	郵費	實價	簡單說明	附註
性神經衰弱之預防及治療	張克成	二十三年四月初版	並裝	一册	一分（外加掛號八分）	一元	男女生殖器性神經衰弱日見其多而投機之醫藥敗類又復藉廣告威脅患者致本病不可收拾本書根據最新學理以糾正之	
中風之預防及治療	同	二十三年六月初版	並裝	一册	同	六角	人當壯年正在有爲之秋而中風（腦溢血）一症卽侵襲此等壯年使國家社會蒙人才之損失良可慨歎著者思藉此書以挽厄運	
皮膚花柳病診療醫典	劉雲青	二十二年六月初版	並裝	一册	二分五釐（加掛號費八分）	一元五角	原書重版十五次其價値可想而知書中含皮膚病一百四十八種花柳病二十四種臨床所見大體具備置諸座右頗便檢查	日本醫博石川貞吉等著
臨床診斷指南	張克成	二十四年五月再版	精裝道林紙印	一册	五分（加掛號八分）	三元	本書分類說明對於傳染病及各系統診查方法均擇要敍述外如細菌學血清學及理化學診斷法均備附末重要症候及其病原表尤爲名貴	

昌明醫學書局啓

伎樂調度等。此爲漢土醫書輸入本邦之濫觴。

漢方醫

我邦既有固有皇國之醫法。但由朝鮮半島之交通開始。漸次韓醫法輸入。乃專行彼韓醫方。至繼體天皇(二十六代)之御宇時佛教由韓國傳來。於是信仰之心次第增加。朝廷亦尊信非常。影響於社會制度極大。如各地寺塔之建立。以及醫道等無不歸於僧侶之手。調治病者更爲之祈禱。此後中國經幾次變遷。但文物之輸入不絕。雖醫方多由僧侶傳入中國歷代所行之各種醫方。但世人對於此等醫方未尚區別之。而總稱爲漢醫方。

佛教傳來時代　敏達天皇(三十代)十四年(一・二四五 五八五)六月蘇我馬子病。馬子乃佛教尊信者稻目之子。馬子奏曰。臣之病據卜者言因父稻目祭佛之祟。請準祈禱。遂得勅許祈禱於佛陀。自後引起治衆人病須仗佛陀之力之信念。實爲僧侶兼醫之起原。

用明天皇(三十一代)二年(一・二四七 五八七)四月天皇不豫。厩戶皇子(後之聖德太子)侍奉近側。晝夜祈禱不絕。疾病愈。信愈乃益堅。而佛教亦愈隆盛。兼醫之僧侶亦隨之輩出。

推古天皇（三十三代）六年（一·二五八 五九八）廐戶皇子奏請藥草爲養民之要物。有貯蓄之必要。天皇勅命採集藥草。此爲本邦採集藥草之始。十年十月百濟之僧觀勒來朝獻曆、天文遁甲、方術之書。朝廷乃選儒者三四人就觀勒學習。就中山背之臣日竝立學方術。業成專攻醫術。此乃我邦教育醫生振興醫道之端緒。十九年五月五日天皇率羣臣藥獵於大和國菟田野。翌二十年及二十二亦行此儀。

藥獵（藥狩或稱競賍）五月五日游山野採集藥草也。最初爲採集雉類。佛教盛行因忌殺生。而倣漢土之風。採百草以代獵鳥獸。後世舉端午節會雖廢此事。但民間至武家時代猶稱爲藥獵。於四五月之頃仍游山野。

本草綱目曰。是日採百種草陰乾燒灰。和石灰爲團。煆研敷金瘡止血。亦敷狗咬。又治腋臭及瘰癧已破。

以陰曆五月五日定爲藥獵之日。採集一切藥草。方書中藥草往往均註明須於此日採集者至夥。

佛教之興隆　廐戶皇子爲推古天皇攝政司國政。一方尊信佛教。建立四天王寺、興隆寺、等十餘寺院。努力振興佛教。又制定憲法十七條。示各人應守之規則官吏應守之事項。立儒佛二教之根本。其他編纂國史等。後人因尊其德行稱之爲聖德太子。而太子以中國文化向由朝鮮半島傳來。乃直接求諸中國。當中國隋代。十五年（一·二六七 六〇七）始遣小野妹子使隋。以輸入彼地文化制度計。同年偕隋啓禮使與俱歸朝。翌年隋使歸國。小野妹子再任大使。重渡彼邦。同時偕送留學生及學問僧八名留學彼地而歸。至明欽天皇（三十四代）之御宇留學生等歸朝。後年此人等參與大化新政之際建立勳功由斯我邦努力中國文化之輸入。如醫道。佛教以及附隨之加持祈禱等均於此時傳來。

律令制定時代　孝德天皇（三十六代）之御宇至元明天皇（四十三代）之奈良奠都止。七朝約六十年間可稱爲律令時代。或模倣中國文化時代。故古來之氏族制度打破。撰定大寶律令。整備諸制度。推行大化新政。如醫道亦倣隋唐之制劃定醫事制度。

孝德天皇（三十六代）大化元年（一・三〇五 六四五）歸化之吳人智聰之子善那使主進製牛酪。天皇嘉之。賜福常。及姓名爲和藥使主。見於史籍。爲製藥之始祖。彼曾獻本方百三十卷。明堂一卷及藥臼與伎樂一具等。

遣唐使　始於孝德天皇白雉四年（一・三一三 六五三）時當中國唐高宗卽位。爲唐朝極隆盛時代。此時我國遣派唐使之目的爲求得佛教之傳授。內政之改革。社會之改良等必要之制度。文物之資料。醫道者亦屬其中之一。唐使之隨行員中有留於彼地學習醫道而歸者。此後中止遣派唐使。但往來彼地者仍不絕。渡彼邦之人中有學醫術盡其方技之長。出而爲彼邦王候貴人診治疾病。竟蒙恩賞。於是其熟達醫道之技能者攜方書歸朝。努力醫業，又彼邦之醫者因經數度戰亂及災害等。有避難來歸化而行醫於我邦。此二者爲隋唐醫道輸入之中心。

遣派唐使之始末歷二十四朝約百四十年之久。但遣派唐使非每朝有之。蓋因唐內亂時起。阻礙往來。故每有中止遣派。至宇多天皇（五十九代）之御宇復有遣派唐使之朝議。因菅原道實之上奏後絕止遣派矣。左表爲示歷代朝遣派唐使與否。凡有加（ ）於年號字外者均爲未遣唐使之朝。

孝德（三十六代）——齊明（三十七代）——天智（三十八代）——（弘文）（三十九代）——（天武）（四十代）——（持統）（四十一代）——文武（四十二代）——（元明）（四十三代）——元正（四十四代）——聖武（四十五代）——孝謙（四十六代）——淳仁（四十七代）——（稱德）（四十八代）——光仁（四十九代）桓武（五十代）——平城（五十一代）嵯峨（五十二代）（淳和）（五十三代）——仁明（五十四代——（文德）（五十五代）——（清和）（五十六代）——（陽成）（五十七代）——（光孝）（五十八代）——（宇多）（五十九代）

江陰曹穎甫著

傷寒發微

先生以四十年論醫治病經驗之心得著述傷寒書內容清醒精詳仲景絕學千載塵封一經註釋光彩頓現爲研究仲景學說者暗室明燈迷津寶筏不可不備

每部四厚册　上等連史紙精印中式裝訂

定價四元　實售六折

每部另加郵費二角四分

昌明醫學書局發行

馬場和光著　沈頑石譯

漢醫療法實驗之效果

贈送

余無言先生新編的

大自然醫學論

附郵一角五分　即贈寄贈一冊

幾個問題

甚麼能範圍醫學：
哲學醫學是甚麼東西？
五行六氣是不是哲學？
科學醫學是甚麼東西？
科學醫學果眞萬能嗎？
甚麼叫大自然的醫學？
科學人工能不能奪自然的天工？
（如欲明白這幾個問題者不可不看）

贈書處　上海南陽橋福裕里四號　大自然醫學研究社

內容目錄

漢醫療法實驗之効果

第一篇　西洋醫學與漢法醫學

第一章　西洋醫學之最新傾向

現在日本多數醫者所謂習得實際適用之醫學。均爲八十餘年前產於歐西之科學分析醫學之流亞。彼等之醫學以保持强度科學之理想爲特徵。故多數人之想像以爲眞正永遠不滅之醫學。除彼以外別無可以爲名醫學者。然而實際決非如此單純可以斷定之也。

現在西洋醫學所謂之科學。僅純爲科學之理想而已。觀察其實際研究之結果。絕少充分之科學可言。其治療不足以言科學者。舉例詳細說明如次。

例如頻死之人每注射樟腦製劑（Kampfer）使已衰之心臟運動强急而脈搏亦浮緊張之象。至於樟腦製究具如何之成分而有强心作用迄未發見。數年前東京帝國大學田村敎授謂樟腦製劑在體內作分解酸化。此種酸化物持有强心作用。其他酸化物亦有能弱心臟運動者之發見。

然而田村敎授之研究。實係動物試驗而就切出之心臟之實驗。病人注射之結果。呈此特殊酸化物同樣作用與否。未得臨床家之試驗。田村敎授則確定最强度强心作用取出之「維太加恩福阿」累於東京帝大病院實際就病人試驗呈顯著强心作用云。

然而所謂放異彩於世界醫學界之研究。未能完全解釋樟腦製劑之作用。故對病人注射「維太加恩福阿」亦不得謂爲完全科學之治療法。蓋雖知樟腦製劑其有效之分解產物。其何故有效則不得而知。「維太加恩福阿」在病人心臟內起强度之作用固爲事實。亦僅見事實而已矣。其於心臟中所起化學變化之結果情形則完全不明瞭也。

總之自然科學上之發見。常爲局部之發見。所謂有大發見之問題亦多黑暗。因之科學醫學「生命現象」非極靈妙現就自然之過程中一部分漸次求其明瞭。倘漂流於眞理之大海中。欲達彼岸。仍爲永遠之祕密。

多數之言「科學的」者誠爲不反省大膽漠然用之。蓋充分能理解批評科學之本性者。決不如此單純。如現代西洋醫學之行爲卽爲「科學的」德國某哲學家云「所謂科學者不實在僅有科學性則之嚴密性而已」故科學之意義乃指「正事」「嚴密之事」之一種理想也。故實際欲依此而求「醫學」「物理學」等體系之完成殊屬失當。

現代醫學詳細分析考察觀之。如實驗室中嚴密精細之實驗。小學校兒童智能檢查統計。開業醫出診治療病人而僅書與處方箋在科學醫亦有之。盲腸炎用手術而使留有絕大之痕跡。其所謂科學之方法類如外科醫等。處處加以科學之字樣。實際則意義漠然也。

所謂由嚴密科學而得如前述樟腦製劑之問題。明知爲動物試驗之範圍。或僅搜索人體屍體解剖之領域而已。然則以之言基礎醫學之部分乃僅就科學大體之研究也。故必須明確嚴密科學部分與非然部分。

臨床醫學爲醫學之中心。現代之臨床醫學仍爲漠然之學問。故毋賴臨床家之行爲理論多非科學者。當求之於診斷治療之始終也。臨床醫學當常以基礎醫學之結果注意此點以作科學研究。但基礎醫學研究因嚴密關係。有爲部分性而扱取生人全體。對於臨床家之要求誠不滿足。

基礎醫學迄於近代誠有驚人之大進步。以一切事物價值作相對。但世界之大發見對於治療病人之目的何在。每多不合。如研究樟腦製劑語爲奇特之發見。其最適合臨床家之要求者。僅足以取得病人心臟一時之昂奮而已。欲求其挽回患者之生命寥寥無幾。

故現代之醫學尙爲追逐所謂科學之理想。在醫學全體過程中仍極幼稚也。若單純武斷言現代醫者之治療爲科學。則如現在宗教家之言神。及入教會與寺院。即以爲身登天國等想像行爲。以理想與現實混同。誠爲妄想之言論。

現代醫學若眞能達於科學完成之地位。則蓄膿症可以不用手術而治癒之。不治者證明其不治之理由。類此之事頗少解答。非實驗者補以理論。說明人體之靈妙作用爲實驗之事實。當不能反對現在之醫學程度。尙處於黑暗時代非過言也。現代之對於治療一門更如墮入五里霧中也。

現在之醫學者非常尊重基礎醫學局部智識。雖欲求適用於臨床上之結構。結果祇認識得實驗室未稍之事實。對於臨床重要之病理病狀則完全忘却矣。實際現代實驗人

海上名醫驗案

海上名醫驗案集（以來稿先後為次）

薛定華錄

盛心如先生醫案

張右　九月十一日　初診

腸澼白沫裏下急腹脹納少腰痠口膩舌邊紅苔白濕滯內阻痰多頭暈其標在腸其本在肺

佩蘭梗各一錢五　香連丸包八分　光杏仁三錢　山查炭一錢

江枳殼錢半　白後寇後入五分　花檳榔三錢　萊菔子炒三錢

猪茯苓各三錢　玉桔梗錢半　青陳皮錢半　仙半夏錢半

六一散包四錢

張右　九月十三日　二診

濕滯阻于腸腹系裏急納減腰痠舌紅苔膩脈弦滑痰多咳嗽此為腸澼姑與通利

粉葛根錢半　花檳榔三錢　炒槐花三錢　煨木香八分

炒枳實錢半　杭白芍三錢　生川軍四錢　炒川柏三錢

姜川連六分　北秦皮三錢　車前子包四錢　白頭翁三錢

銀花炭三錢

張右　九月十六日　三診

投通利法腸胃濕滯漸化脈緩膩苔亦少仍從原方損益

鮮藿香三錢　鮮佩蘭三錢　江枳實錢半　煨木香八分

山查炭三錢　杭白芍三錢　生川軍三錢　花檳榔三錢

銀花炭三錢　炒川柏三錢　猪茯苓各三錢　鮮荷叶包

小青皮五分　雞蘇散四錢

丁仲英先生醫案（外科）

劉行方錄

（一）骨槽風

黃夫人：骨槽風癰病，陰虛火升，風邪瘀凝，治與清解：

鮮生地三錢　青防風八分　牡丹皮錢半　川黃連五分

活蘆根一兩去節　生石膏三錢　生甘草八分　天花粉三錢

北細辛二分　荊芥穗八分　淡黃芩錢半　青鹽三分

二診去天花粉加連翹殼三錢。炙殭蠶三錢。京赤芍三錢。

（二）走馬牙疳

陳夫人：走馬牙疳腐爛。陽明積火上升。治與清解

眞蘆薈五分　金銀花三錢　黑山梔錢半　活蘆根一兩去節

胡黃連五分　連翹殼錢半　淡黃芩錢半　活貫衆五錢

甘中黃一錢　天花粉三錢　象貝母三錢

二診去淡黃芩。象貝母。加甘中白一錢。生竹茹三錢。龍膽草五分。白茅根一束去心。清藕汁二兩冲服。

（三）乳病

高夫人：乳疽已成。氣火瘀凝。治與和營托毒；

生黃耆錢半　雲茯苓三錢　福橘絡錢半　青橘葉錢半

全當歸錢半　生苡仁三錢　淡竹茹錢半　紫丹參錢半

京赤芍三錢　皂角針三錢

秦夫人：乳裂已久。肝氣瘀凝。治與消解。

金銀花三錢　雲茯苓三錢　福橘絡錢半　青橘葉錢半

天花粉錢半　生苡仁三錢　淡竹茹錢半　絲瓜絡錢半

連翹殼錢半　冬瓜子三錢　京赤芍錢半

鄔夫人　乳疽破潰。出膿甚多。氣滯瘀凝。營後不

和。治與和營托毒。

生黃耆半錢　雲茯苓三錢　福橘絡半錢　青橘葉半錢
全當歸半錢　生苡仁三錢　大貝母三錢　紫丹參半錢
冬瓜子三錢　絲瓜絡半錢

孫夫人：乳岩已久。肝氣瘀凝。治與消解。

製香附半錢　雲茯苓三錢　炒穀芽三錢　青橘葉半錢
春砂殼五分　江枳殼半錢　佩蘭梗半錢　大貝母三錢
細青皮半錢　絲瓜絡半錢

（四）疔瘡

陳君：疔毒已成。肝火瘀凝。治與清解托毒。

冷桑葉半錢　連翹殼半錢　冬瓜子三錢　皂角針半錢
甘菊花半錢　生苡仁三錢　京赤芍半錢　綠豆衣半錢
金銀花三錢　赤茯苓三錢　生竹茹半錢

朱君：慢疔破潰。出膿不爽。肝火瘀凝。治與清解托毒。

冬桑葉三錢　赤茯苓三錢　生苡仁三錢　綠豆衣半錢
甘菊花半錢　金銀花三錢　冬瓜子三錢　嫩桑枝三錢
天花粉半錢　連翹殼半錢　絲瓜絡半錢

（五）痰毒

孫夫人：痰熱瘀凝。痰毒初起。咳嗽氣急。姑與清化。

冬桑葉三錢　瓜蔞皮半錢　連翹殼半錢　絲瓜絡半錢
光杏仁三錢　雲茯苓三錢　福橘絡半錢　京赤芍半錢
桑白皮半錢　金銀花三錢　竹茹半錢

王孩：風痰熱上乘。盤頸痰毒腫痛。姑與清疏消解

薄荷葉八分　淨蟬衣八分　京赤芍三錢　絲瓜絡半錢
炒牛蒡三錢　生甘草八分　生枳殼半錢　萬靈丹一大粒（包）
荷芥穗八分　粉桔梗八分　生竹茹三錢

張君：痰毒不消。痰熱瘀凝。治與清化消解。

冬桑葉三錢　瓜蔞皮三錢　福橘絡半錢　夏枯花半錢

光杏仁三錢 大貝母三錢 淡竹茹錢半 絲竹絡錢半
桑白皮三錢 炙殭蠶三錢 京赤芍錢半

陶夫人：痰氣凝結。痰疽已久。姑與消解。

當歸尾錢半 赤茯苓三錢 單桃仁錢半 懷牛膝錢半
赤芍藥錢半 大貝母三錢 松紅花五分 光杏仁三錢
淨蟬衣一錢 炙殭蠶三錢 嫩桑枝三錢

（六）腦疽

袁君：腦疽作痛。濕熱瘀凝。營衛不和。治與和營托毒。

生黃耆錢半 雲茯苓三錢 生甘草五分 炙乳香五分
全當歸錢半 京赤芍三錢 粉桔梗五分 炙沒藥五分
紫丹參錢半 大貝母三錢 大川芎五分

（七）發背

譚夫人：發背新肉已生。氣血兩虧。治與培補。

生潞黨錢半 抱茯神三錢 炒穀芽三錢 大紅棗三枚
生黃耆錢半 全當歸錢半 佩蘭梗錢半 生白芍錢半
炒棗仁三錢 絲瓜絡錢半

（八）睛明漏

朱夫人：睛明漏已久。陰虛火盛。治與養陽清降

京玄參錢半 金銀花三錢 青葙子錢半 夏枯花錢半
生白芍錢半 連翹殼錢半 穀精珠錢半 川石斛錢半
天花粉錢半 木賊草三錢

（九）股陰疽

王君：濕熱瘀凝。股陰結毒。治與清化。

冬桑葉錢半 連翹殼錢半 冬瓜子三錢 京赤芍錢半
甘菊花錢半 赤茯苓三錢 福橘絡錢半 嫩桑枝三錢
金銀花三錢 生苡仁三錢 淡竹茹錢半 蔻荳衣錢半

（十）濕風瘡

任夫人：濕風瘡癢痛。風邪濕熱。蘊於血分。治與清解。

冬桑叶三錢　黑山梔錢半　京赤芍三錢　天花粉三錢　連翹殼三錢　牛蒡仁三錢　白蘇皮錢半　荊芥穗五分
牡丹皮錢半　赤茯苓三錢　地膚子三錢　活蘆根一兩去節

顧渭川先生案

薛賓華錄

邵奶奶　十月八日　肝火鬱炎痰熱附逆喉系欠拿火府未行脈細弦流法當清肅為主

生珍珠母一兩　忍冬藤花二錢四錢　施覆花二錢五分
蓮子芯五分　黑梔衣一錢五分　鮮竹茹八分　西藏青果九分
甜貝母二錢五分　綠萼梅一錢五分　炒白芍　乾葫根
橘白絡各一錢半

連太太　脈來尺弱關部軟弦便知腎虧肝經失調經趕腰痠少腹稍疼延防成怯況有心悸自宜河養法當調養

夜交藤六錢　炒當歸一錢半　王蝴蝶四對　桑寄生三錢
炒白芍一錢半　煅牡蠣六錢　二至丸三錢　橘白絡各一錢半
炒杭菊一錢半　玫瑰花一朵　龍齒三錢　硃茯神三錢半

薛文元先生案

張嘉卉錄

姚左　二月廿一日　寒積阻滯衝任失調經停三月小腹痞塊手按則痛肢體痠楚形寒不思納食脈形沉細法當和化疏肝為治

製香附三錢　紅枳殼一錢　製雞金三錢　淡吳萸八分
西砂仁八分　沉香麯一錢半　老蘇梗二錢　青陳皮各一錢
川朴花八分　生姜片一　紅棗三枚

姚右　二月二十一日　濕熱鬱阻脾胃運化失司寒熱胸中煩悶泛噁脈形浮滑當以泄化治之

佩蘭梗二錢　白蔻仁八分　連　翹一錢半　光杏仁三錢

方公溥先生醫案

黑糞案

王蘭若君　血生于心。而統于脾。憂思勞神。心脾兩傷。生統失司。氣虛下陷。突下一次黑糞之後。即覺身體困頓難支，面色唇舌爪甲。黯德無華。脈象細數無神。頭暈心悸。頻之發作。此症非寒非濕。非瘀非熱。施治不慎。危亡立見。急予養血攝氣。此糞轉機爲幸。

西洋參三錢另炖和入　熟地黃五錢　生綿芪五錢　北沙參四錢

東阿膠四錢蛤粉炒　白當歸三錢炒　花龍骨六錢打細先煎

抱茯神四錢　左牡蠣六錢打細先煎　酸棗仁三錢炒

姜半夏三錢　赤　苓三錢　白梗通一錢半　竹　茹三錢

冬桑叶一錢

門人辜古梅錄

炒地榆四錢　五味子五分　白芍藥錢半　炙甘草八分

桂圓肉三錢

次診　血虛氣陷便血如漆元氣損耗不堪昨投養血攝氣之品糞色較轉精神較復藥既應手再與兩調心脾

西洋參二錢另炖和入　熟地黃六錢　炙甘草八分　炒冬朮三錢

北沙參四錢　白當歸三錢　白芍藥錢半　抱茯神四錢

東阿膠四錢蛤粉炒　生綿芪五錢　酸棗仁五分煨

廣木香五分煨　花龍骨八錢打細先煎　左牡蠣八錢打細先煎

桂圓肉三錢　淡遠志八分

三診　黑糞已不復見暈眩盜汗亦差精神脈象均有起

色危險關頭似已渡過惟大病之後元氣未復起居飲食之間仍宜加意愼節爲變

生潞黨參六錢 酸棗仁四錢炒 抱茯神四錢 白當歸三錢
熟地黃六錢 炒冬朮三錢 德遠志一錢 炙甘艸八分
東阿膠四錢蛤粉炒 生綿芪五錢 煨木香五分 桂圓肉四錢

薛華亭君 起居失節心脾兩傷晨起大便解下黑糞之後突然昏厥汗泄現厥回而頭眼昏花仍甚心跳不安面色青黃脈形沉弱症防再變急擬歸脾湯加味調之

生潞黨參三錢 花龍骨四錢打細先煎 酸棗仁三錢炒
炙綿芪三錢 抱茯神四錢 左牡蠣四錢打細先煎 炒冬朮二錢
白歸身三錢 麥門冬三錢 東白芍二錢 炙甘艸八分
煨木香五分 德遠志八分 桂圓肉二錢

次診 連服歸脾湯加味症勢大有轉機糞色如常暈眩心悸亦減脈來漸覺有神再宗原意調理善後

大潞黨四錢炒 白歸身三錢 淡遠志八分 煨木香五分
炙綿芪三錢 炙甘艸八分 酸棗仁三錢炒 漂冬朮二錢
抱茯神四錢 白芍藥二錢 桂圓肉三錢

張慕陶君 上嘔黑水下便黑糞面色蒼黯無華眼花氣急精神困倦此肝脾內損喘脫堪虞先與鎭攝和中

潞黨參三錢炒 清炙芪三錢 野于朮三錢土炒 大懷藥三錢炒
白歸身三錢炒 炙甘艸八分 山萸肉半錢 炮姜炭八分
宋半夏三錢 雲茯苓三錢 青龍齒八錢打細 新會皮一錢
伏龍肝八錢 另煎澄淨煮藥

次診 前方服一劑嘔逆已平大便黃黑參半眼花神倦仍再甚宗原意消息之

製首烏四錢 白歸身三錢 甘枸杞三錢 抱茯神四錢
炒潞黨四錢 雲茯苓二錢 山萸肉三錢 桂圓肉三錢
清炙芪四錢 大懷藥四錢炒 炙甘艸八分

三診 糞色轉黃眼花漱復精神較健另擬補養之方

製首烏四錢 甘枸杞三錢 抱茯神四錢 桂圓肉三錢

大懷藥四錢　白歸身三錢　東白芍錢半　炙甘艸八分
山萸肉三錢　炙綿芪三錢　潞黨參三錢

占梅按。便下黑糞一症。歷考醫籍無載。不曰瘀曰熱。則曰寒曰濕。鮮有如前三案論治者。我師因病施藥。獨出心裁。依法治愈。我見多矣。特摘錄三案以為例。王蘭若君。肄業上海美專國畫系。本年五月中旬患病。病愈即應畢業考試，成績甚佳。精神亦健。臨行特親繪墨竹一幀。登門鳴謝。並詳述其病愈經過云。

王仲奇先生醫案

方六書錄

肺病治驗案

欬嗆聲欣爽適面部微浮環臍少腹作痛經事三月不轉形瘦脣著神疲力乏脈濡弦數肺腸併病已入瘵途幸勿疎忽

方右

包海蛤粉三錢　金釵斛三錢　生苡米四錢
茯苓三錢　燥香白薇二錢　紫菀錢半
蒸百部八分　靈款冬花錢半　丹參二錢
茺蔚子二錢　獺肝一錢　烏賊骨三錢

方右

胞脈為閉月事不來已經百日欬嗆聲欠爽適跗腫面浮爪甲內痛形瘦脣著環臍少腹作痛脈軟數而弦肺腸併病已入瘵途慎旃切切

包海蛤粉三錢　金釵斛三錢　生苡米四錢
茯苓三錢　炒香白薇二錢　炒粉丹皮錢半
燥茜根二錢　茺蔚子二錢　紫菀錢半

蒸百部八分　炙款冬花錢半　罌粟殼錢半
烏鰂骨三錢
方右
胞脈爲閉月事不來已越百日欬嗆聲欠爽利喜着右眠面浮跗腫形瘦膚着右目銳眥白珠泛赤舌邊破碎爪甲內痛右臂按之着骨亦痛脈濡弦環臍少腹痛減肺腸併病已入瘵途幸勿疎忽

包海蛤粉三錢　金釵斛三錢　生苡米四錢
茯　苓二錢　霜桑葉二錢　炒粉丹皮錢半
夏枯草三錢　紫　菀錢半　炒茜根二錢
陳赤豆四錢　茺蔚子二錢　穀精草二錢
罌粟殼錢半

曹穎甫先生醫案

陳左　一診　肺癰咳嗽胸中痛上連缺盆而所吐絕非涎沫此與懸飲內痛定者固自不同恐屬肺癰宜桔梗甘草湯

桔　梗五錢　生甘草五錢

二診　五進桔梗湯胸中痛止而左缺盆當痛此肺藏壅阻不通也宜葶藶瀉肺湯

葶藶子四錢　大黑棗十二枚先煎

三診　五進瀉肺湯左缺盆痛止痰黃厚時見腥臭及如米粥之痰此濕邪去能燥氣勝也宜千金葦莖湯

鮮蘆根四兩　生薏仁一兩　桃　仁五十粒
冬瓜子五錢

四診　五進葦莖湯腥臭之痰止如米粒者亦除惟痰嘗黃濁肺癰消而胃熱當盛兩脈不見洸注之脈可以無後患矣

粉前胡三錢　生薏茹一兩　桔梗三錢　生草二錢
冬瓜仁八十粒　桃仁三錢
捕巢按此證在辛未七月中旬至八月朔日凡十五日有奇　杜赤豆六錢　大小薊各三錢　海藻二錢　蘆根五兩而用藥二十劑而病始告痊至九月後發服後方病根乃除

犀黄醒消丸一兩五錢分五服開水送下

服後腥臭已去尚有綠色之痰復製一料服之後乃不復來診矣陳係浦東陸家渡人

婁左腸癰腹中忽然劇痛痛在臍下右旁一寸此西醫所謂盲腸炎也於法當下宜大就牡丹湯

生川軍四錢　粉丹皮一兩　冬瓜仁一兩
桃仁五十粒　芒硝金冲服三錢

穎甫按此大自鳴鐘隆盛昌店主之次子也服藥後一夕下三次而病已痊可不更復診矣

陸右　體本孱弱而從事學堂課業逼迫飲食定暖失調腸中氣機窒滯久乃變爲腸癰臍右旁痛大便續通而不暢今病延四月身體羸瘦西醫於敢開割因出醫院夜中熱勢甚重食入則脹脈滑大有力法當下之宜大黄牡丹湯加味但攻下當從輕劑不宜至猛懼不勝藥力也

生川軍一兩五錢　芒硝冲一錢　丹皮五錢
冬瓜仁一兩　桃仁三錢　敗醬草二錢

二診　服湯後下經二次糞黑如河泥而痛仍如故脈之滑大亦如故仍宜前法

生川軍三錢　芒硝二錢　丹皮四錢　冬瓜仁八錢
桃仁三錢　敗醬草三錢　赤白芍各三錢
炙乳沒各一兩　全當歸四錢　杜

三診　服藥半日後下經一次色如污有蚘蟲但已爲黑糞悶死痛已略減攻矣

中国近现代中医药期刊续编·第一辑

国医新声

提要　王咪咪

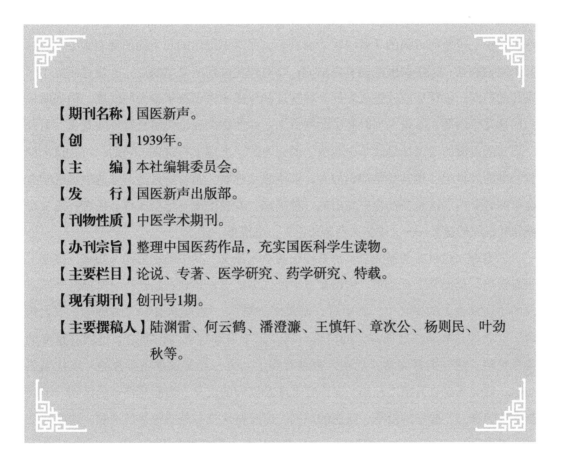

内容提要

【期刊名称】国医新声。

【创　　刊】1939年。

【主　　编】本社编辑委员会。

【发　　行】国医新声出版部。

【刊物性质】中医学术期刊。

【办刊宗旨】整理中国医药作品，充实国医科学生读物。

【主要栏目】论说、专著、医学研究、药学研究、特载。

【现有期刊】创刊号1期。

【主要撰稿人】陆渊雷、何云鹤、潘澄濂、王慎轩、章次公、杨则民、叶劲秋等。

该刊原为上海国医学院为国医科同学提供的补充读物，故以诸教师之作品为夥，聊供同学研究。这也正是此刊物专栏很少但都是精华、撰者不多但都是名医的缘故。在该刊的编后记中有这样一段话："今国难当前，各处名医集中沪上，更宜利用此时此地借刊物作有系统之探讨，以成整理中国医药之基本工作，受经本社编辑委员会诀议，广征稿件，充实内容，毅然出版，与读者相见，此为本读发刊之动机。"说明了该刊的办刊目的。

当时的名医陆渊雷在该刊的“发刊词”中很中肯地提出办好期刊的四个方面：①不能总说“体面的现成话”，要把中医的有效方术用科学的真理去说明；②今日之杂志，不免涉及中西之比较，比较便不免争论，讲学术原是不避争论的，但不宜故意抹煞别人的长处，不宜故意掩盖自己的短处；③不要标榜、过于宣传，宣传不宜过于事实，尤绝对不宜与事实相反；④提倡医德的文字，不妨多载几篇。由此可以看出，在20世纪30年代，真正的中医人为整理、继承、发展中医事业，在尽心尽力、脚踏实地地工作着。

毫不夸张地讲，该刊的每一篇文章都是精华，例如，在“论说”栏目中有三篇文章，其中一篇是何云鹤的《新中医之前进》，文章中提出的几个问题都非常尖锐，这几个问题包括：①中国医药固有之价值；②对现代医药所具之缺点；③最近研究中国医药的趋向；④往后应改进之方针。尽管这80年来中医已有了很大的发展，但当时提出的这几个问题，不仅在当时有很大的意义，即使在今天也仍然具有现实意义。另外一篇是潘澄濂的《怎样是改革中国医学的正轨》，文章中有这样一句话：“在这个潮流滂渤的20世纪，稍具科学知识的人，谁不感到神农、黄帝所遗传下来的中国医学有改革的必要？”这是在社会中发出的一种呼喊，就是中医一定要改革。还有一篇文章就是叶古红的遗著——《中华医药革命论》，也值得一读。

“专著”栏目有两篇文章，都是较长的学术论文。其中陆渊雷的《伤寒论概要》很有影响，全文有二万余字。这篇文章中的许多观点也反映在陆老在上海国医学院讲授的《伤寒论》的讲义中，其中对“伤寒之范围” “六经名义”“表里与上下之相因”“急性热病药法之原理”的讨论，对今天学习和理解《伤寒论》仍然有重要的参考价值。这样的好文章，现在已很难看到了。另一篇文章是潘澄濂的《现代温热病》。该文章也有万字之篇幅，在内容上涉及温病的定义、温病与伤寒的区别、温病与瘟疫的释义、温病的沿革、温病的原因，以及僻伏气与外感等热门话题。这两篇文章阐述到位，不只是对在校的学生，对所有的中医人都有借鉴作用。

“医学研究”栏目主要是针对具体疾病的辨证、治疗发表个人意见。各篇文章的作者都是当时江浙有名的医家。这类文章包括祝怀萱的《子痫》、顾雨时的《阳明府下证之研究》、章次公的《麻疹要言》、叶古红的《传染病之国医疗法》，以及何云鹤的《闻声诊病术》、何公度的《幼科诊察法》。各篇文章的特点是理论联系实际，切实谈出自己在临床上的体会和治疗的方法，侧重解决实际问题。除此之外，该栏目还有两篇文章：一篇是章次公所引张景岳的一则伤寒医案；另一篇是《内经之哲学的检讨》，由著名医家杨则民撰写，这篇文章讲述了“研究《内经》之态度”“研究之方法”“《内经》之史的考证”“《内经》之提示与分析”“理解《内经》之正确的途径”等内容。

“药学研究”栏目虽然只有两篇文章，但均言之有物，对临床有很好的指导意义。第一篇文章是著名药物学家赵燏黄的《五加皮与五加皮酒之中毒论》，另外一篇文章是《〈外台〉肺痈方之研究》。后者不仅对单味药物进行了研究，还研究了相关药物在方剂中的作用；在这篇文章中，包含了“病名与证候之讨论”“诸家方药之统计（主要方剂所用的药物）”“药名之疑义考征”“《伤寒论》桔梗白散（方证辨误）”等内容，阐述了方剂或药物研究的一种方法。

“特载”栏目虽有随笔、医论一类的短文，但基本是临床治验，其中有叶劲秋的《想到便泻》、赵锡庠的《近是斋诊余散记》、沈济仓的《诊余随笔》，还有《伤寒漫谈》《脚气述要》《胎前血崩治验》《水果与人身的关系》《从游一得集》等。《从游一得集》讲述的是名医徐小圃的学生王中谈对天花、痧疹、白喉、消渴、乳中毒、湿温等病的分析治疗。这些虽不是有考证、有论说的大文章，但也篇篇都给人以启发。

总之，该期刊虽然栏目少，撰者也不多，但里面的文章每篇都言之有物，都会使读者有所收获。

王咪咪

中国中医科学院中国医史文献研究所

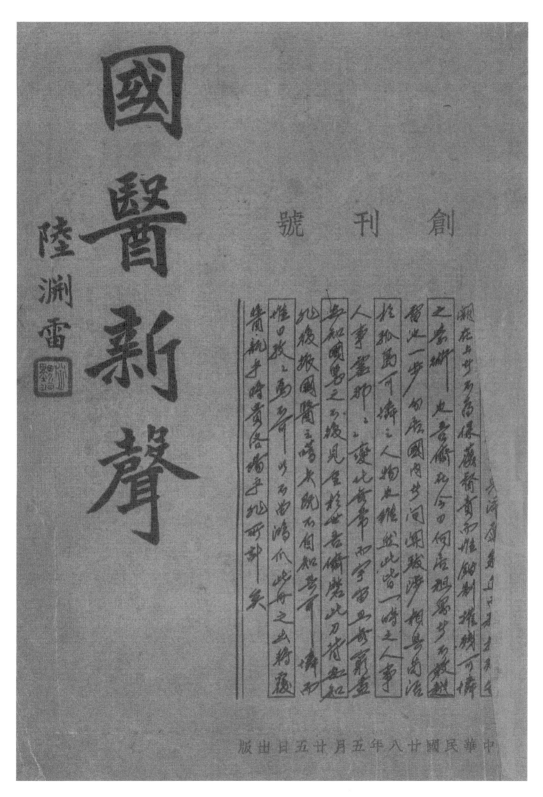

國醫新聲

陸淵雷

創刊號

淵在上海不為保藏醫責而惟編制推翻一可備
之要術一而吾儕於今日何為視為步不能越
醫決一步而為國內外同濟發揚醫藥[illegible]
於孤島可憐之人物也雖然此皆一時之人事
人事鬱翀之變此舊常而守當五年窮盡
無知國醫之不發見其於世吾儕聲此力[illegible]
[illegible]
惟日孜孜為不可少[illegible]
[illegible]

中華民國廿八年五月廿五日出版

德心堂國藥號

本堂發兌大山人參官燕銀耳毛角鹿茸跤趾玉桂精製飲片虔修丸散膏丹杜煎虎鹿龜驢諸膠四時各種花露藥酒　紳學商賜顧者須認明本堂招牌庶不致誤

特設　接方送藥部　代客煎藥部

逐日九扣逢陰曆朔望陽曆一號十五號現洋一概雙九扣

總號　西武昌路北四川路口

西號　慕爾鳴路威海衛路口

中區分號　白克路珊家園口

電話

四二一三六

三六五九七

三八八五六

九〇五〇三

廣告索引

國醫新聲創刊號目錄

廿八年五月廿五日出版

發刊詞

無論什麼著作。要著者自覺塞滿了一肚子的話。不得已纔寫出來。要先有著作。隨後找箇相當的題目。加上去發表。這樣纔有真價值。叫人值得讀。中外古書。流傳千百年而不朽的。都是這一種。要不然。好比中小學校的作文綴法課。教師出下題目。學生勉強七拚八湊的交卷塞責。開起成績展覽會來。總覺得大高而不妙的。

現時代的雜誌多得數不淸了。說到中醫。其學術。其人物。皆被認爲落伍者。可是中醫的出雜誌。的確並不落伍。若從所出雜誌的質量上評估。中醫一定夠得上優等。若從雜誌的內容上評估。只怕不容易恭維。如今職業補習夜校國醫科的學生。也要出雜誌。要我做篇發刊辭。我想「四千多年歷史」呀。「神農黃帝聖人發明」呀。「推銷國產」呀。「預防世界大戰時西藥的無出產」呀。這些很體面的現成話。早已給中醫雜誌的老前輩說得滾瓜爛熟了。用不到我複說。我既掛着這教師的名義。索性倚老賣老。說這雜誌該怎樣的取材。

要像上面說的不朽標準。自然不容易辦到。降格的求次一等標準。那就要：

(一)把中醫的有効方術。用科學的真理去說明他。推闡他。吾們人力物力太有限。不能大規模的實驗統計。自然免不了理想。不過理想要根據事實與科學。一個意義說出來。雖不能即時成爲鐵案。也要叫人值得注意。值得研究。

(二)在今日寫醫學文字。不免涉及中西的比較。一比較便不免爭論。講學術。原是不避爭論的。但不宜故意抹煞對方的長處。不宜故意掩蓋自己的短處。換句話說。不要給立場左右學術。

(三)標榜。現在是早經肇錫嘉名。稱爲「宣傳」了。早經認爲百事所必須。而絕對不是不高雅的事了。但是宣傳不宜過於事實。尤絕對不宜與事實相反。中醫吃空談的虧幾於千年。夠了。現在正要從事實上闖出新的生路來。豈可再造空話宣傳的事業。更有吃緊關鍵。便是爲學術宣傳則可以。爲個人利益而宣傳則不可以。

(四)提倡醫德的文字。不妨多載幾篇。搖串鈴的走方醫。用藥往往極靈效。但方術並不多。他們同道中多數說「某人有若干頂若干串。」頂與串。皆是他們方術的術語。又沒有學理。說破了太不值錢。在這種情形下營業。一般也要養家活口。甚至希望發財積蓄。便不得不用手段。不得不有同業的特殊團結。所謂「金皮利斬」的江湖便是。弄到後來。連那些坐家掛牌的世醫儒醫。也各有各的掙錢秘訣。最普通的。便是口齒圓滑。用藥輕淡。把畢生的聰明材力。研究怎樣可以招徠。怎樣可以卸責。更無餘力研究醫療的實際。中醫的衰敗。這也是一種很大原因。吾輩要重振中醫。當然同時要提倡醫德……這裏並不說醫德墮落的只有中醫。更不說每個中醫皆醫德墮落。讀者不要誤會。

果能依上列四個標準以作雜誌。那麼雖不能一定不朽。決不至於徒造字紙。他日翻版。包管是有的。雜誌而銷行到翻版。那也差堪自豪的了。

民國廿七年十二月三十日書於上海孤島之寓廬。陸淵雷

論說

新中醫之前進

何雲鶴

（一）中國醫藥固有之價值
（二）對現代醫藥所具之缺點
（三）最近研究中國醫藥之趨向
（四）往後應改進之方針

（一）中國醫藥固有之價值

中國醫藥有保存發揚之價値。國醫藥界及民衆咸深切了解之。毋待鄙人爲之喋喋。顧醫藥一途。範圍至廣。不僅能治病卽云盡醫藥之能事。人至患病延醫。已屬焦頭爛額。幸而霍然。在精神上。肉體上。物質上。多少受有相當損失。能防患未然。滅病魔於潛伏未發之際。使人皆無疾苦各登上壽。斯爲醫藥之最後目的。在此目的未達以前。任何方式之醫藥。均不能認爲滿足。縱退一步言。能治病卽已盡醫藥之責。吾人今日之醫藥。能治不治之症幾。難治之症幾。平心靜氣就學術立場嚴格言之。尚未能盡滿人意。歐西醫藥然。中土醫藥亦然。今之治歐西醫藥者。除懸壺行道不計外。終其身於研究室埋首苦幹成敗不計晝夜不輟者。何啻千萬人。其所以如此。灼知所治之學尚未臻完善之境也。治中國醫藥者。自周秦而後。代有傳人。然以爲可饜民衆之期望。則猶未也。疾病之預防。中國現存最古醫籍之一『素問』屢言之。但多偏重個人攝養。對公共衛生之推行。傳染病撲滅及預防。並無具體辦法。此蓋限於時代環境。非古之先哲智不若今之平人也。素問而後。研求疾病預防之醫籍。渺不多見。故就公共衛生、防疫、飲食、檢驗等學術論。中國醫藥在既往幷無若何之貢獻。後漢醫哲張機能斷王侍中四十當眉落。令服五石湯。雖爲中醫正式提倡預防治療之一人。但語焉不詳。且所重固仍在個人也。

疾病治療。起源早於預防治療。而疾病治療進步奇速。由原始時代之精神治療。祝由問病。進而爲中古時代之手術治療。砭石鍼灸。再演進而爲晚近之藥石治療。湯液、丸、散、膏、丹。致祝由問病。有類歐西之催眠術。及其他精神治療。惜今已失傳。偶有存者。亦多失真。其固有價値。已無從估計矣。砭石鍼灸。銅人圖經穴。就現代科學所得。多屬求心、離心、知覺、運動神經之傳導點。其所治病不外乎神經有關者。神經受損。其在枝幹尚易整理。其在中樞則恢復極難。鍼灸對神經枝幹疾患有可奏効。對中樞若歐西之腦炎、脊髓炎、腦脊髓膜炎、腦溢血、結核性梅毒性腦脊髓疾患。未見其有效也。藥石治療。其應用範圍遍及各科。成績亦較前二者為確。特藥石治療。亦非百不失一。各科皆有難治及不能治之症。不治者謂藥石無靈。難治者十居七八。雜病之瘋、癆、膨、膈。外感之逆傳。兒科之驚、痙。婦科之崩、漏、癥、瘕。外科之疔、疽等等。皆有不治難治之諮。明乎此則可估計中國醫藥所有之價值。卽中國醫藥在公共衛生。疾病預防。尚無相當地位。中國醫藥在治療疾病上與歐西醫藥皆無萬全之功效。茍同一病症。用歐西醫藥治療與中國醫藥治療。皆能治癒。則兩者相埒。若有用歐西藥治不痊之證。用中國藥治卽湊效者。斯為中國醫藥之特長。惜中醫因環境關係。極不易得精密正確統計。故向無治療成績之報告。然據最近觀察。則其地位當亞於歐西醫藥。

就中國醫藥本身討論之。中國醫藥之組合甚形簡單。辨病識症。全基醫者之望、聞、問、切。治療則就其所習。或鍼灸。或藥石。鍼灸之異同。就症之所屬。分溫、涼、補、瀉各治之。藥石之異同。由單方之演進。就症之所屬。分君、臣、佐、使。錯綜合用之。同一症候。有內、外、上、下、虛、實、寒、熱之分。同一鍼藥。有表、裏、升、降、補、瀉、溫、涼之差。由症之錯綜。定鍼藥之錯綜。由鍼藥之錯綜。治症之錯綜。近人言中醫無嚴格之生理、解剖、病理、藥理、醫化學、微生物學諸基礎醫學。而有時能應付極錯綜之病。不知其有錯綜之應用治療學也。中醫中亦有見歐西醫學有生理、解剖、病理、藥理、醫化、微生物學。而未識其所由來。以為中醫亦須有之。乃將昔賢苦心所創之應用於治療諸術語。如陰、陽、五行、六經、表裏等等。牽強附會之。結果反不能自振拔。中醫自來多傾全力於臨症識病。處方合藥。卽歐西所云之各科診斷學及處方學。其所主張之人體變化。雖亦有合乎歐西基礎醫學之片斷。如解剖、生理、病理、病原、微生物諸學者。其目的卻全集中於適合其個人所主張之識病及處方。譬如傷寒論所云六經。非人體之機能與實質。在生理上真有其物。或病變時在病理上確有其解剖生理之變化。六經之分。無非為前哲啓示後學識病辨症處方合藥之一門徑。不獨六經然。五行等亦然。

執此而論中國醫藥。醫之方面除診斷學外。無獨立之基礎醫學。藥之方面。除處方、調劑、生藥學外。無獨立之藥化學、藥理學、毒物分析學、藥物解剖、生理、組織學。於是中國醫藥固有之價值。可作估計如下：

(一)中國醫藥側重治病。

(二)中國醫藥在系統上并不健全。

(三)中國醫藥之基礎研究與歐西相差太遠。

(四)中醫治病除鍼灸外。其他手術治療多失傳。

（五）藥石治療及識病處方爲中醫數千年來最有價值之學術。

（二） 對現代醫藥所具之缺點

歐西醫學乃综合有關醫藥及日常生活各種學術而成。各科間不獨互相貫通互相聯合。其實驗論理。皆能獨立發揮。所獲成績。復可作爲他科參考并反證。往往一科有所發見。他科即可利用之。例如攻藥化學者。發見一新化合物。攻藥理者。據之作動物藥理測驗。攻細菌病原蟲學者。據之作細菌原蟲測驗。如成績優良。臨診各專科醫。據之作臨診實驗。餘如攻病理學、生理學者。亦據之作該化合物在病理、生理上之實在效果的研究。如此循序而進。歐西醫學有一部已達登峰造極之至境。如瘧病經昆蟲學、寄生蟲學、血像學、藥理學、藥化學、熱帶病學諸專家之努力。對瘧原蟲之發見。其寄主瘧蚊之生活。其本身有性生殖、無性生殖、發育經過。入人體之途逕。及用治瘧藥後。瘧原蟲在體內摧毀情形。皆有一貫實驗方法。却無法否認及更改之。所以今日歐西醫學對病之分科、溯原、診斷、治療。由各科分工合作之精當。分析詳密。界限嚴峻。絕不含糊籠統。較之往昔。因基礎醫學未健全。就症定名之事。已逐漸減少。如瘧病定義。昔譯爲弛溜熱。往復熱。全依據病者之熱型與環境而命名。在鑑別診斷上。幾無法與再歸熱、傷寒、副傷寒分別。今譯爲瘧原蟲病。以瘧原蟲爲主。無一病不能與之鑑別也。肺炎之診斷。除氣促鼻煽外。必須合聽診之捻髮音。支氣管呼吸音。打診之濁音。方可確定。蓋氣急鼻煽無關於肺之病者往往而有。既知屬肺炎。應再檢驗屬細菌性。（結核菌、肺炎菌、流行性感冒菌、化膿球菌。）原蟲性。（螺旋體、肺二口蟲。）損傷性。（異物入肺。）以定治療方針。故同一肺炎。有絕對不同之病原。絕對不同之療法。若不洞悉肺臟內部變化及病原體之複雜。診斷治療將無所適從。此項弱點。歐西醫學自採用由臨診所見爲起原。以病理、解剖及病原體爲主體後。已逐漸解決之。

中國醫學自周秦以來。前哲因環境關係。不得不採用半理想之臨床診斷治療。應付疾患。後人繼承其志。惜無創造改進卓見。迄今仍沿用前法。致見仁見智。各憑個人閱歷經驗。學說紛岐。門戶龐雜。而最後之是非決定。仍不能完全脫離理想歸於實驗。中醫治病。知其然。不知其所以然。中醫治病。全持意會。所謂醫者意也。可意會不可言傳。民衆對醫者之觀念如此。醫者自身之觀念亦如此。民衆對醫者。有所詢問。恆止於可解與不可解之間。醫者自身之研究。亦自滿於可意會不可意會之間。在歐西醫學未輸入國內時。民間對醫學常識尚淺。但求能愈病。而不深究所患究屬何病。因何服藥而能治愈。或因何服藥而不治。自歐西醫藥輸入後。民衆對醫學觀念。異於往昔。求痊之外。多深究病之究竟。中國醫藥弱點。逐漸發見。其最明顯者爲中醫治病成績。無法作正確統計報告。致世界醫林。無從識中醫真面目。中醫治瘧、治痢、治傷寒。時有效果。然所治是否一定屬瘧。一定屬痢。一定屬傷寒。但從臨床所見。不能認爲正確。瘧與再歸熱。傷寒與副傷寒。痢與腸炎。有時非臨床所見可鑑別之。是以中醫所治病。縱有成績統計。不能爲世所公認。因其無精密病理、病原。作事實上診斷及檢驗也。中醫坐此弱點。如不改進。將對外不能取信於國際醫壇。對內徒日增門戶派別空論。而日趨於滅亡一途也。

(三)最近研究中國醫藥之趨向

最近研究中國醫藥。約分二途。一以歐西醫學爲出發點。一以中國醫學爲出發點。前者多屬西醫藥界同道。後者多屬中醫藥界同道。因主觀之不同。研究之目的及方法亦各不同。茲請分別言之。

中國醫藥界自經歐西醫學輸入國內後。漸悟非整理改進。不足應付潮流。在最近廿年更形積極。設國醫館。籌國醫院。辦國醫校。皆足表示中國醫藥向榮前進。惟時屬過渡。同道之見仁見智。不能趨於同一步調。其研究方式。亦約分保守、折衷、急進三派。主保守者。謂中國醫藥自軒岐以降。數千百載。活人莫可計數。使中國醫藥無卓效。中國人口安能歷久而日增。使中國醫藥有卓效。何必仰仗外援。至云爲應付潮流。爲後學易覓津逮。可將今古醫籍整理之。剔繁去蕪。存其精華。足以傳世。而自成一家。然此事言之似易。而行之實難。整理今古中醫學說。何者真。何者僞。何者合乎事實。何者徒屬空言。欲不越中醫範圍。不假借歐西學術。終不能有澄清之一日。蓋徒憑理想。安能證明一切理想之是與非耶。理想之自身。不過可圓其說。至所圓屬真屬僞。必須待事實爲之證明。無事實之證明。不能認爲此項學說有絕對遵重之價值。若更淺顯言之。今古集方、汗牛充棟。究竟有否卓效。一方非得有百人以上之成績統計。不能信也。故但在中醫範圍內整理改進中醫。徒增糾紛而已。主折衷者。謂中醫固有所長。然究未至止境。目下既有歐西醫學輸入。自應採其所長。補已之不足。使中醫學術更臻完滿。使兩元化之中國現行醫藥。復歸一元化。此項主張。自屬正當。特其着手。亦有不同處。有以歐西醫學作爲參考者。有以歐西醫學參酌舊說。解釋中醫論理處方者。有完全用歐西醫學解釋中醫論理處方者。惜乎歐西醫學亦頗深奧。非順序而進。不易洞悉一切。研究斯道同志。類不能犧牲一切。受歐西醫學嚴格訓練。其稍有所得。多從譯本自修。一鱗半爪、作業餘參考品已若有餘。由此而欲求中西合作。中西改革途徑。似嫌不足。其有集中西醫學者於一堂。俾學子得雙方之長者。結果恆適得其反。中西醫在根本上尚未覓得相同之點。一重病理、解剖與病原。一重臨床診察。何能求兩者之相融。既不相融。又何能得其所長。年來同學一離校門。深覺所獲既非今之西醫。又不符古之中醫。頗有啼笑皆非之慨。雖然。此非所見之謬。乃學不足以致用所致。使研究斯道者。對於歐西醫學有透澈了解。結果當不若是。至急進者。謂中醫除藥之外。一無所長。主張診斷溯源。治療悉採西法。但藥用中藥。此項辦法。在將來中西醫學能一元化時固當如是。目下實嫌太早。蓋迄今中西病名尚不能一一對照。藥以治病。將何所適從。中醫治病之所長在複方。而非單味。中國藥材。全世界隨地可種。非中國所獨有。中藥合味炮炙爲中醫所創。即中國所獨有。而此項合味炮炙。全溯源於中醫之臨診經驗。今用中醫固用之藥物。棄用中醫固用之處方法。根本已離去中醫立場。即有所發明。亦不能認爲屬於中醫範籬內事。當在中西醫學外另樹一幟。然此非有中西兼長之學識。恐亦徒事空論。其流弊所及。使從其學者。流入古之鈴醫類。

以西醫立場研究中國診病處方學者不多見。其研究中國鍼灸者。歐美日本皆有其人。但全以組織、解剖及神經學爲主體。對中國鍼灸家所分溫、涼、補、瀉。多不信任。故在實際上并不根據中醫古法而研究中醫也。

以西醫藥立場研究中藥者。歐美日本及國內。日盛一日。但其研究。並不以中醫所主之效能爲主。根據西醫所固有之藥理及成份研究之。研究成分多屬藥學家。首研一藥之外形。屬於何科。產於何地。及其分支。次及其本身之解剖、組織、灰像。再次分析化學成分。屬膺鹹類、配糖體、色素類、單寧酸類、膠質類及其他。末及其結晶及化學分析方式。研究藥理多屬醫家。先從動物視其極量之大小、血壓、脈搏、呼吸、消化、分泌等等異同。及體內病理實質變化。故其所獲結果。有時與中醫所主者絕不相同。如「附子」本艸載能溫陽同元。似屬強心劑。歐西藥學家得其成分Aconitin。藥理家研究之。能麻痺心臟。屬劇毒藥。不堪採用。「肉桂」本艸載屬溫補要藥。歐西藥學家得其成分爲肉桂油。肉桂酸。藥理家對肉桂油認爲無治療價值。肉桂酸雖具殺菌力。但甚薄弱。「附子」「肉桂」在中醫眼光中爲不可少之妙藥。而歐西醫眼光中似無足輕重。其所以結論如此不同。由於立場之不同也。醫如此。藥亦如此。乃當然事。中醫同道。有聞歐西醫藥界研究中醫藥。以爲吾道不孤。不知乃屬不相干事也。最近中央研究院南京衛生署之藥理研究室及自然科學研究所之藥物系其研究皆本歐西醫藥之立場。與中國固有醫藥之發揚無關也。

(四) 往後應改進之方針

改進中國醫藥宜借重歐西醫學。在今日固無人否認之。惟廿年來之改進工作。並未使中醫藥得有實惠。乃人事問題。中西醫學出發點既各有不同。自非先使之相合。實無由知其短長。欲使之相合。對中西雙方須具有深切研究。并公正見解。如對歐西醫學徒識皮毛。侈談會通。無論爲人爲己。必無若何成就。同時對中醫舊有。亦當深切探討。前哲辨證合藥之精粹。五行、運氣、六經、陰陽之本來面目。不可淺嘗盲從。或崇之爲中醫之無上特長。或毀之爲中醫墮落捷徑。當知中醫所長爲辨證合藥。今古一切醫籍所載。無論有否價值。鮮有離辨證合藥範圍者。中醫向無專一之生理、病理、解剖、組織、醫化、細菌、微生物諸書。亦無專一之物理、化學、生物、藥理諸書。此等學術。在歐西醫藥學中。已各有其獨立場合。自成一科。且爲習醫藥者不可少之基本科。中國醫藥如欲與歐西醫藥分庭抗禮。成一有系統次序學術。亦必需有若歐西醫學之基本科。而此項基本科學。欲在中醫學中自力造成之。不獨時間所不許。力亦所不逮。不若借西醫藥所有者。省便多多。然歐西醫藥之基礎科學。其出發點皆爲實現主義。與中醫藥向抱之理想主義不相融會。其間必須經專家爲之調整。使之合乎實用。并反證一切理想中應有之錯誤。此不獨中醫典藉中涉及基礎科學者應如此。即所恃以向世之辨症合藥。亦應如此。斯是非可立見。意氣可冰釋。在斯項工作未完成前。歐西醫藥對中國醫藥改進上。無若何效能。不過知除中國醫藥外。尚有其他方法之歐西醫藥而已。同床各夢。并不如理想上之會通。此種事實在現今中醫校中。已獲證明。中醫之能述西醫病名。藥名。用體溫表。注射器或聽筒。不能視爲已會通。必也澈底了解歐西醫藥某一科。而能用實現方法解決中醫某一科之是非。方可云真正會通。循此而論中西同道在改進上所應爲之工作。其條件應如下：

一、對中醫以往學說。須以古人之立場深切研究之。

二、對歐西醫學。須先受嚴格訓練。次專攻一科。

三、以專科所得之學說。研究中醫學術在該科所具之長短。作有系統次序之介紹。其中尤注重基礎醫藥學。

傷寒忌口

章成之
徐衡之

世人對於一切熱病。莫不忌口。唯僅葷腥。水菓之屬。尤其爲禁臠。殊不知所謂忌口。並非禁止入口也。往往因忌口而缺乏營養。因而至於不救者。

一般人又以爲忌口者。只准吃素。一切葷腥。水菓。絕對不敢進口。豈知此仍未得忌口之真義。誠以傷寒一症言之。醬瓜。大頭菜素食也。可以殺人。雞湯。牛肉汁葷腥也。可以生人。要知一切固體物皆在禁例。一切液體物。在所不忌。故曰：傷寒症之忌口。不在葷素之分。而在固液之別也。

怎樣是改革中國醫學的正軌？

澄濂

在這個潮流滂渤的二十世紀。稍具科學智識的人。誰不感到神農黃帝所造傳下來的中國醫學。有改革的必要。所以改革中國的醫學。是今日全國朝野都所公認都所贊成的。易大傳曰：「天下一致而百慮。同歸而殊塗。」固然不錯。但根據現在海內對於改革的步驟。各有各的主張。各有各的意見。未趨一致。發言盈庭。無所適從。依我個人的觀察。大別可分兩派。一派是積極的。另一派是消極的。在積極派裏。又可分爲幾種。一種是主張把「陰陽、五行。」「五運、六氣」等。陳腐的學術。完全廢去。來研究科學的解剖、生理、病理、……還有一種是主張五行可廢。陰陽不可廢。五運可廢。六氣不可廢。那種消極派。他們不僅不把陰陽五行去廢止。並且還在維護它。提倡它。口頭上。雖然也唱「改革」「整理」的高調。實際上是在那裏開倒車啊。

積極派的兩種主張。究竟孰是孰非。可暫時不要去批評它。先把整個的醫學。略說一說。以過去或現在學習醫學的徑路而言。黃帝的素問、靈樞。是一部開宗明義的要書。奉爲金柯玉律。後世學者有違背它的規訓。就有悖經之罪。這種事實。在我們醫學的書籍裏面。時有看到。足見吾國素來只有固步自封。墨守舊規。所以自秦漢以降。未有絲毫的進步。良堪浩歎。

以內經這部書的內容分述起來。雖也有生理、病理、……但是都從那種道術化的陰陽五行裏面產生出來。並且又是亂雜無章。假使沒有醫學智識的人。初次去研究它。不但一無所得。必定會弄得頭腦昏花。如墜五里霧中。晚近經余君雲岫的靈素商兌揭露以來。引起學者的懷疑。由懷疑而起攻擊。由攻擊而生真理。陸九淵曰：「爲學患無疑。疑者有進。」故近來認識這部無上的至寶。爲歷史上的陳蹟。已不適用於今日。最可笑的。就是一般自號爲最高的中醫學府。現在仍採用這種神秘的東西來充教材。迷惑青年學子。明知過犯。令人痛心。

陰陽五行。五運六氣。非僅是內經裏的拿手好戲。可以說：是中國醫學中的重心。抑卽爲中國醫學。不能迎頭趕上科學軌道的障礙物。經曰：「生之本。本於陰陽。」又曰：「陰陽者。天地之道也。……」是皆認陰陽爲天地間一種不可思議的東西。宇宙中的一切。似乎都由他裏面而造成。什麼「陽中之陰」啦。「陰中之陽」啦。長篇大論。茫無歸宿。其實「陰」「陽」並不是實質有形的東西。不過也是代表區別同種局的物質的性質而已。與男女、雌雄、牝牡……的意義。沒有分別。

「五行」是繼出於陰陽之後。在古時以爲進步。今已落伍。如尚書洪範中。以水、火、木、金、土、五行。爲施行政治的根據。所以有「水不潤木。」「火不炎上。」「木不曲直。」……等的記載。皆大談五行的淵藪。故當時的醫學。也取這「金、木、水、火、土、」來作吾人臟腑的形象和性質。如「東方甲乙木。」「南方丙丁火」……之類。因循而生。把吾們各臟器的組織。卽歸納到五行裏面去。並且又有「金生水。」「木尅土」……無稽玄語。來支配一般的生理、病理。慌謬絕倫。

金、木、水、火、土五種。以現代的自然科學言之。也不外於爲動、植、礦三界之物。以吾人體質的原素而言。在生理方面。有輕、養、淡、炭、鈉、燐、硫、鉀……等二十餘種。化合而成。斷不如是的簡陋。如是的抽象。

人類的智識。愈演愈高。而科學的根據和理論。也愈趨愈明。故古人的智識。未必優秀於今人。以這樣推想來。那麼古時候所盛行的陰陽、五行。必不適用於今日。當歸自然淘汰。於是足見積極派裏。所主張將「陰陽五行。」「五運六氣」等。完全廢止。去研究科學的解剖。生理。……確是一個卓見。

中國醫學。所以然有四千餘年悠久的歷史。全恃有適宜國人體質的自然生藥。及有精密的處方。至於理論方面。除一般實地臨床記載外。餘皆空中樓閣。故今日欲改革中國醫學。如設立醫學校啦。設立病院啦。這都非當務之急。最緊要的。就是解決整個醫學。究竟要怎樣。以後再進而建設。始臻美善。假使對於學術上的去取。未經確定以前。卽使有大規模的醫學校設立。其課程未必卽能適合真理。卽有編輯教材的委員會組織。所編成的教材。也仍逃不出。榮、衞、氣、血、六經、三焦的圈子。我們欲希望中國醫學。能迎頭趕上科學的正軌。惟有捨「陰陽五行。」「五運、六氣」等陳腐的學說。借助他山。而習科學的生理、病理……治療方面。除暫守古法外。尤須時時加以科學的研究。以正古人之諸謬。這就是唯一的宗旨了。不佞言辭過激。不免有膚淺之見。海內宏達。希有以教我。幸甚。

中華醫藥革命論

葉古紅遺著

日本近年。大多數皇漢醫學家。運動漢醫復興。不遺餘力。其最著者。如南涯吉益輩。類能以科學新知識。整理醫藥舊聞。不啻用革命的手腕。爲漢醫闢一新紀元。是誠吾國醫界所當奉爲導師者也。

所謂以科學新知識。整理舊聞。乃屬於積極的方面。吾國醫藥學者。多乏科學知識。愚意着手之初。宜從消極方面。對於一部分舊學說。先加糾正或竟廢除。例如：神話的「司天在泉」說。讖緯的「五行生尅」說。似皆在宜廢除之列。駢枝的「六氣風火」說。理想的「十二經絡」說。似皆在宜糾正之列。此義又非簡言所能盡。他日當別爲專篇暢論之。

淮南子云：『世俗多尊古而賤今。故爲道者必託之以神農黃帝。』此殆爲西漢著述家習尚。醫書靈素是其一種。明清兩代醫家。辨爲秦漢間人。掇拾舊聞。託名古聖之作。或就地理方域爲辨。或就文字異同爲辨。斷其不出上古。已無疑義。獨惜靈素作者。囿於時尚。參入異說。故示神奇。以「水、火、木、金、土」五行。配「心、肝、脾、肺、腎」五臟。纂集前醫經驗之言。有求其故而不得者。則演繹五行生尅義。輾轉通之。譬經驗之言爲碎金。而五行謬論則砂礫。今欲整理舊學。殆猶披砂鍊金。讖緯的「五行生尅」說。在所必廢。不能使民生壽夭種族強弱所關之學術。籠罩於蠻雲於妖霧中以終古也。

本經論藥。同於靈素論醫。皆爲秦漢時人纂舊之作。其中微言大義。在無文字以前。容或有傳自邃初者。今但衡論本經。作者限於時代。方輿不廣。藥品之採列無多。化驗未經。藥性之發明有漏。且以當時迷信長生之故。動云久服輕身延年。是宜汰其虛誣。納諸實驗。漢唐以降。藥品遞增。詮釋本經。日多新義。至明李氏時珍集爲本草綱目。雖嫌駁雜。究稱賅備。而清醫陳念祖詆之。斥爲非爲聖法。反推崇張隱菴一派。以抱殘守缺爲宗經。此種研學態度。非萬事革新之今日所宜取也。

中國醫學。不見信於通人。半由於雜神話太多。動與科學相抵。有清咸同以降。西醫來華日多。中醫漸失信仰。終招菲薄。曾滌生函扎中。屢謂中醫不足憑信。李少荃語外人。則謂吾國醫道。失傳已久。近人范源濂氏。生前常語不佞：『吾人不幸染病。死於西醫之手。尚能知致死之病名。若死君輩中醫之手。死後十醫十說。求一確定病名。且不可得。可謂糊塗死人。』范氏此言雖謔。實足以代表知識階級對中醫觀念。顧實際上。西醫拒絕不治之症。改延中醫診治。往往應手奏效。近年報章所載。街巷所傳。類此事例。不一而足。日本明治維新。有廢止漢醫之明令。聞自前年冬季。已發生漢醫復活之運動。而主持其事者。大半屬元老院中人。在最近之將來。或可成爲事實。漢醫有名和田啓十郎者。兼治歐洲醫術。比較中西得失。判爲西醫治病。多從事病原菌撲滅。漢醫治病。多從事抗毒力增進。少用火毒之藥。直接殺菌。且時時顧慮病人之體質。不使氣血受虧，是可云持平之論矣。

生理與解剖學。爲習醫之先導。不能參雜神話。渾稱「陰、陽。」肝便是肝。肺便是肺。瀉肺足以疏肝。是從實驗而得。不能以肺金尅肝木。爲瀉肺疏肝之理由。脾便是脾。胃便是胃。升脾必須降胃。亦從實驗而得。不能以脾、胃分陰、陽。爲升脾降胃下定義。推之一切「從治、」「隔治」之說。苟其遵行有效。皆當從生理、解剖上。別研求貫穿之路徑。見效求理。終有溝通之日。一雜以「子、母、生、尅」諸神話。將使前醫實驗成績。永無真理出現。欲謀中西溝通。此類神話。亦永爲溝通之障壁。至若人體生理。凡屬形質部分。中西學說歧異。皆當改從西說。如中說肝偏左。西說肝偏右。中說肺八葉。西說肺五葉之類。蓋中籍所記載。大半出於理想。而西說則一一得諸實驗。此不能與爭長也。彼殺菌防疫之事。微帶共嘗性質。中籍關於此類之記載及討論尚少。但能取西籍研求之。

中國脈理。久遭歐人抨擊。謂脈搏祇能檢心臟。中說半屬無稽。然就個人經驗。內難及王叔和脈經除去五行生尅。實用正多奇驗。若史記扁鵲倉公傳論脈。殊難索解。傷寒金匱所說。雖亦不越五行生尅範圍。而比附脈證之條款。已較古書明確。然一一試之於實際。亦有驗有不驗。其試諸實驗而驗者。在診斷上頗有珍視價值。例如：「虛爲勞極、」「滑爲痰飲」之類。真如鼓之應桴。百不爽一。欲求其所以然之故。今尚少生理的說明。動即牽連神話。侈言生尅。充彼生尅之義。宇宙凡百事物。其真理未經發見者。無不可強以「生尅」義通之。「五行」說在吾國。一日不廢。大足障礙一切生人日用。使永久不能與真理溝通。不僅阻止脈理學之進步已也。

中國藥學。亦感受五行說影響。以「五味、」「五色、」配五行。分治五臟。沿訛襲謬。於今爲烈。而作俑即始自本經。嘗謂吾輩醫工。生當二十世紀。欲求本國學術進步發達。第一、應打消拜偶之觀念。歷代醫籍動言宗聖宗經。決不能脫五行生尅之藩籬。致日陷於穿鑿附會支離滅裂之境。醫藥動關生命。豈容自欺欺人。無論舊說新知。中術西法。當一一判諸自己之理智。無所謂聖。更無所謂經也。吾國考求藥性。向無科學方法。所憑惟經驗及理想。故多枝蔓膚廓之談。如「黃連、」「遠志、」「丁香」等。自經西醫化驗。頗能發見新義。補吾國本經之缺失。惟吾國天然品。未經提煉。其特殊之效能。亦有非西醫所能盡職者。即如「石膏、」「滑石。」不起化學作用。西醫謂其不堪入藥。然每遇時行溫熱病。如「濕溫症、」即彼云：「小腸炎。」「爛喉痧症、」即彼云之「猩紅熱。」投以大劑石膏。十治七八。滑石合辰砂。清暑熱取効亦能快捷。可知中藥妙用。全從經驗得來。歷五千年悠久時期。成今日之結晶。其神妙與化裁。當然有現代科學家所不能完全理解者。惟吾人欲於藥學上。有所努力。仍當採取西醫論藥方式。考其所含質素。具何性效。所治諸疾。如何關係。有規矩而後有神明。舍梯航無由入山海。以理解古書之奧義為的。以運用科學之新智築基。則庶幾日進光明之域矣。

依學術無國界之說。則中西醫名詞。根本不能存在。而學於德者稱德醫。學於日者稱日醫。於義尤屬無取。惟在醫術未統一之今日。不能不暫時隨順以立名。歐洲醫界。早已採用漢藥。近且有研求吾國醫理者。吾何能劃地以自封。亟應取彼之長。補我所缺。舉凡「生理、」「解剖、」「病理、」「診斷、」諸學。固宜詳加研究。力求貫通。即西用藥物中。其較普通而呈特効者。亦不妨隨症採用。為中藥佐使。例如「安知必林。」為白色無臭結晶體。其性最善發汗。略似中藥「麻黃。」又能低降體溫。取効在三小時以內。凡降外感之熱。可與「石膏、」「知母、」同用。凡降血虛之熱。可與「地黃、」「二冬、」同用。義取西藥治標。中藥治本。功効覆杯可待。又如「白布聖」助消化。「幾阿蘇」治肺痿。「華澄茄」止淋帶。「金雞納」截瘧疾。皆能補助中藥。迅速奏功。初由藥品通用。臻至診斷互參。融會中西。此為權輿矣。

（轉載國醫公報第六期）

雀斑

唐景韓

雀斑大都生於鼻、頰等處。殊足損面部美觀。為社交上一大缺憾。原因由於皮膚之色素變常。積集一處而成。女子神經抑鬱。及姙娠後。最易罹此。偶翻曩日手抄。載有治雀斑妙法一則。特錄於下。世之患本病者。曷一試之：「取夜嬌嬌（花名）秋後之子。顆粒盡黑者合用。晒極燥。剝去其殼。細撕去黃色之衣。盡剩雪白之小丸。以研砵研至極細末。用洋蜜調至成漿。每日早夜搽之。一月後。即隱落無痕。」——自強醫刊

補白

黑熱病與疳病

葉古紅

自報端揭載黑熱病蔓延蘇北後。頗引起社會人士之深切注意。在國醫籍中是何病名。亦爲一般人亟欲明其究竟者。鄙意此病相當國醫所稱之疳病。通常之痞塊、癖積、癥瘕。如外台所載：『癖濟——癖少小及大人腹中宿食積成癥癖。兩脇妨滿。氣息喘急。不能食。面黃。日漸瘦。腹大脹硬。』『病源——癥者由寒溫失節。致臟腑之氣虛弱而食飲不消。聚結在內。由漸染生長塊段。盤牢不移動者。是癥也。言其形狀可徵驗也。若積引歲月。人則柴瘦。腹轉大。』則多包括脾臟腫大、腸結核、慢性腹膜炎、單腹脹、水腹種種症狀而言也。自昔少小大人。統名之曰：『癥癖結聚。』後世則分爲十六歲以前其病名爲「疳」十六歲以下其病爲「癆。」不問其病源。而以年齡長幼定病名。亦可見疳病不必限生於小兒。在成年人特同病異名耳。至疳病之定義何若。巢氏病源疳䘌候有云：『……脾胃潤則氣緩。氣緩則蟲動。蟲動則侵食成疳䘌也。但蟲因甘而動。故名之爲疳也。』又云：『面青頰赤。眼無精光。唇燥腹脹有塊。日日瘦損者。是疳食人五臟。至死不覺。』昔人對疳之病變。謂係有蟲爲患。並非真能發現脾臟內有利什曼朵那凡微生物。其所謂蟲者。蓋有見於極度貧血。至發現種種易出血之敗血現象時。如鼻衄、牙衄出血、口頰壞死、由漸入微。一似有蟲侵蝕者然。因想像而謂爲疳蟲所致。千金有疳蟲食齒方。亦指此而言也。

病源又有「大腹丁奚」一候。金鑑於丁奚疳釋之曰：『丁奚者。徧身骨露。其狀似丁。故名曰：「丁奚」也、其證肌肉乾澀。啼哭不已。手足枯細。面色黧黑。項細腹大。肚臍突出。尻削身軟。偏體倦怠。骨蒸潮熱。燥渴煩急也。』

疳之名稱繁多。如「五疳」「無辜疳、」「鼻疳、」「牙疳、」「丁奚」等。要皆係疳病經過中之一般症狀。至黑而發熱。後世言「腎疳」者。外證腦熱肌削。寒熱往來。手足如冰。爪黑面黧。齒齦出血。口中氣臭。國醫之一般原則。以黑爲腎之符號。故言黑者無不牽涉及腎。準此。黑熱病爲疳病之應有見證。則國醫所稱之「疳勞。」指發熱也。「疳積。」指腹有積滯而膨脹也。氣管枝炎症。則曰：『肺疳。』皮膚色素沉着。則曰『腎疳。』「鼻疳、」「牙疳。」則又指易出血性口頰崩潰而言也。見證雖有多種。而療法則不外消炎、解凝、殺菌、清血、增強其體力。萬密齋氏謂：『幼科書論諸疳。頭緒太多。法無經驗。無可取者。唯錢氏分肥、瘦、冷、熱四者。庶爲近理。而以初病爲肥熱疳。久病爲瘦冷疳。似有虛實之分。不知疳爲虛證。曾有實證乎。』誠經驗有得之言也。

專著

傷寒論概要（此篇保留著作權不許轉載翻印）

陸淵雷

引言

不佞初業醫。卽任醫校教課。初任教課。卽教傷寒論。繼又教金匱要略。因成傷寒論今釋、金匱要略今釋各八卷。友好督責。匆促付印。頗不自愜。而傷寒今釋爲尤。當製版校對時。卽覺前半部必須修改。爾後排棄教課。欲專究方藥證候。遂無暇及此。今職校國醫科又強不佞教傷寒論以今釋分量太多。不得不別草講義。遂乘便修改今釋。講義既不擬刊行。國難方殷。修改之今釋。亦未知付印何日。爰舉大綱若干條。先借本刊發表。就正有道。

所舉諸義。有今釋已發其端。今始暢發其蘊者。有今釋所未及。今始得之者。亦有一反今釋之主張者。凡草今釋時。自覺概念浮泛。或稍涉騎牆者。今草講義。皆覺沈著塙實。信夫教學足以相長也。

篇題本擬傷寒論要略。爲其疑涉金匱要略。故從俗稱概要。

傷寒之範圍

完全用舊學說之中醫。皆以傷寒與溫熱爲對立之兩類疾病。其所習又大多數爲溫熱。於是視傷寒之範圍極狹。惟以發熱、惡寒、不渴者爲傷寒。易言之。惟以傷寒論之純粹太陽病爲傷寒。此其謬。已不煩言而可知。且傷寒、溫熱之對立。乃根本無理由。余別有說。今但舉極明瞭之事實以明之。夫舊學說之中醫。亦有自稱傷寒專科者。同一病也。就傷寒專科醫治。無不斷爲傷寒。就普通溫熱家醫治。又無不斷爲溫熱。可知傷寒、溫熱之分。初無事實與真正學理。但憑醫者之主觀觀念耳。故視傷寒與溫熱對立者。不足以知傷寒論。

西醫譯腸窒扶斯爲傷寒。輒指摘傷寒論中之證候藥法不合腸窒扶斯者。以爲口實。不知腸窒扶斯之病。溫熱家稱爲溼溫。其大部過程。屬傷寒論之少陽病。此與溫熱家以純粹太陽病爲傷寒者。同一失之過隘。故以傷寒爲腸窒扶斯者。不足以知傷寒論。

然則傷寒論之傷寒究爲何種病乎。

素問熱論云：『人之傷於寒也則爲病熱。』又云：『今夫熱病者。皆傷寒之類也。』是知古人所謂傷寒者。指發熱之病。猶今言「熱性病」也。從其證狀而言。則曰熱。曰熱病。從古人心目中之原因而言。則曰：傷寒。是卽傷寒論之傷寒矣。吾常言：「傷寒論與內經派別不同。不宜彼此互釋。」今引熱論釋傷寒論何也。前賢皆謂：「傷寒論與內經毫無二致。」吾平日之言。欲矯此種謬誤觀念而發也。至於多數術語。則自古相沿。不能無相同處。讀古醫書者當分別觀之。……由是亦可證溫熱與傷寒對壘之非。溫熱家之言。若曰：『今夫溫熱病者。非傷寒之類也。』又若曰：『人之傷於寒也。則爲病寒。傷於溫熱也。則爲病溫熱。』其言乃與內經適相反。溫熱家固喜援引內經以自重者。今其立言之意與內經相反。斯亦自欺欺人而已。

仲景自序其書。題曰：『傷寒卒病論集。』而其文中曰：『爲傷寒雜病論合十六卷。』知卒字爲雜字之訛。十六卷之書。今分爲傷寒論與金匱要略兩部。所謂雜病論者。當然卽金匱矣。是仲景之意。傷寒特與雜病對立。知雜病。則凡非雜病者皆屬傷寒。可知。上文引內經明傷寒卽熱性病。觀傷寒論所論。固大多數有發熱。其不發熱者。或因體質虛。不能發熱。古人固認爲與發熱之病同一病原者。或因誤治之傳變。其原發病固發熱者。則謂傷寒爲熱性病。似乎盡矣。雖然。金匱之雜病中猶多發熱者。例如痙病中有腦脊髓膜炎。——治痙諸方。除大承氣外。皆不適於腦脊髓膜炎。然其論證固明之爲腦脊髓膜炎也。——欬嗽上氣及痰飲欬嗽病中。有急性支氣管炎及急性肺炎。皆熱性病也。瘧疾、黃疸——急性熱性者——諸病。尤顯然爲熱性病。而皆屬雜病。不屬傷寒。由是言之。傷寒乃熱性病之一部分。而熱性病不皆爲傷寒也。蓋熱性病之僅以發熱爲主證者。仲景謂之傷寒。熱性病之別有特殊主證者。仲景多歸於雜病。故腦脊髓膜炎有項背強。甚則角弓反張之特殊主證者也。支氣管及肺之急性炎症。有喘欬之特殊主證者也。黃疸有一身面目悉黃之特殊主證者也。瘧疾舍發熱外似無特殊主證矣。然寒熱往來有定時。不若傷寒之熱爲稽留型。故皆屬雜病而不屬傷寒。

夫熱性病惟以發熱爲主證者。謂之傷寒。非熱性病。及熱性病之有他種特殊主證者。爲雜病。此種分類法。繩以今日之科學眼光。固難成立。且傷寒論青龍、麻杏諸湯證中。亦有急性支氣管炎肺炎在。則上述之界說。亦未絕對完具。吾儕須知仲景著書。爲欲救疾病死亡。爲醫療之方術計。非欲討論病理。非爲醫學之說理計。爲醫療計。則傷寒之治法。可由其證候而分爲六箇階段。各有宜忌。爲便於言說計。沿用熱論太陽、陽明乃至厥陰等六經之名。以名此六種證候羣。多數急性熱病之病型。不出此六種證候羣。其藥治法。亦不出此六種宜忌。雜病病型。多非六種證候羣所能範圍。其藥治亦各有其特效藥。若徒守六種宜忌。卽不能應付裕如。故傷寒之治法。近似西醫所謂對證療法。有共通性。爲理解的。雜病之治法。近似西醫所謂特效療法。無共通性。爲機械的。故傷寒云者。與雜病對立之詞。非與溫熱對立之詞。傷寒雜病之分在藥法。不在病理病原之異類。知此。然後可知傷寒之範圍也。

傷寒雜病既以治法分。不以疾病分。則有一病而兩屬於傷寒與雜病者。前所舉支氣管炎、肺炎是也。一病則治法何以不同。因病程有先後。證候有殊異故也。證候宜治以傷寒法者。直謂之傷寒。證候宜治以雜病法者。乃屬諸雜病而別冠以病名。吾常言「中醫之病名。無一定之界說。舉病名者宜兼舉書名。其病始塙定。」職此故也。近有主張統一病名者。吾謂「中醫之病名無從統一。不如逕用西醫病名。」亦職此故也。雖然。未可謂古人絕不識病也。青龍、越婢諸湯。在傷寒論中治傷寒有喘欬者。在金匱雜病中即治痰飲欬嗽。為其病同故藥同。故知古人非絕對不識病者。不若今人一概混稱溫邪也。

急性熱病無特殊主證者。惟有流行感冒之發熱型與腸窒扶斯。而臨床統計。則流行感冒遠多於腸窒扶斯。近有某西醫評傷寒論。謂傷寒方但可治流行感冒。其言雖帶立場性。亦未為無理。蓋傷寒中流行感冒最多。則傷寒方治流行感冒者亦宜最多耳。不但此也。為內科醫所治諸病。最多者為胃腸病。其次即流行感冒。而傷寒論金匱要略之方。治消化器病者。十居其三。此無他。仲景為治療而著書。其治療法。又皆從積古經驗而來。故病居最多數者。方亦最多。夫業醫者能治最多數之病。亦可矣。學之莫捷於讀仲景書。今人惑於溫熱家言。不敢用仲景方。不敢讀仲景書。欲成良醫。不亦難哉。

六經名義

六經之名。曰太陽。曰陽明。曰少陽。曰太陰。曰少陰。曰厥陰。傷寒論以此六者名其篇。亦以此六者之次序為其篇次。蓋源出素問熱論。熱論為鍼刺家言。故熱論之後。次之以刺熱論。熱論論病理。刺熱論論治法也。鍼刺家之根本學理在經脈。——其是非不在本篇之範圍。故不論。——故六經之名。乃經脈之名也。傷寒論乃湯液家言。其六經沿熱論之名。不襲熱論之實。故讀傷寒論者。不必求解六經之名。尤不可以經脈之義解傷寒論之六經。吾儕視六經為六種證候羣。就治法之宜忌而分。治法之宜忌。不能適符經脈之數而為六。故傷寒論之六經頗有牽湊。下文詳之。既就治法而分證候羣。則五之可。七之亦可。別立名目又何不可。何必不惜牽湊。以求合熱論之六經耶。此因熱論託名於黃帝岐伯。而漢人崇古尊聖之心理最深。論熱病不敢顯違熱論故也。

何以知傷寒論沿熱論之名而不襲其實也。沿其名易知也。不襲其實。就二書相異處求之可矣。熱論之六經範圍狹。傷寒論六經範圍廣。異一也。熱論一日傳一經。六日遍六經。週而復始。傷寒論則六、七日傳一經。傳至若干經後。不愈則死。絕不週環。異二也。熱論太陽傳陽明。陽明傳少陽。絕無例外。傷寒論則太陽傳少陽。少陽傳陽明。有太陽直傳陽明者。絕無陽明反傳少陽者。異三也。分疏如下。

（一）六經範圍廣狹之異　先取熱論六經之證。與傷寒論之所謂「六經提綱」對勘。卽知顯然不同。

熱論六經之證。

巨陽　頭項痛。腰脊強。
陽明　身熱、目疼、而鼻乾、不得臥。
少陽　胸脅痛而耳聾。
太陰　腹滿而嗌乾。
少陰　口燥、舌乾而渴。
厥陰　煩滿而囊縮。

傷寒論六經之提綱。

太陽　脈浮。頭項強痛而惡寒。
陽明　胃家實。
少陽　口苦、咽乾、目眩。
太陰　腹滿而吐。食不下。自利益甚。時腹自痛。若下之。必胸下結鞕。
少陰　脈微細。但欲寐。
厥陰　消渴。氣上撞心。心中疼熱。飢而不欲食。食則吐蚘。下之。利不止。

熱論之巨陽。卽太陽。巨與太義近。文字偶異。不須深究。六經之證。對勘之下。顯然不同。惟太陽彼此稍同。太陰腹滿一證同。少陽雖殊異。而胸脅痛頗與傷寒論之少陽柴胡證同。然不能因此三處稍同。遂謂其無異。下文再說明之。

其最不同而無可還就附會者。熱論云。

其未滿三日者。可汗而已。其滿三日者。可泄而已。

熱論旣謂一日傳一經。則起病六日之間。前三日爲三陽病。後三日爲三陰病。此文卽謂三陽病皆宜發汗而愈。三陰病皆宜下之而愈也。在傷寒論則惟太陽宜發汗。陽明雖不必絕對忌汗。然其正常治法。爲攻下而非發汗也。少陽則汗、吐、下俱在禁例。太陰與厥陰。提綱皆明言誤下之壞證。其不可下甚明。少陰亡陽虛脫。當然亦不可下。——少陰急下三條。下文別有說明。——此在治法上顯然不同者也。夫古醫書之說理。出於臆測。雖有參錯。可以置之不問。其證候已屬事實。不宜互有出入。至於治法。則積驗所得。皆有實效而不可違異者。治法不同。可知其病本不同。且傷寒論可汗、可下、不可汗、不可下之例。皆極有理由。極合事實者。傷寒論陽明可下。而熱論以爲可汗。傷寒論少陽禁汗。而熱論以爲可汗。傷寒論三陰不可下。而熱論以爲可下。所同者。惟太陽可汗而已。由是可知。熱論之三陽。皆傷寒論之太陽。故皆可汗也。熱論之三陰。皆傷寒論之陽明。故皆可下也。而傷寒論之少陽與三陰。皆熱

傷寒論概要

論所不言也。故曰：熱論六經之範圍狹。傷寒論六經之範圍廣。

既知範圍有廣狹。及二書之名同實異。返而研究上列二書之證候。益覺明瞭。蓋二書之太陽。皆屬初病。猶之一片上合劃營造尺與英尺者。尺度雖異。其首端零寸零分處。固相齊不異也。故二書之太陽。證候治法皆同。熱論之陽明證。與傷寒論之太陽證雖不似。然亦無牴觸。惟目疼鼻乾。頗燥熱。乃傷寒論之大青龍證也。熱論之三陰。太陰腹滿。厥陰滿。凡可下之證必腹滿。則知厥陰之滿亦是腹滿。而少陰不言腹滿者。爲省文。否則四五六日皆屬下證。第四第六日腹滿。而中間第五日不滿。必無之理也。其他嗌—咽同——乾、口燥、舌乾、渴、煩、囊縮。皆顯然爲傷寒論之陽明證。其太陰腹滿一證二書同者。非二書之太陰爲同一病。蓋傷寒論之陽明、太陰皆胃腸病而有實熱、虛寒之異。胃腸病則實熱、虛寒皆有腹滿證。故熱論之太陰可下者。實熱也。傷寒論之陽明也。傷寒論之太陰腹滿不可下者。虛寒也。熱論所不言也。惟熱論少陽胸脅痛。頗似傷寒論柴胡證。然胸脅僅痛而不滿。不妨仍爲可汗之太陽。由是言之。吾上文所畫定二書六經之範圍。殆墻鑿不可易。

（二）六經日數與週環與否之異　熱論云：

傷寒一日。巨陽受之。……二日陽明受之。三日少陽受之。四日太陰受之。五日少陰受之。六日厥陰受之。……七日巨陽病衰。……八日陽明病衰。九日少陽病衰。十日太陰病衰。十一日少陰病衰。十二日厥陰病衰。……

是一日傳一經。七日復週環而至巨陽。義甚明矣。

傷寒六、七日傳一經。文頗散漫。稍費鉤稽。略舉數條如下。然臨床實驗上。確是六、七日傳一經者。

太陽病得之八、九日。……其人不嘔。清便欲自可。

傷寒論之意。太陽傳少陽。少陽傳陽明。亦有太陽直傳陽明而不見少陽者。皆六、七日而一經。然亦有始終在一經不傳者。此條得之八、九日。從傳經之例。當爲少陽病或陽明病。然其病仍屬太陽而不傳。故下文以不嘔明其非少陽。以清便自可明其非陽明也。

太陽病十日以去。……設胸滿脅痛者。與小柴胡湯。脈但浮者。與麻黃湯。

胸滿脅痛爲少陽證。小柴胡湯爲少陽方。浮爲太陽脈。麻黃湯爲太陽方。言得病十日以上。若傳經者爲少陽。不傳者仍爲太陽。可知傳經在六、七日許。而太陽傳少陽也。

傷寒六、七日。發熱。微惡寒。支節煩疼。微嘔。心下支結。外證未去者。柴胡桂枝湯主之。

此六、七日兼有太陽、少陽之證。是將傳少陽而未盡傳者。

傷寒四、五日。……脅下滿。手足溫而渴者。小柴胡湯主之。

傷寒五、六日。中風。往來寒熱。胸脅苦滿。嘿嘿不欲飲食。心煩喜嘔。……小柴胡湯主之。

傷寒五、六日。嘔而發熱者。柴胡證具。……

太陽病。過經十餘日。反二、三下之。後四、五日。柴胡證仍在者。先與小柴胡湯。嘔不止。心下急。鬱鬱微煩者。為未解也。與大柴胡湯下之則愈。

以上四條皆少陽。其日數。自四、五日至十餘日。蓋疾病是生人活體上事。本無刻定之日期。折其中而言。則六、七日而傳也。末條十餘日後又四、五日。將近二十日。故大柴胡湯兼有少陽與陽明之證。由此亦可知太陽傳少陽。少陽傳陽明也。

傷寒十三日不解。胸脅滿而嘔。日晡所發潮熱。已而微利。此本柴胡證。……潮熱者實也。先宜小柴胡湯以解外。後以柴胡加芒硝湯主之。

此由少陽傳陽明。而少陽與陽明證同見也。凡傷寒論中「十三日」皆「十餘日」之訛。十餘日由少陽傳陽明。則六七日由太陽傳少陽可知。

傷寒。不大便六、七日。頭痛有熱者。與承氣湯。其小便清者。知不在裏。仍在表也。當須發汗。……宜桂枝湯。

此言六、七日或為陽明。或仍為太陽也。可知傳經為六、七日。又可知太陽有直傳陽明者。

傷寒十三日不解。過經讝語者。以有熱也。……此為內實也。調胃承氣湯主之。

太陽病過經十餘日。心下溫溫欲吐。而胸中痛。大便反溏。腹微滿。鬱鬱微煩。……與調胃承氣湯。

此皆十餘日為陽明者。六、七日一經。則中間或已經過少陽矣。

以上所引。已足證明傷寒論七、六日傳一經。與熱論一日傳一經大異矣。祗引陽證。不及陰證者。因陰證為體質——尤要者心臟——太弱。或誤治所致。非急性熱病之正型。其傳無一定故也。下文別有說明。

熱論六經週環復始。其『七日巨陽病衰』以至『十二日厥陰病衰』。為明證。傷寒論不週環。則無明文可徵。然並無「厥陰復傳太陽」之文。已足反證無週環之事矣。必欲得明文。亦有一條。

……陽明居中。主土也。萬物所歸。無所復傳。……

此條本說陽明惡寒速罷之故。其義不愜。今斷章取義。證明陽明不復傳。反覺其可貴矣。「居中主土。萬物所歸。」乃臆斷。不足憑。「無所復傳。」則事實宜可信。如上文所說。惟陽證為急性熱病之正型。陽證至陽明而極。或愈或死。於焉分決。所謂無所復傳也。

（三）陽明少陽先後之異　第（二）項中所引諸文。已足證明。今節錄拙著今釋一段。以作補充——以下為訂正傷寒論今釋九十九條小柴胡湯之一節。

自此以下。論柴胡湯一類證治。柴胡湯主少陽病。大論廁柴胡諸證於太陽篇。而少陽篇僅存空洞之詞者。何也。曰：仲景—

之言六經。沿熱論之名而不襲其實故也。熱論三陽之次。太陽、陽明、少陽。謂太陽傳陽明。陽明傳少陽也。仲景次少陽篇於陽明篇後。沿其名故也。然仲景之少陽。來自太陽。傳諸陽明。故柴胡證不可次於陽明之後。即不可廁於少陽篇矣。熱論之三陽。皆仲景之太陽。故皆可發汗。仲景之少陽則爲柴胡證。不可發汗。此一證候。羣爲熱論所不言。此皆不襲熱論之實也。故柴胡諸證雖在太陽篇。曾不稱爲『太陽病。』大柴胡條雖有『太陽病過經十餘日』之文。已過太陽經。即非太陽病。此皆明其病之非太陽也。少陽篇云：『太陽病不解。轉入少陽者。與小柴胡湯。』明太陽傳少陽。少陽主柴胡也。百一條云：『服柴胡湯已。渴者。屬陽明。』明少陽傳陽明也。凡此。皆仲景自異於熱論之微旨。故廁柴胡證於太陽篇。次少陽篇於陽明篇之後者。仲景之不得已。亦仲景之不徹底也。

讀傷寒論當簡別羼入之內經家言

凡百學術。皆有派別源流。而學者鮮能自知。近世醫者。流爲江湖。其上焉者亦有術而不知學。遑論派別源流。今所謂內科大方脈者。大別爲傷寒、溫熱兩派。或稱古方派、時方派。而皆推其本於內經。豈知素靈諸篇。非出一人之手。非屬一家之學。傷寒論序雖有『撰用素問九卷』之語。而六經大綱已與熱論殊異。溫熱書援引內經。所引者既不必悉屬一家。又未必能得內經之本意。且內經大都爲鍼刺家言。傷寒、溫熱之內科方脈。乃湯液家言。大本既殊。末流益遠。鄙人平日主張。以爲研究中醫者。不妨研究內經。然研究與實用是兩途。欲求中醫內科之實用。須從傷寒金匱入手。內經非其倫也。故醫校教課。用內經爲初年級基本課者。鄙人首倡反對。初時人皆詆爲離經畔道。今則信從者漸多矣。

宋元以後著醫書者。卷首必援引若干條古書。以示其學有根柢。雖所引與其自己之主張相矛盾。亦不計也。內經固在必引。即傷寒論。亦復被引一、二條於溫熱書中。吾常笑其多此一舉。不謂傷寒論本身亦有此弊。可知醫書中不求甚解之盲瞽鈔襲。由來已久。雖仲景亦不能知派別源流也。

傷寒論開首「平脈、」「辨脈、」「傷寒例」三篇。文辭與六經篇不類。而傷寒例有『搜采仲景舊論』之語。人皆知三篇爲王叔和之文矣。六經篇中有文辭類於三篇者。注家以爲叔和附益。似矣。又有不類六經之文。亦不類三篇者。一概以爲叔和之語。或混稱後人羼入。則讀書之不審諦已。六經篇中頗有素問熱論家之言。不但出於叔和之前。亦且出於仲景之前。蓋仲景引用熱論家之言。而不能辨其派別之不同於己也。

何以知爲熱論家之言。六經名義章說明熱論與傷寒論不同之處。乃二書之大段骨幹。不容稍有差池者也。而傷寒論條文。頗有同於熱論反與本身之大段骨幹牴觸者。可知爲羼入之熱論家言。讀者苟不知簡別。其苦如墮五里霧中。今略舉數條如下：

傷寒一日。太陽受之。脈若靜者。爲不傳。頗欲吐。若躁煩。脈數急者。爲傳也。

傷寒二三日。陽明、少陽證不見者。爲不傳也。

太陽病。頭痛至七日以上自愈者。以行其經盡故也。若欲作再經者。鍼足陽明。使經不傳則愈。

以上三條。皆太陽上篇之文。知是熱論家言者。其證有五。一日太陽。二三日陽明少陽。爲一日傳一經。一也。陽明在少陽前。二也。頭痛至七日以上自愈。卽熱論之『七日巨陽病衰。頭痛少愈。』三也。欲作再經卽熱論之週環。四也。使經不傳之治法。用鍼不用湯藥。五也。他篇類此者。復有數條。

傷寒三日。陽明脈大。

「三日」當係「二日」之訛。蓋後人知傷寒論陽明在少陽後。而不能擺脫一日一經之束縛。乃改「二日陽明」爲「三日陽明」耳。

傷寒三日。三陽爲盡。三陰當受邪。其人反能食而不嘔。此爲三陰不受邪也。

傷寒三日。少陽脈小者。欲已也。

二條爲少陽篇之文。三日少陽。三日三陽盡。皆謂一日傳一經也。三陰受邪者不能食而嘔。明是胃腸證。以胃腸病爲三陰。乃卽仲景之陽明也。此非熱論家言而何。

傳經日數。與陽明少陽之先後。苟不能辨其爲熱論家言。而欲與傷寒論本文連貫解釋。則左支右絀。不能愜當。舊注之使人發生疑障者。此等處最多。然猶是空論。不涉藥法。不致直接誤人性命也。少陰篇用大承氣急下者三條。若不能識爲熱論家言。則必有死於誤下者。其條文曰：

少陰病。得之二三日。口燥咽乾者。急下之。宜大承氣湯。

少陰病。自利清水。色純青。心下必痛。口乾燥者。急下之。宜大承氣湯。

少陰病。六七日。腹脹。不大便者。急下之。宜大承氣湯。

夫仲景之少陰病。曰脈微細、但欲寐。曰自利。曰亡陽。曰惡寒踡臥。曰吐利。曰厥。曰手足逆冷。皆心臟極衰弱。欲虛脫之候。豈可用大承氣急下者。且此三條。若抹去冠首「少陰病」三字。則明明是陽明燥實之證。豈有絲毫似少陰者。乃知此所謂少陰。熱論之少陰。而仲景之陽明也。熱論之三陰。皆仲景之陽明。故皆『可泄而已。』依熱論第四、五、六日爲病在陰。皆可下。而少陰在第五日。今云二、三日七、八日者。因燥實須急下之證。無不口舌乾燥。而熱論以口燥、舌乾爲少陰證故也。

從前注傷寒論者。皆不悟論文雜有熱論家言。乃謂：「雖脈微細、但欲寐。而有急下之證。仍宜急下以存陰。」或謂：「少陰本自有熱證。」吾讀此等注。終覺耿耿不愜於懷。今知是熱論家言。遂渙然冰釋。怡然理順。故「讀書得間。」——間。去聲。罅隙也。得間。猶俗言「捉到漏洞。」——其樂如此。

六經篇中方證。多有非本經之病者。苟詳細探索。當有不少熱論家言。及內經他篇之言。今但舉其大概。本章題爲「內經家言」。而舉例但取熱論者。以傷寒及六經之名出於熱論。羼入熱論家言最多故也。

六經證候羣之吾見

傷寒論六經之名。雖出素問熱論。而實際與熱論不同。經吾說明後。讀者既深信無疑矣。倘進一步。再從內經中研索。則熱論之六經。又與靈樞之十二經脈——六經各分手足。爲十二。——不同。熱論六經及靈樞十二經脈。又與「太陽寒水。陽明燥金……」等所謂「氣化」者不同。經脈氣化。更顯然與傷寒論之六經不同。讀者苟取傷寒論、熱病、靈樞經脈篇、及素問中「天元紀」等七篇「大論」——素問篇名。或稱論。或稱篇。惟此七篇稱大論。七篇本非素問之文。乃王砅注素問時。別取陰陽大論以附入者。——彼此對比。其所敘病證。皆顯然易知。

由是言之。用熱論之意讀傷寒論。固誤。用經脈讀傷寒論。則誤之又誤。爲其由經脈附會熱論。由熱論附會傷寒論。有兩重附會故也。用氣化以讀傷寒論。則又誤之又誤。爲其由氣化附會經脈。由經脈附會熱論。由熱論附會傷寒論。有三重附會故也。又有以表裏、虛、實說傷寒論者。如日人喜多村直寬。謂：『實則太陽。虛則少陰。實則陽明。虛則太陰。實則少陽。虛則厥陰。』仍不脫氣化經脈等先入之見。仍不能得傷寒論之真際。又有以手足傳變分說傷寒溫熱者。謂：『傷寒病在足經。溫熱病在手經。足經傳變。手經不傳變。』仍從經脈立說。亦爲兩重附會。倘再以氣化說手足經之病。則爲三重附會。皆謬誤。不可從。雖然。兩重三重附會之謬說。必有若干點適合事實者。倘舉此適合之若干點。以與吾抗辯。吾雖無暇反駁。仍不能搖動吾之主張。爲其偶然巧合。且是部分而非全體故也。

然則傷寒論六經之定義或界說。究當若何。曰：仲景十六卷之書。爲藥治法而作也。十六卷中之傷寒論。爲藥治大多數急性熱病之共同方法而作也。中醫之藥治法。憑證候。故六經也者。六種證候羣。而治之以六大類之藥方者也。故欲定六經之界說。當從其證候上研討。

證候宜卽西醫所謂症狀。——症卽證之俗字。證之俗省爲証。又改言傍爲疒傍作症。——而微有不同。症狀統指一切病狀。凡異於生理狀態者。皆是傷寒論之證候。則症狀中之堪爲用藥標準者。症狀之無關藥法者。傷寒論所不言。不足爲證候故也。

仲景生當東漢末年。於時歐美尚在草昧時代。凡物理化學諸科學。根本上尚未發明。迨論流入中國。故今日西醫所用理學的化學的諸診察法。以及細菌培養。血清反應之等。傷寒論中當然絕對無有。對於急性傳染病之真實情況。當然無法求知。所恃以診病者。惟有證候、脈象、舌苔三者。而證候爲尤要。故讀傷寒論者。當特別注意其所述之證候。在今日。尤當用科學知識。以研究證候之所由成。

證候之成。約由三端。一、爲抗病現象。二、爲病毒所直接造成。三、爲他證候之結果。先分別舉例以說明之。

一、抗病現象　鼻腔與氣管。天然生成爲空氣出入之路。若非空氣而入於鼻腔氣管。無論金玉珍寶。膏粱美食。必連續作噴嚏欬嗽。必噴出或欬出所入之物而後止。否則直接有害於鼻腔氣管。間接有害於整箇身體之生活。故噴嚏與欬嗽。可視爲抗病現象。患食積或急性腸炎者。每腹痛而泄瀉。腹痛因腸蠕動過度所致。腸之所以急劇蠕動與泄瀉。皆欲迫不消化之食物與炎性滲出之粘液等。使從大便而出。以愈其病。故此種腹痛泄瀉。亦可視爲抗病現象。各種急性傳染病。——熱病或急性熱性病——皆因病菌侵入人體。繁殖至一定程度。其毒素亦產生至一定程度。乃擾害生活機能而發生疾病。今爲便於言說計。統稱病菌與毒素爲病毒。病毒之在人體。一方面固能擾害生活而發病。一方面又能引起身體之天然抗毒力。一旦對於此病之抗毒力產生充足時。不但病愈。且終身不復患此病。謂之終身免疫。最顯著者。天花是也。譬如外寇侵略時。一方面固能糜爛地方。使被侵略之人民受無限慘苦。一方面亦能促被侵略國之團結。引發其抗戰力。一旦抗戰力充足。不但侵略者敗退。亦且從此雄強也。抗毒力產生時。必見發熱。此則作病原菌之動物試驗時。注射防疫漿苗時。皆可以證明者。故見急性傳染病之發熱。可知體內正在產生抗毒力。故發熱亦可視爲抗病現象……病毒既可引發抗毒力。而得終身或有限時期之免疫。則病菌之侵入。——易言之。即傳染病之發生。正當歡迎。何必如此畏懼。此因病毒急劇產生時。往往不待抗毒力之充足。即已危及生命故也。——此與速戰速決同理——計之上者。莫如容受適當量之病毒。使僅足以引發抗毒力。而不致於妨礙生活機能。欲達到此目的。須以人工採取毒素。或取已殺滅之病菌。含毒而不能滋生者。注入人體。此即近時盛行之防疫針是也。然而患傳染病者。不能限令病毒不滋生。即不能保障其生命不危險。於是天然抗病力中。別有一種方法。以補救此闕憾。方法維何。即排除大部分之病毒。使僅存於體內者。不致危其生命。而適足以引發其抗毒力是也。病毒通常皆在血液中。隨血循環以遍達全身。故排除之方法。莫善於全身隨處驅出。則「出汗是也。體工欲達出汗排毒之目的。乃發生頭痛、項強、脈浮等種種上趨外趨之力。——下文別有說明——術語謂之「表證。

」故頭痛、項強、脈浮等表證。亦是抗病現象。三種證候中。抗病現象最爲可貴而緊要。六經之證候羣由此成立。藥治之大綱由此取舍。卽全部中醫學。亦可謂由此成立。非抗病「現象」之可貴。乃「抗病力」之可貴也。抗病力不可見。由其抗病時所發生之現象而知之。猶之電氣不可知。由電鐙、電機、電話等。一切電力所發生之現象而知之。苟無抗病力。則傳染病惟有聽其自然進行。以至於死亡。因中西藥物皆無直接消除病毒之藥。可以施用於內科病者也。

二病毒所直接造成　傷風之鼻塞涕淚。爲病毒直接造成之證候。鼻塞因粘膜發腫。鼻腔積壅塞之故。涕亦是鼻粘膜炎之炎性滲出物。淚因發炎之部較深較大。刺激動眼神經流淚神經之故。三者皆爲鼻粘膜炎症之外徵。故皆爲病毒直接造成。腦脊髓膜炎之頭項強痛。角弓反張。及痙攣。亦爲病毒直接造成。蓋炎症在延髓、脊髓之膜。延髓位後項。脊髓位背中央。故後項及背脊皆攣屈而痛。而自延髓、脊髓發出之神經。亦皆攣急也。太陽病麻黃湯證、大青龍湯證之無汗。亦爲病毒直接造成。蓋此二證皆發熱。通常體溫之產生過多時。體工卽爲之大量放散。以維持身體之常溫。故熱飲食之後。奔走勞力之後。體溫過高。必繼之以汗出。汗出乃體溫過高之反射動作。所以放散其過高之熱也。今發熱而汗不出。知此種反射動作已暫時消失。至少亦爲暫時衰減。孰使之消失衰減。病使之。卽病毒使之。故太陽病之無汗。亦爲病毒所直接造成。

三、他證候之結果　最顯明者。如痲疹、猩紅熱後之蛻皮作痒。如豆瘡後之結痂、落痂作痒。皆易知爲出疹、出豆之結果。無須更事說明。傷寒桂枝湯證白虎湯證之汗出。皆爲發熱之結果。因體溫過高。體工照常爲之出汗放散也。麻黃、青龍證之喘與骨節疼痛。——桂枝證雖亦有骨痛者。然其痛甚輕。——皆爲發熱無汗之結果。無汗則過量之熱不得適量放散。故代之以喘。正如狗之皮膚。天然不時出汗。故至夏日。必張口作喘。以代替出汗也。麻黃青龍證之骨節疼痛爲神經痛。時方家治之以某種風藥。如防風、羌活、獨活之類。舊說所謂風。本指神經證。而此等風藥皆能出汗者。西醫治神經痛。常用水楊酸、安替必林等藥。亦能出汗者。故知麻黃、青龍證之骨痛。爲汗不出熱不退所致。亦爲發熱無汗之結果。

疾病所現證候。大概不出以上三類。證候人人可見。人人可知。至區別證候屬於三類之何一類。則須有相當學識而後可。讀傷寒論六經諸證候。區別其種類而綜合之。乃能確定六經之定義。或界說。今就鄙人研究所得。說明如下。雖不敢自謂確定不易。要亦無多違失矣。

一、太陽　傷寒論太陽篇第一條。相傳謂之提綱。第二條中風。

第三條傷寒。即桂枝湯、麻黃湯二證。因太陽之藥治法。分爲桂枝、麻黃二大類故也。又自來講傷寒論者。加入大青龍一證。與麻、桂鼎立。爲太陽之三主要方。太陽篇中方證最多。然葛根湯、小青龍湯、麻杏石甘湯等。爲麻黃湯之一類。桂枝去芍藥湯、桂枝加葛根湯、桂枝加厚朴杏子湯等。爲桂枝湯之一類。其他皆屬併發病、續發病。非急性熱病之本病。故吾但取提綱。中風、傷寒、及麻、桂、青龍各一條。從而檢討其所舉證候。以定太陽之界說。

太陽之爲病。脈浮。頭項強痛而惡寒。

太陽病。發熱。汗出。惡風。脈緩者。名爲中風。

太陽病。頭痛。發熱。汗出。惡風者。桂枝湯主之。

太陽病。或已發熱。或未發熱。必惡寒。體痛。嘔逆。脈陰陽俱緊者。名曰：傷寒。

太陽病。頭痛。發熱。身疼。腰痛。骨節疼痛。惡風。無汗而喘者。麻黃湯主之。

太陽中風。脈浮緊。發熱。惡寒。身疼痛。不汗出而煩躁者。大青龍湯主之。

末一條「中風」二字。必有錯誤。鄙意不如直捷改爲「病」一字。蓋所以名爲中風。因其證有汗出故。今既不汗出。無由仍名中風也。舊注每努力求解此中風二字。無非穿鑿。決難信從。……此六條中。第一條爲提綱。理宜概括包舉太陽諸主要證。無如古文簡略。絕對不似法律條文之縝密審慎。吾乃不得不多引數條。以爲參照。即如第二第三條爲一箇病證。第四、第五條亦爲一箇病證。而敘證亦有出入。是以必須參照。方得其全。合而觀之。太陽之主要證。爲發熱。爲惡風寒。爲頭痛、項強。爲脈浮。爲身疼、腰痛、骨節疼痛。就此諸證。研究其所以然之故而綜合之。自然得太陽病之定義或界說。至於汗出與無汗。乃桂枝與麻黃、青龍證之鑑別法。完全是藥治上事。汗出者與無汗者既皆爲太陽病。則汗出與否。於太陽之定義無關。脈緩脈緊。乃是浮中兼緩。浮中兼緊。緊因無汗。緩因汗出。則緩緊亦於太陽定義無關。喘因熱高而汗不出。上文已有說明。麻黃、青龍二證有之。桂枝證所無。太陽既包括桂枝證在內。則喘亦無關定義。煩躁爲大青龍證所獨有。方中石膏。即爲煩躁而設。石膏是陽明藥。非太陽藥。則此處之煩躁。宜屬陽明證。——故嚴格言之。大青龍乃兼太陽、陽明之病。非純粹太陽病。——亦於太陽界說無關。嘔逆更爲偶然兼見之證。非太陽本證。今欲確定太陽之界說而研究證候。則證候之無關太陽界說。及偶然兼見者。皆當置之不論。免枝蔓也。

如上文所說。發熱爲體內產生抗毒力時所發生之現象。傳染病之發也。無論其病型爲太陽、爲少陽、爲陽明。無不產生抗毒力。即無不發熱者。苟不發熱。即不在傷寒之範圍。故熱論謂：『人之傷於寒也。則爲病熱。』惟心臟極衰弱。雖有病毒。不能引發其抗毒力者。則不發熱。此一種。熱論所不言。以爲非傷寒故也。仲景則歸入少陰病。亦屬傷寒。此實傷寒論勝熱論。亦即後人勝前人處。不可謂非醫學之進步。然不發熱之少陰傷寒。究居少數。就大多數而言。發熱宜爲傷寒之界說。而非太陽傷寒之界說。然太陽之發熱。與少陽、陽明頗有不同。故就發熱上。亦可鑑別是否太陽。而爲其界說。下文說明之。

惡風寒。俗所謂怕冷是也。凡急性熱性傳染病。初起時。殆無有不怕冷者。故惡風寒爲初病之徵。即太陽病之徵。惡風與惡寒遞別。當風則畏惡。無風則無所畏惡者。惡風也。雖不當風。雖厚衣被。猶自覺寒冷者。惡寒也。肌膚淺層之汗腺及動脈收縮。則汗不得出而爲無汗證。體溫不得隨血液以溫養肌膚而爲惡寒。證其汗出者。因肌腠疏鬆。不耐風吹而惡風。故惡風常與汗出俱。惡寒常與無汗俱。及病勢進行。抗毒力大量產生。因而發熱愈高時。則本自無汗、惡寒者。亦復汗出而惡熱。本自汗出惡風者。亦不復惡。皆因熱高故也。熱高汗出。不惡風寒。反惡熱者。爲陽明證。上文言發熱亦可鑑別是否太陽。正謂此也。然事實上。有種種證候確爲太陽。而已不惡風寒者。有種種證候皆爲陽明。而仍時覺惡風者。就多數言。則惡風寒者爲病初起。爲太陽耳。

頭痛項強。爲氣血趨集上部。出以西醫口吻。則頭及項之充血也。氣血之氣。泛指身體中種種作用。——機能——所以使頭項充血者氣也。夫因病而氣血趨集上部。而別無理由可以證明其屬於第二、第三類證候。則此種上趨之勢。當屬第一類抗病現象。太陽病輕者。雖發熱。而頭項不必強痛。然頭中必感眩暈脹悶等不適。則仍是頭部充血。但較輕耳。是太陽之抗病力必須上趨也。且從相對方面言。惟其見頭痛、項強之證。故名其病爲太陽。由是得太陽之定義——或界說——曰:『急性熱病之抗病力有上趨之勢者。名曰太陽病。』吾於下文專章說明一事。「病理機轉之趨勢。向上即所以向外。向下即所以向裏。」故氣血上趨。即是氣血外趨。氣血外趨。則頭面及肌表皆潮紅而充血。體液及體溫皆隨血以集於肌表。其結果爲出汗。——汗排泄體液。放散體溫故。——故氣血之上趨外趨爲手段。出汗爲其目的。由是得更貼切之定義曰:『抗病力欲驅滅病毒。使與汗俱出者。名曰:太陽病。』

脈浮一證。顯然爲抗病力之外趨。脈向外。故按之若浮於肌表也。脈管所以盛血。脈向外由於血向外。而是氣血之外趨。與前條之上趨合看。則前條之太陽定義。益見確實無疑。……脈管週圍有結締組織。以繫着於一定位置。雖有病。何能使脈管移其位置。浮向肌膚乎。須知所謂浮脈者。實非浮脈。乃大脈之較輭者耳。因欲產生抗病力。故心臟興奮而脈大。病尚初起。心臟之興奮不甚。脈雖大而不充實。故輕按覺大。按之稍重。即不覺其大。因謂之浮。故實際上。脈浮與惡風寒同一科。爲病屬初起之徵。初起則爲太陽耳。然初起之病。不皆爲太陽有逕爲少陽或陽明者。則不惡寒。脈亦不浮。且古人所以名此脈爲浮脈者。正因心理上有「氣血外趨」之觀念。故謂之浮。吾儕不妨斷章取義。姑認爲浮也。

太陽病爲氣血上趨、外趨。上趨、外趨之目的爲出汗。皆是矣。然何以知出汗之非爲放散體溫。而爲驅滅病毒也。此問題。稍一研究麻黃、青龍二湯。即易解答。蓋二方證之發熱。爲產生抗毒力之現象。其不汗出爲病毒所直接造成。方中麻桂相伍。其力能勝病毒閉汗之力。——但勝其閉汗之力。非勝其毒力。——而使之出汗。假令此種出汗僅能放散體溫。則爲一時的消極方法。能暫時減退熱度。而絕不能愈病。何則。病毒仍在。且滋生不已。則所引發之抗毒力亦產生不已。而熱當益高也。然實際上多有服湯一汗而竟愈者。可知出汗時必連帶驅除一部分病毒。其僅留者。已不足爲病矣。往年相與討論之中醫界師友。皆不免門戶奴主之見。彼因中醫舊說絕對不知有病原菌。深恐中醫於傳染病無立脚地。皆尋瑕蹈隙。務求病菌學說之不見信於人。鄙人彼時。雖心知病原菌爲事實。猶不能不受師友浸潤之影響。故拙著傷寒論今釋之初版。對於發熱、汗出、無汗諸證。皆說爲體溫產生與放散之變化。對於麻桂發表諸方。皆說爲出汗以放散體溫。雖亦提及病菌。而頗不重視。易使讀者略過不注意。此爲今釋之最大闕點。今已完全修改。他日再版。必能貢獻讀者以正確之概念也。

身疼、腰痛、骨節疼痛。爲汗不出之結果。上文既已說明。則此證似與太陽之定義無關。然亦有說。蓋欲除此種疼痛。必須發汗藥。發汗藥爲太陽方。是此種疼痛。直接指示醫師用發汗藥。間接指示病理學者爲太陽病也。

綜上文所述而作結論。則太陽之所以爲太陽。由於抗病力之外趨。以出汗而驅毒。然所據以下此定義之證候。惟頭痛項強與脈浮二者。頭痛項強尚是上趨。脈浮是外趨矣。而實非真正脈浮。則證據似乎太薄弱。今欲引他文以充吾證據。則文太冗長。好在下文「上下裏外」一章中所論證者。多可移作此節之證據。讀者合觀之可也。

二、陽明　　陽明宜論於少陽後。今先論之者。欲令論少陽更易於簡明故也。陽明爲熱病之峰極期。峰極期之後。即入恢復期。故陽明病有二種。病毒與抗毒力之產生兩俱極盛者。爲正當峰極期。抗毒力已充足。病毒之勢已挫。但體力於抗病之時。嘗特殊之新陳代謝。產生特殊之代謝廢料。屯積於腸。尚待排泄者。爲峰極期之終了。前者即白虎湯證。舊稱「陽明經病」。後者即承氣湯證。舊稱「陽明腑病」。鄙意。腑病已屬峰極期與恢復期之間。猶太陽、少陽之間有柴胡桂枝湯證。少陽、陽明之間有大柴胡湯證。太陽、陽明之間有大青龍湯、桂枝加大黃湯等證也。然則承氣、白虎何不分屬兩經乎。曰：此亦有故。傷寒論以熱病之正型爲三陽經。其變型爲三陰經。正型以證候有抗病現象。用藥須袪病者爲主。變型以證候屬機能衰減。——尤以心臟衰弱爲主。——用藥須溫補者爲主。熱病恢復期之不見機能衰減者。不能屬陰經。抗病已畢。又不得屬陽經。故恢復期之方證。如近世所謂「病後調理」者。傷寒論所不言。爲其無所隸屬也。既不言恢復期。則將入恢復期之證。更不能獨爲一經。今以附於峰極期之一經中。比較的最爲適當矣。

如吾所言。則陽明病當以白虎證爲主體。以承氣證爲附庸。然陽明篇之提綱『胃家實。』單指承氣證。不及白虎證。——古人又以大熱證屬胃。則白虎證亦可包於胃家實之中。——篇中論列。又皆側重承氣證。則又何也。曰：傷寒論爲藥治書。但重方藥證候者也。鄙人作六經證候羣之定義。則兼重病理者也。論證候。則承氣證危於白虎證。論方藥。則承氣湯峻於白虎湯。此傷寒論所以側重承氣證也。論病理。則峰極期爲正病。纔入恢復期已爲無病。此本篇所以側重白虎證也。

由前所說。得陽明之定義。曰：『陽明病者。病毒與抗毒力兩俱極盛之候也。』陽明附屬證之定義曰：『陽明病者。毒勢已挫。而有特殊之代謝廢料積結於腸。須排除者也。』今引白虎、承氣二湯之證。稍加說明。以證成此定義。

白虎湯之證候。曰：七八日不解。熱結在裏。表裏俱熱。曰：裏有熱。曰：大汗出後。曰：自汗。曰：汗出多而渴。曰：渴欲飲水。無表證。曰：大煩渴不解。曰：大渴。舌上乾燥而煩。欲飲水數升。曰：口燥渴。心煩。曰：脈洪大。曰：脈浮滑。曰：脈滑。曰：讝語。——諸證多屬白虎加人參湯之條文。論中加人參湯證。實皆白虎湯證。而所以加人參之證不具。又「汗出多而渴」一條。論文不言白虎湯。今從柯氏注。斷爲白虎證。

熱即發熱之熱。而「表裏俱熱」一句爲最要。「熱結在裏」與「裏有熱」爲次要。古人以太陽爲熱在表。承氣證爲熱在裏。白虎證爲表裏俱熱。若論實際。則凡發熱者皆表裏有熱。古人不能確知裏熱之有無。惟見抗病力有外趨之勢者。認爲熱在表。見抗病力有下降之勢者。認爲熱在裏。——下降即向裏。詳下章。——白虎證之抗病力。不見其外趨。亦不見其下降。而熱則明明甚高。故獨認爲表裏俱熱也。白虎證亦有見厥者。外熱不甚。手足或反清冷。謂之「裏真熱。外假寒。」故又曰：「熱結在裏」曰：「裏有熱」也。高熱與脈之洪大滑數。爲抗病現象。抗病力盛。故發高熱。因欲產生大量之抗病力。心臟極度興奮。故其脈洪大滑數。由於抗病力之盛。故知引起抗病力之病毒亦盛也。其他諸證。多屬他證候之結果。如汗多爲高熱之結果。燥渴飲水。爲高熱與汗多之結果。煩與讝語。亦爲高熱之結果。而病毒亦能直接造成之。此皆與陽明之定義關係較淺。惟汗出須稍加注意。蓋太陽病惡寒無汗者。熱至相當高度。則熱力勝過惡寒之原因力。而不惡寒反惡熱。又勝過無汗之原因力。而汗自出。白虎證如此。承氣證亦如此。所謂原因力者。卽太陽時期之病毒。勝過原因力。卽是抗毒力戰勝一部分之病毒力。故傷寒論以「汗自出。不惡寒反惡熱」者爲陽明。而吾以抗毒力盛者爲陽明也。

古人無測量熱度之器。不能準確說明熱之高下程度。今旣有體溫計。而發熱至相當高度爲陽明。則何不測定若干度之熱爲陽明。如西醫之分爲「微熱」「中等熱」「高熱」「過高熱」使人得藉器械以作準確之診斷乎。曰：是不可能。熱至若干度而汗出惡熱。乃大有出入。所以然者。病毒有種類。體質有強弱。年齡有老稚。環境有豐嗇。互爲消息。極不齊一。惟有以汗出、惡熱爲熱至陽明之度。則無論何病。無論何人。皆無例外。西醫強分熱度之等次。不過病理學上之空談。於診斷治療上亦毫無裨益也。

承氣湯。傷寒論中有三。其爲陽明主藥者。惟大承氣。大承氣之證候。曰：不大便六七日。曰：不大便五六日。上至十餘日。曰：大下後六七日不大便。曰：大便乍難乍易。曰：大便難。曰：下利。曰：自利清水。色純青。曰：胃中必有燥屎五六枚。曰：有燥屎在胃中。曰：胃中有燥屎。曰：屎定鞕。曰：本有宿食。曰：有宿食。曰：腹滿不減。減不足言。曰：腹脹。曰：腹滿痛。曰：繞臍痛。曰：按之心下鞕。曰：心下必痛。曰：轉矢氣。曰：反不能食。曰：不欲食。曰：日晡時發潮熱。曰：發熱。曰：有微熱。曰：身微熱。曰：讝語。曰：獨語如見鬼狀。曰：不識人。循衣摸床。惕而不安。微喘直視。曰：心中懊憹而煩。曰：煩躁發作有時。曰：喘冒不能臥。曰：目中不了了。睛不和。曰：口燥舌乾。曰：口乾燥。曰：汗出。曰：手足濈然汗出。曰：手足漐漐汗出。曰：汗多。曰：不惡寒。曰：脈實。曰：脈滑而數。曰：脈遲而滑。

合而觀之。大承氣之主證。爲有宿食燥屎。須下去者。起病時若有宿食。則因病中消化排便工作停頓之故。病至六七日以上。乃至二十日而爲陽明時。經長時間之熱炙。又因汗多而腸燥。必結爲燥屎。燥屎之患。可以致讝語、摸床、直視等危急之證。西醫遇重篤之熱病。輒於初起時用通利藥下之。不可謂不合理。然於太陽少陽期中用下藥。往往變生壞證。其理由詳於下文藥治章。然玩「本有宿食」一條。知無宿食者亦能結燥屎。且讝語不識人以至睛不和。皆爲腦證。觀於下去燥屎而腦證自除。則知腦證由於中燥屎之毒。僅僅謂爲「誘導法平腦部充血」。不能說明如此重篤之腦證也。然吸雅片之人。不大便十餘日。有燥屎。乃其常事。而絕不發腦證。故知陽明之燥屎。非普通宿食。必別有他種毒質結成。以理推之。必是代謝產物。由於抗病時發生特殊之新陳代謝。因產生特殊廢料也。此種代謝。不限於消化器中。且理不當發生於消化器中。則其廢料何以屯積於腸。取如何之路逕而入於腸。此爲不可解答之問題。然有其他類似之事實。可以證明吾理想之不誤。

其一。嬰兒初生。未開乳食。甚至未飲開水時。輒先下特種大便。作紫醬色而粘膩甚。氣味亦與普通大便大異。授乳後。仍繼續排泄此種大便。須六七次後。乃見正式大便。爲俗名此爲「胞屙。」夫胎兒在母腹中。未嘗食飲。其消化器未嘗開始工作。所設胞屙者。決非飲食物之渣滓。——此可證陽明燥屎不必宿食所成——乃未出胎時新陳代謝所產生之廢料也。此廢料全身隨處皆能產生。以何方法而入於腸。則不可知。

其二。凡瘀血之病所瘀之處殊不一定。而其排泄多數由大便出。腸外之瘀血如何入腸。不可知也。

是知身體上某種廢料必須排泄於腸。廢料產生於腸外者。自能取路入腸。

燥屎在腸不在胃——凡仲景書言胃者。皆指腸。其指胃者。則曰:『心下』。此亦讀傷寒論所不可不知者。又橫結腸之部位。殆與胃高下相等。有時胃且大半出於橫結腸之下。或者橫結腸有燥屎。按之應手。遂誤爲在胃。亦未可知。其腹部心下部之鞕滿與痛。皆易知爲燥屎使然。有燥屎而反下利者。因腸欲排除燥屎。分泌多量粘液以潤之。強作蠕動以擠之。然因燥屎之形狀與腸之屈曲相得。留著於屈曲之部而不得下。僅粘液從屎旁空隙處下。則所下爲清水色純青者。雜有膽汁故也。謂之『熱結旁流。』其燥渴與汗出不惡寒。已於白虎證中說明矣。今當注意其發熱之狀。

承氣證之熱。爲日晡潮熱。日晡爲下午五六點鐘之時。潮熱。謂熱發有定時。如潮汐也。吾人須知無病人之體溫。一晝夜間亦有一度、半度之高下。傍晚時熱最高。夜間亦較高於晝間。清晨七、八點鐘許最低。故發熱諸病。其熱常晝輕夜重。蓋照平常體溫而比例的增高也。惟其多夜重。故迷信者最易誤認爲鬼神之祟。而鄉村風氣鄙塞之地。巫祝之買賣常優於醫師也。日晡潮熱。亦是遇體溫增高之時而熱作。不過經若干日發熱之後。司熱神經甚易興奮。潮熱之熱不僅一度、半度而已耳。除日晡潮熱之外。平時熱已甚微。故證曰:「微熱。」此可見抗毒力已充足。不須再產生而病毒之勢已挫矣。吾故曰:承氣證已介於峰極期與恢復期之間。然事實上。承氣證往往有高熱無間晝夜者。此須知醫說惟據多數情形而言。不能無例外。又須知逆定理與反定理。常不真確。何謂逆定理與反定理。例如有定理曰『有積結而潮熱者爲承氣證』。此不誤者也。其逆定理爲『承氣證必潮熱。』反定理爲『不作潮熱者非承氣證。』此皆不能真確矣。

承氣證病毒已微。不復需更多量之抗毒力。故其抗病現象不復發高熱。然有積結須排除。故其抗病現象常欲下降。——行大便——腹滿痛。轉矢氣。下利。皆下降之象也。下降與向裏爲一事。故承氣證稱「裏證。」然所欲下者是廢料而非病毒。因此時病毒已微故也。近人或謂攻下與發汗皆爲排毒療法。鄙見不謂然。

三、少陽　少陽以柴胡爲主劑。故少陽證候。當從柴胡諸湯之條文中求之。其證。曰：胸脅苦滿。曰：胸脅滿。曰：胸脅滿微結。曰：胸脅滿不去。曰：脅下痞鞕。曰：脅下鞕滿。曰：脅下滿。曰：脅下滿如結胸狀。曰：胸滿脅痛。曰：脅下及心痛。曰：心中痞鞕。曰：心下支結。曰：心煩喜嘔。曰：嘔。曰：乾嘔。曰：嘔不止。曰：嘔吐。曰：微嘔。曰：嘔而發熱。曰：往來寒熱。休作有時。曰：舌上白胎。

胸脅及心下之滿痛支結。爲胸膜及橫膈之病之徵。故乾性胸膜炎可爲胸脅滿痛之代表病。普通熱病過程中之少陽。無顯著之往來寒熱。但熱有起落。作西醫所謂弛張熱而已。有顯著之往來寒熱者莫如瘧。故瘧可爲往來寒熱之代表病。嘔則瘧與胸膜炎俱所常見。

欲就上述諸證中推求抗病現象之趨勢。以作少陽定義。殆不可能。何則。胸膜及橫膈諸病之胸脅滿痛。爲病毒所直接造成。往來寒熱但可推知發生抗毒力。不能知其趨勢。嘔吐似乎抗病力欲上逆。其實不過爲胃病之徵。因胸膜下端及橫膈。皆鄰接於胃。胃當然受其影響。且小柴胡湯方。除柴胡及極普通之副藥甘草、薑、棗外。半夏、黃芩、人參皆健胃藥。故知嘔吐是胃受影響之徵。不足爲少陽抗病趨勢之表現。

雖然。普通熱病入少陽期者。並非胸膜橫膈之病。亦有胸脅滿痛之主證。可知抗病力之趨勢。集中於胸脅部位。由是可勉強得一定義曰：『少陽病者。病之時期部位。與抗病趨勢。皆介於太陽與陽明之間者也。』夫太陽病爲在表在上。陽明病以承氣證爲代表。爲在裏在下。而胸脅部適爲表裏上下之間。蓋胸膜居軀殼之裏。內臟之表。爲表裏之間。橫膈居腹之上。胸之下。爲上下之間也。又。太陽惡寒。陽明惡熱。而寒與熱之間。更無第三種感覺堪爲少陽之惡。乃變而爲寒熱往來。故其抗病之勢。既不向上向外。亦不向下向裏。其斯以爲少陽歟。讀者請參閱下文之表裏上下章及藥治章。其理益明。

三陽既畢。進而討論三陰。鄙人於三陰經有特殊之意見。以謂成爲熱病經過中之一種證候羣者。惟有少陰一經。其太陰爲獨立之病。當屬金匱雜病。不在傷寒之範圍。厥陰則出自拼湊。完全不能成立。讀者勿訝爲怪誕。請畢吾辭。

陰陽二字在古醫書中之意義。大概不出三類。表與上爲陽。裏與下爲陰。一也。實熱爲陽。虛寒爲陰。二也。機能或勢力爲陽。物質爲陰。三也。素問熱論之六經。用第一義。故病在表、在上。須發汗者。屬三陽經。病在裏、在下。須攻下者。屬三陰經。仲景傷寒論之六經。則用第二義。故宜發汗、宜攻下之病。皆屬實熱。屬三陽經。宜溫補不宜汗、吐、下之病。皆屬虛寒。屬三陰經。後世所謂陰證陽證者。皆同仲景之義。不同熱論之義。而第三義之陰陽。非六經分陰陽所關。

此處可置弗論。

明乎陰陽之義。可以探求傷寒論三陰經之定義矣。

四、少陰　章太炎先生謂：『少陰病者。心臟病也。』此言最是。小子不避不雅馴。爲傷寒少陰病作更嚴確之定義。曰：『少陰病者。熱病過程中心臟之機能的衰弱也。』蓋但曰心臟病。則心臟原發諸病。如心筋炎、心囊水腫、心臟變質等。皆非傷寒少陰病之範圍。卽使急性熱病續發此等病。見心臟衰弱之證者。亦非附子、乾薑諸藥所能治。惟熱病過程中心臟機能的衰弱。乃爲少陰傷寒耳。熱病中心臟衰弱之原因有四。病人心臟本不甚健全。患熱病遂顯衰弱證。一也。爲欲產生抗毒力。心臟十分亢奮。亢奮既久。因疲勞而衰弱。二也。用不適當之攻病治法。三也。病毒直接作用於心臟橫紋肌。或交感神經。使搏動無力。四也。此四者。用適當之薑附劑。往往可愈。故皆屬少陰傷寒。

少陰之證候。除提綱『脈微細。但欲寐』外。凡論中用薑附諸方。皆是少陰方。其證皆爲少陰證。今撮舉之。曰：脈微欲絕。曰：脈沉。曰：脈沉微。曰：脈弱。曰：脈不出。曰：無脈。曰：惡寒。曰：厥冷。曰：厥逆。曰：手足寒。曰：手足厥冷。曰：手足厥逆。曰：汗出。曰：大汗。曰：大汗出。曰：脚攣急。曰：四肢拘急。曰：內拘急。曰：身疼痛。曰：身體疼痛。曰：四肢疼。曰：吐利。曰：大下利。曰：下利清穀。曰：裏寒外熱。曰：表熱裏寒。曰：內寒外熱。曰：身有微熱。曰：身無大熱。曰：煩躁。

薑附諸湯之證。顛來倒去。不過上列種種。皆顯然爲心臟衰弱。而舊術語所謂「陽虛」。其劇者所謂「亡陽」也。病至亡陽之程度。則稍有學識之中醫皆能知之。——然有顯然亡陽。而醫所處方仍是一派寒涼藥者。其醫則宣傳甚力。出書甚多。活動甚巧。名聲甚著之某年少也。——僅僅陽虛。則全用中法。或竟不能診斷。苟稍讀西醫書。稍知循環系之生理病理。稍能用聽診器以聽心搏動。則極易診知。可以弭患於無形。然而如此治醫。人且譏爲『不中不西。非驢非馬。』或且詆爲投降西醫。噫可嘆也。

夫所謂虛寒。卽機能衰弱之謂。在急性熱病中。其他臟器之衰弱殊不緊要。且無有不衰弱者。因集中體力以抗病。則不抗病之臟器。不能不稍稍退讓。所謂盈於此者絀於彼也。惟心臟絕對不能衰弱。心臟衰弱。非但不能發生抗病力。亦且不能維持其生命。故論急性熱病之陰證。少陰之外。更無餘義。不須更有太陰、厥陰。仲景書仍有太陰、厥陰篇者。拘牽六經之數。必欲湊成六篇故也。

五、太陰　『太陰者。其病爲腸炎。其證則虛寒者是。』此定義卽可從太陰病之提綱以證明。太陰提綱曰：「腹滿而吐。食不下。自利益甚。時腹自痛。」乃顯然爲腸炎。惟吐爲胃病。腸病鮮有不影響其胃者。不足異也。提綱又曰「若下之。必胸下結鞕。」凡腸炎可下者多。此則不可下。明其證之屬虛寒也。太陰病之主方。自古認爲理中湯丸。然條文中之證候不完具。今從其藥效求之。其方爲人參、白朮、乾薑、炙甘草。故又名人參湯。既用人參爲主藥。又有乾薑。則其性溫補。可知證屬虛寒。參、朮、薑皆腸胃藥。可知病在腸胃。腸胃病最多見者爲發炎。此亦可證吾之定義矣。

太陽篇中諸瀉心湯之病。實與太陰爲一種病。惟病情有實熱虛寒之殊耳。意者。急性胃腸炎多發熱者。古人因誤認爲傷寒耶。果爾。則在今日亦須匡正。不可盲從古人。若云是急性熱病之續發病。故特立一經。則諸瀉心湯及五苓散、猪苓湯等證。皆是續發病。何以不皆立爲一經也。由是言之。太陰病不在傷寒範圍甚明。

六、厥陰　厥陰之出於拼湊。傷寒今釋已明揭之。今不復述。章太炎先生以篇中熱厥諸條。爲今之同歸熱。然同歸熱但有熱退若干日而已。初非厥。厥者手脚冷也。且熱厥諸條僅爲厥陰病之一部分。卽使果是同歸熱。亦不得指厥陰爲同歸熱也。

綜而論之。三陽爲熱病之正型。視其抗病力之趨勢。分爲三種證候羣。以施用三種治療法者也。少陰爲熱病之變型。心臟衰弱。不但不能發生抗病力。生命且岌岌不保。急須用強心藥者也。太陰是雜病。非傷寒。厥陰則無聊拼湊。宜取其條文之有理者。分歸論中之他篇及雜病書中。

表裏與上下之相因

太陽之頭痛項強。爲抗病之勢向上。然其真正目的。乃欲向外。陽明承氣證爲抗病之勢向下。而醫書則以爲向裏。此上文所已言者。可知身體機能。向上卽向外。向下卽向裏。惟其如是。故上與外得以俱稱陽。下與裏得以俱稱陰。今更雜引論文及他事實以證明此義。

太陽篇有一條云：『太陽病下之後。其氣上衝者。可與桂枝湯。若不上衝者。不可與之。』太陽爲不可下之病。誤下後往往變裏證。今仍可與桂枝湯。則知雖經誤下。其證不變。仍是頭痛、發熱、汗出、惡風也。所謂上衝。卽指此等證。若別是一種上衝。例當別加副藥治之。今用桂枝原方。可知仍是桂枝本證。夫桂枝本證表證也。抗病力欲外向也。而以『氣上衝』概之。則上衝卽所以外向矣。不寧唯是。顯明之氣上衝。莫如奔豚證。自覺氣從小腹上衝心。困苦欲死。仲景治之以桂枝加桂湯。於桂枝湯中加重桂枝之量。別無他藥。則知桂枝固真能治上衝者。日人吉益東洞因謂『桂枝主治上衝。』夫太陽諸主要方。無不用桂枝。則太陽之主證。宜無不上衝。然除頭痛項強之上部充血證外。別無上衝證。可知前條之「其氣上衝。」正指頭痛項強。而發表證卽是上衝證也。

麻黃湯證不服藥。則不得汗。有因此致衄者。或衄後病遂解。或衄後仍不解。仍須服麻黃湯。亦有本不衄。服麻黃湯後。先作衄。然後汗出病解者。今之醫家病家遇此。必歸咎於麻黃、桂枝之熱。不知事實大不然。蓋表證爲抗病力之外向。欲外向必上衝。上衝則頭部充血。充血而不得汗出。則血管愈益緊張。——麻黃證之脈

中国近现代中医药期刊续编·第一辑

緊。此亦其理由。寸口之脈顯露。爲在外。近手掌。亦可謂在上也。——鼻粘膜甚薄。而膜下血管甚淺露。因迸裂而作衄也。聰明之醫師。見熱病早期之衄者。推知爲頭部充血。而不得汗。推知爲上衝。推知爲抗病力之作表證。推知是表證中之麻黃證。正宜服麻黃、桂枝。以取汗而平其上衝。何所畏忌哉。

無論何事。力專則易就。力分則難成。力分而力之方向相反者。尤絕對不可成。證以極鄙瑣之事。如廁。屎正從肛門出時。不能同時作長呼氣。苟作呼氣。屎必停留不下。何以故。呼氣之力上出。如廁之力爲下出。力分。且方向相反故也。然屎出時。小便不妨同時俱出。力雖分。方向則相同故也。病兼有太陽與陽明之證者。宜發表。又宜攻下。然仲景方無有發表攻下並施。合爲一方者。通常先解表。後攻下。若在急下之例者。竟先攻下。後解表。此非兩經之藥不可合爲一方。試觀太陽、少陽兼證有柴胡桂枝湯。少陽、陽明兼證有大柴胡湯。皆一方兼治兩經。甚至太陽兼陽明白虎證者。金匱亦有白虎加桂枝湯。獨麻、桂不與承氣合方。此必向外與向下之力方向相反故也。夫麻、桂爲向外。承氣爲向下。外與下。於方向不爲相反。無如體力之趨勢。向外者必須向上。向下者必須向裏。上與下。外與裏。乃相反而不可同時並施耳。或曰：桂枝加大黃湯。非發表與攻下同方乎。曰：桂枝湯非麻黃諸湯之比。其證本自汗出。無須多大之外向力。其方不過調整淺在血管之血行。故不妨與大黃同用。然鄙人竟未敢用之。

天花、麻疹、猩紅熱等病。必須透發於皮膚。否則不愈。此顯然爲表證。此等病若見下利者。必不能透發。必有危險。須先止其利。利止後。往往自然透發。此與大黃不可與麻、桂並用同理。亦因下利爲向下向裏。與表證向上向外之力相反故也。

溫熱家喜用吳鞠通溫病條辨之方。而詆訾其分屬上、中、下、三焦之理論。自吾觀之。鞠通方淡泊不能祛病。不足取。獨其三焦之說。實有見於上、下、表、裏相因之故。蓋上焦即太陽。中焦即少陽。下焦即陽明。吳氏作意欲與仲景平分春色。故作意與傷寒論立異耳。時下溫熱家取舍乖方。往往如此。

上、下與表、裏之相因。明矣。然向上何以即是向外。向下何以即是向裏。吾求其故。久不得。今有一說。亦未能自信其不誤。姑說如下：

純粹之中國學術。道家最高。其支流餘裔亦最多。中醫亦道家之支裔也。道家之要旨爲清靜無爲。非真無爲。乃「純任自然」。「利用自然」。有似無爲耳。利用自然者。用力省而成功易。然其成功之程度。不能整齊畫一。不能如所豫期。近世西洋科學。乃欲以人力戰勝自然。戰勝自然者。用力勞而成功難。及其成功。則整齊畫一。恰如其所豫期。此東方哲學與西洋科學之大段分別處。中醫與西醫。根本不同之點亦在於此。

向上與向外之相因。向下與向裏之相因。人體生理病理機轉之自然也。中醫利用此自然機轉以爲治療。說在次章。今所討論者。爲人體何以有此種自然機轉也。

今之生理學、病理學。於此殊不能有所解釋。鄙人之臆測。則自然機轉之故。不妨觀察大自然而得其共同之理。大自然以天地爲代表。而天之關係較疎。地之關係較切。以地言之。可以有裏外。而無所謂上下。上卽外。下卽內耳。人之所謂上下者。以其直立時頭所指者爲上。脚所指者爲下。然人脚貼立於地面。地爲渾然之球狀物。而浮於太虛之中。自地體或太虛言之。安有所謂上下哉。設自地心畫無數幅射線。各各直出地面。自該地面之人言之。此諸線皆爲向上者。沿其一線。向下以入地。向下不已。過地心後。此人以未變爲反對方向故。方茫然仍以爲向下也。然自此線彼端之人言之。已爲向上矣。故一線之兩端皆爲上。而其中間爲下。此種上下方向。頗不合於平常觀念。不如就地體言之。地心爲裏。諸幅射線皆爲向外。旣有地心爲原點。則裏外自有界限。是地體之裏外。卽人之所謂上下。由是推之人體。而謂向外卽是向上。向下卽是向裏。豈非合於大自然之公例乎。

急性熱病藥法之原理

急性熱病之病原爲細菌。中西皆無直接殺菌之藥物。有之。皆有腐蝕性或劇毒者。用少量則不能達殺菌之目的。用大量則人體不能耐受。雖有而不可用。直謂之無可也。猶幸人體一遇菌毒。立卽產生抗病力。抗病力由人體自然產生。故能禦菌毒而無損已體。中醫學之成立。從積驗而確定某方藥能治某種證候之病。其後從而加以說明。謂某藥所以祛風。某方所以除寒。由今觀之。病旣非風寒所成。則所謂祛風、除寒者。當然謬誤。然而依證投藥。其效驗固自若。此無他。其藥法實闇合人體抗病力之趨勢故也。故利用人體之自然抗病力。從而扶助之匡救之。爲中醫治療急性熱病之根本原則。抗病力之表現爲證候。故就證候羣以分類。名之爲太陽。爲少陽。爲陽明、少陰。以定藥法之大綱。病情萬變。藥物萬品。普通一方亦十數品。醫之診斷技能。決不能洞垣一方。則方藥豈能每品悉中病情。然苟大綱不誤。其藥亦自有效。六經證候羣之可貴在此。傷寒論之可寶亦在此。

觀察證候。知抗病力之趨勢欲向外使出汗。以祛滅病毒者。則用發表出汗之藥。名其病曰「太陽病」。名其方曰「太陽藥」。

發熱爲產生抗毒力之現象。苟非停止其產生。則無由使其不發熱。太陽爲病之初期。病毒已積至相當大量。而抗毒力方開始產生。量少力微。未能抗已有之病毒。故一方面須出汗以祛滅病毒。一方面仍須繼續發熱以產生抗毒力。故用退熱法爲治太陽病者非法。謂太陽藥爲退熱藥者非是。至於服太陽藥而熱竟退者。因病毒祛滅之後。抗毒力已能抗體內之餘毒。使已生者不爲害。使將生者不復生。不須更增抗毒力。故不復發熱。非太陽藥能退熱也。又淺見者之心理。以爲發熱是病情之熱。以爲治法必須退熱。以爲退熱必須用涼藥。於是乎太陽病不敢用麻、桂。抵死不悟其非。得吾說而深思之。輕病歷久不愈之事。庶幾可以減少。

病毒繼續滋生。抗毒力亦繼續滋生。而熱亦繼續增高。惟抗毒力之滋生。不與病毒爲平行比例。常超過病毒之滋生。故病毒與抗毒力兩俱極盛時。抗毒力已自足用。無須增生。然而特殊代謝之亢奮。往往一發而不能自止。故高熱仍繼續不已。高熱不已。將不利於生活機能。故證候至熱高、汗自出、不惡寒、反惡熱之時。須用清涼鎮靜藥。以遏止其熱。此時雖抗毒力因此不復生。亦已無傷。是爲陽明用白虎湯之原理。

觀察證候。知抗病力之趨勢欲向下通大便。以排除廢料者。則用攻下通便之藥。名其病曰：「陽明病。」名其方曰：「陽明藥。」

仲景用攻下藥最審慎。傷寒論中再三叮嚀。『表未解者不可攻。須先解表。表解已。然後攻之。』所謂表者。太陽向外之證。表解者。抗病力不復作向外之趨勢也。夫抗病力所以向外。爲欲祛減病毒也。所以欲祛減之者。毒多而抗毒力未多。未足以尅制之故也。當此之時。若用攻下藥。則向裏之藥力。使病毒不能向外祛減。攻下藥又不能使頓生大量抗毒力。不啻自招危亡。故禁之也。——此亦可證攻下非排毒素療法。不然。兼見下證而下之。病毒亦可從大便祛減。何必懸爲厲禁哉。

雖然。若胃腸之積結甚劇。體力必須內顧胃腸時。雖有表證。亦須先下。陽明、少陰篇中急下諸條是也。否則體力有所分散。不能以全力發生抗病力矣。

抗病力欲外達。從而與以發表藥。抗病力欲下奪。從而與以攻下藥。皆所謂扶助抗病力也。因抗病而高熱不已。危害生活時。從而與以鎮靜止熱藥。所謂匡救抗病力也。熱病藥法之原理。已可於太陽、陽明中得其全例。

獨至少陽。抗病力之趨勢不可知。不知其必欲向上向外。則不可以發汗。不知其必欲向下向裏。則不可以攻下。又非胸咽之壅實。則不可以涌吐。少陽病禁發汗、吐、下。傷寒論皆有明文者也。夫傷寒用以攻病之法。不過汗、吐、下。今汗、吐、下俱在禁例。則少陽將無藥可用矣。猶幸天造地設有草名柴胡者。獨宜此病。徵諸實驗。少陽證服柴胡之後。往往作戰汗而愈。戰汗者。先振慄惡寒。狀似極危惡者。旋大汗出。病霍然遂愈。此猶是祛毒出表。但病位較深出表較難。故作戰耳。又有微利而愈者。此猶是抗毒力已足。——少陽已在六七日之後——排除代謝廢料耳。又有不汗不利。悄然遂愈者。昔賢因稱柴胡爲「和解劑」。意者柴胡特能中和少陽部位之病毒。故不經汗、利而自愈歟。總之。吾人對於柴胡。但知其種種應用之證候。未能確知其性效也。

自王孟英著書。戒人勿用柴胡。至今溫熱家奉爲玉律。終身不敢入方。彼此相傳。謂：『柴胡發汗力太峻。』謂：『柴胡能升肝陽。刼肝陰。』謂『溫熱病譬猶火燄內熾。柴胡升提。則燎原不可撲滅。』吾今試問少陽禁汗而獨任柴胡。柴胡果能發汗耶。局方逍遙散、經方四逆散之治肝火。柴胡加龍牡湯之治煩驚。皆以柴胡爲主藥。柴胡果能升肝陽、刼肝陰耶。火燄內熾。尤爲淺見者之臆說。誠爲火燄。則炎上之性。不宜引之上出耶。且溫熱家喜用輕淸藥。謂輕可去實。柴胡果能升提。獨非輕可去實耶。以不通徹之頭腦。讀不通徹之醫書。宜其終身閉塞已。

前章所舉之胸膜炎與瘧。皆宜柴胡無論已。即溫熱家所稱濕溫之病。西醫譯爲傷寒、副傷寒者。其大半病程皆屬少陽。皆宜柴胡。自溫熱家之謬說流行。柴胡不復入藥。於是瘧疾反復不得愈。漸使病家心理。認爲瘧疾非湯藥所能治。昔日多求諸巫祝禁咒。今多求諸西藥奎寧。而濕溫亦必淹滯至月餘。僅乃向愈。此皆溫熱學說之功烈也。

少陰爲心臟衰弱。藥法當然專於強心。其他非所計。所以然者。心力弱則新陳代謝不能亢奮。而抗病力不能產生。雖欲用攻病之藥。無抗病力以爲憑藉故也。吾儕既知熱病過程中之陰證惟有少陰。又知少陰治法惟有強心。則可得一結論曰：『熱病陽證危險雖輕。治之則難。陰證危險雖甚。治之却易。』何以故。陽證既須分辨三經。陽明中又須分辨經、腑二種。太陽中又須分辨麻、桂、青龍三種。麻、桂二種之中。又各有加減諸方。苟辨之不審。大之則增劇。小之亦寡效。不若陰證專壹強心。更無他顧也。

中醫之強心藥爲薑、附二物。四逆湯爲其代表劑。而尤以附子爲主。附子爲毛茛科植物雙鸞菊之球根。西人化驗得其主成分曰：阿科涅吞。其化學構造。因產地而微有出入。皆爲類似之阿科涅吞。其性效則確知其能麻醉。不能知其能興奮。然依普通藥理興奮與麻醉爲相反之兩種作用。故一藥中不應具興奮、麻醉兩種效能。而臨床上心臟衰弱者亦禁用麻醉藥。近人因此譏傷寒論以附子強心爲錯誤。謂宜改用萬年青。其言固有強有力之理由。然鄙人之躬親經驗。薑、附之效實優於毛地黃、樟腦諸劑。薑、附初用時。不如西藥之效速而確。然連續使用。至少陰證已除之後。往往從此遂愈。更無流弊。西藥強心。僅能維持數小時。過時倘不續用。往往轉更衰弱。若連續使用強心劑。則雖數藥更遞互用。得全愈者甚少。由是言之。附子實不能謂非強心藥。鄙見以爲有下列數種理由：

仲景之法。亡陽虛脫之證。必用乾薑配生附子。甚或依證更配以人參。化驗單味藥所知之性效。或與配合之複方不能齊一。一也。經化驗之附子。爲西洋及日本產。而國產者未經化驗。國產附子中容有強心成分。二也。麻醉諸藥。用其少量。常得興奮現象。彼嗎啡、酒精皆麻醉劑。而吸食雅片者。打嗎啡針者。飲酒者。苟不過量。

中国近现代中医药期刊续编·第一辑

不但不覺痲醉。常得不可名言之興奮舒適。皆可爲證。仲景於陽虛證心臟衰弱不甚者。則用炮熟附子。量亦不大。當亦是此理。至於鎭痛。乃用大量炮熟附子。此則用其痲醉之性甚明。然皆不與乾薑相配。三也。吾以爲於此三方向作更進一步之研究。必能得附子所以強心之故。——又綜觀外臺祕要諸方。凡目的爲強心者用附子。目的爲鎭痛者用烏頭。今藥肆中烏頭有二種。川烏頭與附子爲同一物。皆出人工種植。蓋球根中間大者一枚名烏頭。四圍小者多枚名附子。故皆作球形。草烏頭爲野生植物。如尋常草根。不作球形。其性較劇烈。此亦堪供研究者。

以上藥法原理。爲普通大法。加以傷寒論中「急當救裏、急當救表」及「急下」諸條。爲臨時禦變之權衡。則急性熱病之治法大概無遺。無論何種急性熱病。皆不可違此原理以施治。瘧疾雖在雜病範圍。以其普通作少陽型。宜守少陽法。若有作太陽型者。亦宜用太陽法。痲疹、猩紅熱諸病。爲仲景書所未及。然其病型多始終爲太陽。吾因此常用麻、桂劑。而成績之佳。較諸用溫熱法者。病程常縮短一半。間有見少陽、陽明、少陰證者。吾亦用柴胡、石膏、附子。亦能得效如心中所預期。然而社會上普通心理。皆認其病爲溫熱。皆以爲切忌麻、桂、附子者。吾因此益信傷寒論之切於實用。益信近世溫熱學說爲醫學上之退化。初非欲作傷寒專家。而持門戶之見也。

太陰宜屬雜病。厥陰出於拼湊。故皆不論其藥法。

跋語

此篇之作。所以應國醫新聲之要求。初屬草止於六經名義章。以下四章雖略有腹稿。擬於次期續完。而主編者強令續完。必欲一次登出。時日旣促。竭力欲縮減篇幅。而不得草率脫略。在所不免。大雅明達。幸不吝賜教匡正焉。或因此篇而引起意氣之爭。筆墨之戰。則鄙人殊無暇作此周旋。恕不答辯。特先聲明。

廿八年一月廿日陸淵雷草於上海醫寓。

現代溫熱病

永嘉潘澄濂

(一) 緒言

溫熱病。爲今日醫學裏面佔有重要地位的一科。是懸壺的醫生。差不多沒有不孜孜研究它的溫熱病。怎樣成爲醫學中重要的科目呢。這也有它的緣故。因爲人類的疾苦。大半罹的如感冒、瘧、痢、腸熱症……都是熱性傳染病。我們中國對於這些的傳染病。雖沒有什麼正確的統計。假使我們讀過張機傷寒論自序。他說：『余宗族素多。向餘二百。建安紀元以來。猶未十稔。其死亡者。三分之二。傷寒居其七。』——古代以「傷寒」兩個字。來包括一般的急性傳染病。——足見一千八百餘年前。人類已竟被這些傳染病禍害得很可憐。即以現代情形觀察起來。也未尚不如此。所以引起一般醫者的注意。

按：秦越人難經曰『傷寒有五：有中風。有傷寒。有熱病。有溼病。有溫病。』這是秦漢以前的分類。張機著論。以傷寒統其名。而條分中風、傷寒、溫病、溼、暍五者之證治。是亦導源於內難。迨及明清。溫病的範圍。擴大到與秦漢時候所說的「傷寒」——廣義的——相等。一般的急性傳染病。統稱之曰：「溫病。」傷寒之名。幾已無聞。

溫病不是一種單純的疾患。也有種種的類別。如風溫啦。春溫啦。暑溫啦。冬溫啦……達數十餘種。考其證狀和療法。大同而小異。這都是以四時的寒暑而異其名。不以疾病之個性。而定其病。故先賢對於溫病的分類。極不一致。如吳鞠通的溫病條辯。以三焦爲眉目。雷少逸的時病論。以四時而分症。孰是孰非。議論紛紜。莫衷一是。

凡疾病——猶其是急性傳染病——必具有特性。而現一種特徵。纔能夠可以診斷出來。這是什麼病。侵犯什麼臟器。例如腦膜炎球菌。侵害腦脊髓膜爲其特性。頭項強痛、角弓反張爲其特徵。實扶的里菌。專侵害喉腔粘膜爲其特性。喉粘膜腐化腫痛、吞嚥困難爲其特徵。如此之屬。疾病之特性與特徵各不相同。其所同者。惟皆有發熱耳。我們以其有發熱的症狀。便稱之曰溫病。或熱病。雖屬不錯。然範圍廣泛。漫無統制。使初學者。如墜五里霧中。不得綱領。每興浩歎。且發熱不僅爲急性傳染病所獨有。他種慢性病。若影響延腦中之溫熱中樞者。莫不皆然。

吾國向以風、寒、暑、濕、燥、火六氣爲疾病之原因。六氣之盈虧。應四時而轉變。春溫、夏暑、秋凉、冬寒、爲四時之正氣。人類本有調節外界氣候的妙機。故四時氣候正偏。不能使人類生活狀態。起特殊之變化。即有之。必其人抵禦力已有不逮。庶幾使各種外因——病原細菌原蟲——乘機襲入。釀成疾病。是非天氣有偶偏。實人氣——即生理的機能——有未和也。

吳有性氏曰：『夫溫疫之為病。非風、非寒、非暑、非濕。乃天地間別有一種異氣所感。』吳氏之所謂異氣者。即今日的么微細菌也。當時雖沒有顯微鏡學。但能管窺傳染病的原因。非風、非寒、……揭破數千年的悶葫蘆。這也是中國醫學進步之階梯。今日顯微鏡學已明。各種么微病菌。已彰彰於人目。么微細菌。能致人病。已為世人所公認。毋可毀譽。人類體氣的強弱。抵抗力的盛衰。各有不同。故人類感染細菌。有即病者。有不病者。這便是素因不同之明證。

么微細菌。種類不一。其感人也。有侵害於呼吸系者。有盤踞於消化器者。有擾亂於神經系者。有喜襲於循環系者。如葉香巖氏所謂之『溫邪上受。首先犯肺』者。此惟指侵害呼吸器系之疾病而言。不足以當一般之溫病。吾人今日。欲探討溫病之真趣。必具科學眼光。詳察各種病菌之個性。各病之特徵。斷不可以一廣泛無垠之「溫」。囊括一切。始能打破古代謬說。創造新學。

(二)總論

第一節　溫病定義

疾病之始末曰經過。經過有長短。長者為慢性病。短者為急性病。急性病之經過。前後不過四週至四十日。來勢疾而猛。慢性病則較長。有經年累月。勢和而緩。急性病。又有傳染與不傳染之異。傳染者。如腸熱症、瘧疾、赤痢、……等是。不傳染者。如腦出血、壞血病、……等是。溫病為急性病。且又能傳染。

舉凡一般的急性熱性傳染病。其經過中。體溫必高度的昇騰。口渴面赤。甚至舌焦齒垢。古人看見體溫的亢進。便推想到必有似火般的東西。在裏面燻灼着。使全身的津液——液腺的分泌物——煎熬了。而有吸盡西江之勢。故稱他為溫病——溫者。熱之始也。

人類體溫。不論氣候冷熱。在正常生活狀態中。高低總不出攝氏表的一度。這就是養料在體內氧化。沒有一刻停止。而體溫的放散。也就一樣地沒有間歇。所以能保持平衡。假使肌肉運動時。生理氧化較速。則熱之產生必多。而熱之喪失。亦必增加。不然。體溫便免不了要昇降了。可是身體有一種機械。當產熱多時。熱之散失便增加。如產熱小時。或外界氣候寒冷。而散熱也尠。由此可知身體裏面。必有一種治理熱氣喪失的機械。和治理熱氣產生的機械。這兩種機械。合作的結果。體溫便保持其平衡。而不昇降矣。

熱病。為超出正常差限之外的體溫昇高。大多數的生理學家和病理學家都深信他起於微生物毒質。攻擊熱中樞。或直接影響體素。使體素的生質精。為過度的氧化。那麼使體溫昇騰了。體溫昇騰的原因。在細菌的毒質。不是外界溫氣的侵入。古人把溫病的原因。歸咎在六淫的侵襲。這根本不明病理的緣故。

照上面這樣說來。任何那一種疾病。其有發熱的症狀。就可稱它為溫病嗎。這又不然。溫病除發熱外。又有口渴、舌焦、齒垢、脈數、斑、疹……等症狀。經過的始末。在四週內外。並且病勢的進展。隨熱——體溫——而增減。這才是溫病。否則。如肺結核病人。到二三期時候。體溫也會昇高。液腺的分泌也會減少。難道亦可稱為溫病嗎。所以依我的鄙見。溫病便是現代所謂的急性熱性傳染病。——簡稱為急性傳染病——那是絲毫不錯。

在緒言裏已說過。秦漢以前醫學上的術語。以「傷寒」——廣義——兩個字來包括一般的急性熱性傳染病。自明清以還。溫病的範圍。逐漸廣大。依現在的情形。幾乎把「溫病」兩個字來包括一般的急性熱性傳染病。所以四時任何那一種的急性傳染病。都加他一個「溫」字。如溫瘧、溫毒、……之類。不一而足。

第二節　溫病與傷寒的區別

傷寒有廣義與狹義之殊。廣義的。便是難經裏所說的傷寒有五的「傷寒」。仲景傷寒雜病論這個名稱的「傷寒」也是屬於廣義的。狹義的。是難經裏「有傷寒……」的「傷寒」這是急性熱性傳染病裏面的一種。傷寒論曰：『太陽病。或已發熱。或未發熱。必惡寒。體痛嘔逆。脈陰陽俱緊者。名曰傷寒。』這便是狹義傷寒的症狀。——余讀傷寒論關於麻黃湯的諸論。似乎都是呼吸器系的疾患。以麻黃湯的醫治效用而言。他含有植物鹽基愛夫特靈 Ephederin 具鎮咳發汗利尿的功效。仲師處方。應用麻黃時候。都與杏仁配合。作為祛痰劑及鎮咳劑。蓋呼吸器系的病變。有寒性的。有熱性的。或寒熱相兼的。所以麻黃的配伍藥。亦有寒的、熱的。及寒熱相兼的分別。如麻黃杏仁甘草石膏湯。是辛涼性。必熱性的疾病。才可應用。如小青龍湯。那是熱性的製劑。寒性病可用之。以這樣看來。仲師的處方。確如騰蛟起鳳。活躍躍地。一點沒呆板固執。真足為千古準繩。近世有許多人說：『麻黃祇可治北方冬月之真傷寒。不能治南方的溫病。』讀者諸君們。請立定脚跟。放眼一觀。麻黃其性固溫。但是處方並不是應用獨味麻黃。其症熱者。佐以寒藥。寒者佐以熱藥。其運用在醫者的隨機應變。麻黃假使祇能治療北方冬月的傷寒。那麼英美諸國所發明的麻黃製劑新藥。日增一日。風行全球。為臨床家所樂用。不然。麻黃製劑的新藥。祇可行銷於中國的北部嗎。——

狹義傷寒與溫病的區別。我們因放棄古代的病理和原因。專從症候上做工夫。始能着手。——因為我們的病因。是風、寒、燥、溼、暑、火。病理是陰、陽、五行的變化。已被二十世紀科學家所垢病。

——狹義傷寒的症狀。傷寒論記載得很詳細。毋庸贅述。至於溫病。傷寒論裏面也有記述。謂『太陽病。發熱而渴。不惡寒者。爲溫病。』就兩則的證狀述之。發熱。傷寒、溫病皆有之。似乎惡寒爲傷寒所獨有。口渴爲溫病之要徵。然我們臨床上。所遇見的溫病。初起也每有惡寒發熱。而不口渴。迨二三日後。始不惡寒。而口大渴。這豈先病傷寒。後病溫病嗎。

疾病的症狀。固然千變萬化。而疾病的個性。始終不轉移。不過人類罹病。有許多都是合併病。例如：痲疹常併發肺炎。膿毒併發敗血。其症狀有顯有晦。有隱有現。但是致病原菌的性質。與原菌所侵襲的臟器。必不相同。假使只有單種的原菌。侵害一個臟器。怎也有合併病發作呢。又如患者。初罹的是腸窒扶斯。後復併病肺炎。這必有兩種細菌。先後竄入。絕不是腸窒扶斯的桿菌。先在腸裏。而後變爲球菌。侵害肺臟。

我們中醫。對於疾病。素來不以病原細菌的個性來分類。惟根據其發作的症狀而命名。——溫病。都以四時氣節而定名。故內經曰：『先夏至日爲病溫。』——不論是腸窒扶斯或肺炎或流行性感冒。……他初起那幾天。假使有發熱而惡寒。呼之曰：「太陽病。」「不惡寒而發熱者。便稱之曰：「陽明病。」——這是仲景傷寒論的症狀分類法。——所以中醫們所說的狹義傷寒。狹義的溫病啦。都是病型的變相。非病原個性的變態。我們以實地上觀察。急性熱性傳染病。初期居多有惡寒戰慄的前驅證。並非獨有發熱。故鄙人在拙編傷寒論新解的序言裏。稱太陽病爲急性傳染病的前驅證。陽明病是急性熱性病第二段階梯的病型。便是溫病的進展期。

狹義傷寒與溫病。既惟病型的變相。但是一寒一溫。當然有別。不可混淆。「寒」與「溫」。非病原之性質。爲人類之素稟。故古人有『風從寒化爲傷寒。從熱化爲溫病。』譬如那個人的體質素來是熱的。若再侵入感冒菌。或他種病原菌。那人便發現口渴、面赤等溫性的熱性的症狀。假使那個人的體質素來是寒性或溼性的。若再侵入感冒菌或他種病原菌。那便發現寒性的症狀。身體雖也有同樣的發熱。但口不渴。面不赤。脈不洪。是卽傷寒論中所謂「發於陽者。」與「發於陰者」之不同。前者爲陽性——卽溫的。或熱的。——後者爲陰性。——卽寒的。或溼的。

人類的素稟。時時變更。其變更之動機。要視飲食、起居、職業和環境而異。並不是永遠祇是屬寒的。也不是永遠祇是屬熱的。所謂病情萬變。其理卽寓於此。「寒」與「熱」爲我們中醫擅長的特技。不論診治什麼疾病。寒熱始終是牢不可破。有「寒」與「熱」。才有「虛」與「實」。有寒、熱、虛、實的不同。才有寒、熱、溫、涼、攻、補、滑、濇的配劑。於此又可知「寒」與「熱」的重要矣。

第三節　溫病與瘟疫的釋義

溫與瘟的釋義。議論紛紜。頗不一致。有謂溫卽爲瘟。有謂溫與瘟異。溫者熱之始也。前已言矣。「瘟」古無其字。後世以溫去水加疒。崇禎辛巳。吳又可躬遇南北直隸。及山東浙江。大疫猖獗。以傷寒法——此所謂傷寒法。必爲太陽篇中之療法——不效。乃殫精研究。著瘟疫論一書。瘟疫之病。始彰明於世。「瘟」是包含傳染之意。「疫」爲含有流行之義。說文「疫者。民皆病也。」釋名「疫者。役也。」後漢順帝紀曰「上干天和。疫癘爲災。」魏文帝與王朗書曰『疫癘數起。士人彫落。』又與吳質書曰『昔年疾疫。親故多罹其災。』陳思王集說疫氣曰『建安二十二年。癘氣流行。家家有僵尸之痛。室室有號泣之哀。或闔門而殪。或覆族而喪。或以爲疫者。鬼神所作。人罹此者。悉被褐茹藿之子。荆室蓬戶之人耳。若夫殿處鼎食之家。重貂累蓐之門。若是者鮮焉。此乃陰陽失位。寒暑錯時。是故生疫。而愚民懸符厭。亦可笑也。』古代以神鬼爲災。降至漢時。才曉得因氣候的不正。是故生疫。較周秦以前已進步多多矣。觀陳氏這段的記述。我們可推想到當時的疫癘。便是現在的虎列剌——卽霍亂——這種病。大都在夏天流行。勢極可怕。流行時候。人們的起居飲食。須要衞生。若飲食不潔。起居不常。不免要感染。故陳氏顯著地描寫出罹此者。悉被褐茹藿的貧民。不講究衞生的人居多。當時醫藥的智識。雖略有進步。「疫」究竟是因什麼緣故而起的呢。尙未澈底明瞭。

近世醫學。日益進步。乃知病之所以然傳染者。在於病毒。病毒者。卽所以致病之微生物也。病原細菌的繁殖。必要氣候的合度。大概四時的氣候。變化愈大。而各種病原細菌的繁殖力也愈強。所以四時氣候的不平均而傳染病也格外地容易發生。就是這個關係。

「溫病」與「瘟疫」。現代旣明咸爲微生物爲患。那麼吾們可下一個斷語。「溫病」與「瘟疫」都是現代所說的流行性的急性熱性傳染病。

急性傳染病的病原細菌。就我們所知道的。它的個性。有些繁殖力極強。勢亦極凶。有些緩而弱。例如：虎列剌。百斯篤。（卽鼠疫）流行性腦脊髓膜炎……流行的形勢。令人驚駭。確有延門闔境。滅族覆家之虞。如感冒。瘧疾……雖也有延門闔境。其勢較殺。死亡率也較稀。古人所說的溫病。是指這種感冒瘧疾等較不可怕的急性傳染病。瘟疫是指那種凶猛驚人的虎列剌。百斯篤等而言。

第四節　溫病的沿革

自一八七一年達爾文的人祖論(Descent of man)出版後。以明人類從下等動物漸次進化而來。一切的思想界。藝術界都爲之變遷。我們旣知道人類從下等動物漸次進化而來。動物如猪、鷄、牛、羊……都有傳染病發生。人類當然也有人類的傳染病。所以傳染病的起源。必始自原始時代。不過當時沒有史册記載。無從稽攷。周禮天官疾醫職曰：『疾醫掌養萬民之疾病。四時皆有癘疾。』這是典藉上面較可靠的事實。

我國醫學。自漢以降。歷晉隋唐宋皆推衍靈素仲景之義。無所謂派別。迨宋元如劉河間張子和李東垣朱丹溪等輩出。劉主寒涼。李主補土。張主攻下。朱主養陰。各樹一幟。而醫學流派於是而興。溫熱與傷寒之爭。亦於是而起。

劉河間喜用涼藥。所著病原式傷寒直格……皆主重降心火、益腎水之理。近世之溫熱家。咸推河間爲魁首。實際上仲景傷寒論的陽明篇。是治療熱病的淵藪。溫病的開山老祖。還是讓仲景去做吧。近世有許多人說：『治外感推仲景。治溫病宗河間。』是亦荒誕。不足信奉。

繼河間而起者。大有其人。如馬宗素（有傷寒醫鑑、傷寒鈐法等書著述。）劉洪（有傷寒心要。）常德（有傷寒心鏡著述。）皆宗劉說。以寒涼爲主。至吳又可出。其說一變。又可於崇禎辛巳。（即西歷一六四一年。距今二九六年前。）山東直隸等處大疫。翌年（即壬午年。爲西歷一六四二年。）著瘟疫論。謂世所稱溫病。即屬瘟疫。儀真劉敞刻而傳之。

有清一代。江浙諸名家。以溫病稱雄一時。其說與吳氏又異。世所傳溫證論治。首刻於唐大烈吳醫彙講中。原序謂：『葉香巖弟子顧景文侍葉氏遊洞庭山舟中。記葉氏所述。未暇修飾。今更之修達字句。移綴前後。』云云。華岫雲續臨證指南。亦首列是編。名爲溫熱論。二書字句雖異。而用意大同。

道咸間有吳塘——字鞠通師承葉氏。撰溫病條辨。爲論溫熱證之專書。又有所謂溫熱條辨者。首刊於舒松摩醫師祕笈中。凡三十五條。爲薛生白氏所作。（據薛氏曾孫東來自述其先世事跡。謂生白不屑以醫見。故無成書。則世所傳之溫熱條辨。必非出於生白之手無疑。）江白山刻陳平伯論疫之語。亦取其二十五條附列於後。而又別增出十五條。其編次與舒氏所刻互異。吳子音刻醫效祕傳。又取江氏所刻陳薛二人之作附後。名爲溫熱贊言。迨王士雄——字孟英浙江海鹽人。——乃盡取溫證論治。及臨證指南之幼科一卷。暨溫熱條辨。及陳平伯余師愚諸家的論著。附諸內經及仲景之後。以成溫熱經緯。當時治溫病之法。至此而集其大成矣。

當溫熱論盛行之時。葉派及門弟子。名滿大江南北。而反對之論。亦即起於此時。有王樸莊者。吳人。與顧景文同時。著迴瀾說等書。以伸叔和闢方喻之說。然其派未盛。至其外孫陸九芝氏出。乃大暢其說。著世補齋醫書三十三卷。且曰：『如仲景方而不可用。則病人豈容我以嘗試哉。』且謂：『病之中太陽者爲傷寒。治用辛溫。入於陽明者爲溫熱。治用辛涼。太陽證失於溫散。內傳而成溫熱者治同。』觀此可知陸氏卓識超羣。其所尊崇者。舍仲景其誰與歸。戴北山廣溫疫論。就吳又可書增刪改削而成。於溫熱治法。頗具統系。陸氏重訂其書。改名曰：廣溫熱論。以爲治溫病的標準。於是溫熱病又有專書矣。

要之。古人對「溫、」「疫、」「寒。」都沒澈底的了解。畢生的精力。大半都耗在這三字的釋義的上面。如陳錫山之二分晰義、楊栗山的寒溫條辨、秦皇士的傷寒大白、吳坤安的傷寒指掌、都是辨別「溫、」「寒、」的專書。彼攻我訐。徒滋聚訟。於療病毫無裨益。

第五節　溫病的原因

疾病之原因。大別爲外因及內因二種。外因爲外界的刺戟。與生理的刺戟不同。或過強或過弱。有時且爲生理所不能見之異常刺戟。內因則藏於體內。臟器對於外因之反應。隨各人、各臟器、男、女、老、幼、營養、職業而異。此所以差異之原因。即爲內因。

我們素以風、寒、暑、濕、燥、火、六氣爲外因。風、寒、暑、溼、燥、火。爲氣界的變態。例如：「風、」是因大地上氣壓的不平勻。把空氣由高壓處向低壓處瀰散。於是鼓蕩而成風。「寒、」是氣候的低降。即太陽與地球距離最遠的時節。便有寒氣。此外若空氣鼓蕩得厲害。不論是春、夏、秋。氣候總比較地冷些。所以風與寒常相伴而行。從前曾把寒當做一個主要的病原。而細菌學發達以後。有一個時代。欲又完全抹煞他。現在我們了解受涼。雖然不是唯一的病因。他卻是一個輔因。「暑、」是氣溫的高昇。並且空氣中所含的水分很多。所以暑天最易障礙體溫的放散。往往因此而中暑。「濕、」是空氣中氫的增加。大凡臨近海濱地方的氣候。或多雨之區。居多含有濕度。倘使濕度很高。人們的生理作用。便受影響生理作用。受濕度影響最大者。莫過於消化系。「火、」便是熱。其與暑亦稍異。火是氣候高度的昇騰。並且空氣中所含氫原子也少。這才是火。

空氣是生活的需要品。他由氣二〇・九四%。氮七八・四〇%。氬、氦……等〇・六三%。二氣化炭〇・〇三%。混合而成。人類在氣界中生活。空氣好像衣服似的裹着我們。氣界的變化。固足以影響生理。但各種傳染病的原因。非在氣界。氣界不過是個輔因罷了。往昔我們把氣界當作各種傳染病的原因。這是限於當時的智識。

自十八世紀以還。科學的儀突飛猛進了。生物學也積極的邁進了。人類已知道傳染病的原因。是因么微有機體。侵入體內所起之特異的疾患。其有機體。有細菌與原蟲之別。皆爲獨立的生活體。此物入體內的數雖不多。然能發育而驟增其數。以起諸種病的變化。

細菌侵入人體的門戶有種種。由皮膚或粘膜的創傷進入者曰創傷傳染。由健全之皮膚粘膜的腺管或粘膜之濾胞進入者曰腺性濾胞性傳染。由飲食進入者曰腸性傳染或曰飼食傳染。由空氣進入者。曰吸入傳染。交接之時。由生殖器進入者。曰交接傳染。然亦有進入之處不明者。曰潛慝性傳染。

細菌及於人體的有害作用。可分爲器械的刺戟，及化學的刺戟二種。器械的刺戟。爲塞閉血管及毛細管而慝起極重的循環障礙。化學的刺戟。爲細菌所分泌的毒素。或從體內所含的毒素侵害組織。起炎症、變性、壞疽、細胞增殖等的病變。此種作用。往往同時併發。

我們既知外界異物的刺戟。能起異常的變態。但人類對於外界之刺戟。其反應各不相同。譬如酒客。能飲大量的酒而不醉。不飲酒者。一嗅酒味。便神昏頭暈。他若傳染病流行時。有被感染者。有不被感染者。總之。各人對於同一異常刺戟之抵抗力有強弱之分。對於同一病毒之感染有難易之別。故抵抗力弱者。謂之有素因。易於感染者。謂之感受性。不被感受者。謂之免疫質。免疫質又分爲先天性及後天性二種。先天性免疫質。有生以來。於一定之傳染病原。具有不感受性之謂。如人體不感染牛疫之類是。後天性免疫質。有自然人工之別。自然性後天性免疫質者。爲偶染一種傳染病。治愈後。一時或長時期以內。不再傳染。如痲疹、天花、腸窒扶斯……等是。人工性、後天性、免疫質者。即用人工賦與人體以免疫力之謂。如種痘是。

過去以六淫爲外感的原因。七情爲內傷的原因。不知道人類的疾病。是由外因和內因混合而成。尤其是各種急性傳染病。除六淫七情以外。最重要的原因。是病原細菌。如個人的素因及感受性與免疫性。不過是有連帶的關係而已。

第六節　關伏氣與外感

伏氣與外感。爲有清一代諸先哲爭論最烈。尚未解決的懸案。其主張伏氣者有王孟英、雷少逸……。其反對伏氣主張外感者。有劉松峰、陳平伯……。兩派各樹一幟。勾心鬭角。留毒至今猶未已也。

何謂伏氣。即素問生氣通天論所云『冬傷於寒。春必病溫。』及金匱真言所云『藏於精者。春不病溫』之溫。是皆爲傷寒之變。相蓋謂冬傷於寒。即時發病者曰「傷寒」。其不即病。邪伏體內。至春而發者。謂之「溫病」。至立夏而發者。謂之「熱病」。何謂外感。即四時之風、寒、暑、火。感人即病者。如冬之傷寒。春之風溫。夏之熱毒。秋之燥氣是。

要解決這個爭扎。孰是孰非。必須先明各種傳染病的原因。上篇既已言溫病之原因。在病原細菌之侵襲。非氣界之影響。則伏氣與外感兩說。可迎刃而解。

各種急性傳染病。自傳染以至發病。須經過一定之時日。非隨感而隨發。此謂之潛伏期。古人伏氣之說。恐即由此潛伏期附會而來。傳染病之所以有潛伏期。非伏而不發。此乃病菌侵入之初。爲數不多。不能爲害。迨寄居人體。蓄殖至一定程度。人身始受其影響。而諸菌之繁殖。毒質之產生遲速強弱。各不相同。所以各病潛伏期時間之長短。也不一致。然皆有一定之範圍。非冬感而春發。或至夏迨發。茲將今日所知者列表於後：

病名	原因	潛伏期日數
腸窒扶斯	傷寒桿菌爲Eberth及Koch發現	一至二星期
白喉	喉風桿菌爲一千八百八十三年 Klebo Loffler 發見	二至五日
赤痢	赤痢菌爲日本志賀氏發見	二至七日
霍亂	霍亂菌爲一千八百八十三年 Koch 所發見	二至五日
猩紅熱	據 Dohle 氏之報告爲血液中見有Smoeba狀之寄生物	二至七日
鼠疫	爲粗短不運動之桿菌	二至十日
發疹傷寒		四至十四日
痘瘡		十至十三日
痲疹		八至十四日
水痘		十四至念一日
百日咳		三至五日
流行性腦脊髓膜炎	爲腦膜炎球菌	數時至四日
耳下腺炎		八至二十二日
狂犬病		十五至六十日
小兒痲痺		一至十日
再歸熱	一八七三年 Obermeier 始報告爲螺旋菌	五至八日
馬鼻疽		三至五日
膀胱疽		二至三日
風疹		十六至二十日

依上表觀之。潛伏期最長者。爲狂犬病。次爲耳下腺炎、水痘、風疹。其餘最長。不過兩星期。怎有病邪侵入體內。冬月受病。至春夏而始發的道理嗎。此種謬說。不必至今日而始知其妄。吳又可陳祖恭早已駁之無遺。吳又可氏曰：『十二經絡。與夫奇經八脈。無非營、衛、氣、血。週佈一身。而營養百骸。是以天真元氣。無往不在。不在則痲木不仁。造化之機。無刻不運。不運則顛倒仆絕。然風寒暑濕之邪。與吾身之營衛。勢不兩立。一有所干。疾苦作矣。苟或不除。不危即斃。上文所言。冬時嚴寒所傷。中而即病者。爲傷寒。不即病者。至春變爲溫病。至夏變爲暑病。然風寒所傷。輕則感冒。重則傷寒。即感冒一病。風寒所傷之最輕者。尚現頭痛身疼、四肢拘急、鼻塞聲重、痰嗽喘急、惡寒發熱、當即爲病。不能容隱。今冬時嚴寒所傷。非細事也。反能伏藏過時而發者耶。』

陳祖恭氏曰：『內經又曰：「冬傷於寒。春必病溫。」注家咸謂冬令閉藏。寒邪伏於腎中。病不即發。至春陽氣大泄。內伏之寒邪。隨升令而外達。」天來錢氏已大非其說矣。謂冬傷於寒者。乃冬傷寒水之藏。即冬不藏精之互詞。何得誤解夫寒邪凜烈。中人即病。非此暑濕之邪。能伏處身中。故內經曰「風寒之中人也。使人毫毛畢直。皮膚閉而爲熱。」況腎爲生命之根。所關至大。安有寒邪內入。相安無事。直待春時始發之理。錢氏此說。獨開生面。先得我心。」

吳陳兩氏。能知伏氣溫病之絕無其事。實爲卓識。

要之。各種傳種傳染病菌的發育。隨氣候而不同。各種病菌傳染之機會。亦應時節而產生。如冬、春多感冒、肺炎。夏秋多瘧疾、霍亂。所以各種傳染病在病原細菌之發育。以外感六氣爲病原。亦是科學幼稚時代之立論。焉能適用於今日科學昌明之世乎。

附表（三則）

古代　傷寒

周秦時代。以這個傷寒來代表一般由六淫所感的疾病。故有廣義之稱。

- 中風……太陽病發熱、汗出、脈浮緩。
- 傷寒……太陽病發熱、無汗、脈緊（狹義的）
- 濕病……太陽病關節疼而煩（又濕家之爲病一身盡疼。發熱身色如薰黃）
- 熱病……太陽中熱者暍是也。汗出、惡寒、身熱而渴。白虎加人參湯主之。（又太陽中暍。發熱惡寒身重而疼。其脈弦細芤遲。小便已洒洒然毛……）
- 溫病……太陽病發熱、不惡寒、口渴。（即陽明症）

中代　溫病

明清之世。醫者唱南方無真傷寒。於是溫病的範圍。逐漸擴展。而與周秦時代的廣義傷寒一樣。四時的傳染病。都給他一個溫的帽子。所以在明清時候。溫病已成爲一般外感之總稱。

- 春……春溫—風溫—溫病—溫毒—晚發
- 夏……傷寒—冒暑—中暑—暑溫—暑咳—暑痧—霍亂—熱病
- 秋……暑瘧—風瘧—伏暑—秋暑—傷濕—濕溫—秋燥
- 冬……傷寒—中寒—冒寒—冬溫

（此表各症係節錄於雷氏時病論）

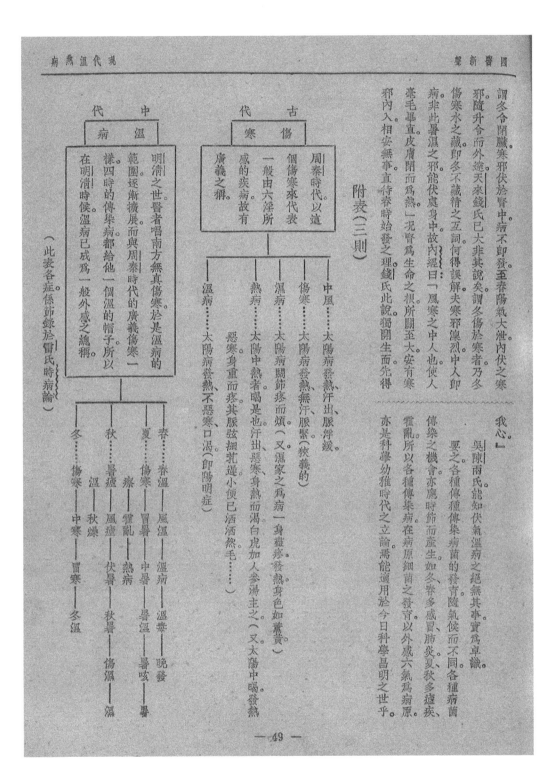

近代

急性傳染病

中國的醫學。過去都以症爲命名。例如中風、傷寒、溫病。都是症狀的區別。不是疾病個性的名殊。每使學者與望洋之歎。故現在把周秦時候的廣義傷寒的病。及明清時代廣義溫病的病。都含在一處。統稱他爲急性傳染病。急性傳染病約分爲二種。其一令人速死。傳染之勢較緩。分例於下：

最急性

- 鼠疫
- 丹毒
- 霍亂
- 流行性腦膜炎
- 實扶的里
- 破傷風
- 猩紅熱
- 敗血膿毒證

急性

- 腸熱證
- 副腸熱證
- 流行性感冒
- 瘧疾
- 再歸熱
- 赤痢
- 流行性耳下腺炎
- 痘瘡
- 麻疹
- 風疹

上面各病有春、多流行者。有夏、秋流行者不等。

- 熱的病態
- 寒的病態（即衰弱）
- 溫的病態
- 風的病態
- 濕的病態

——（總論完）——

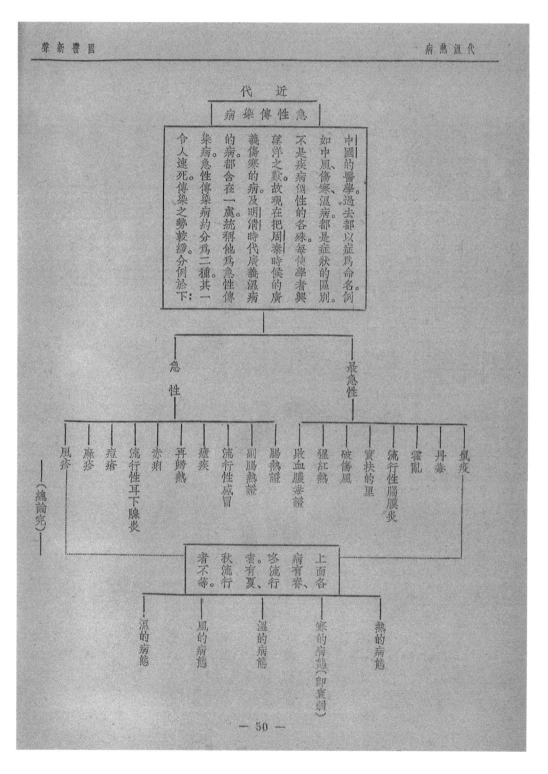

醫學研究

子癇

祝懷萱

引言

子癇一症。昉見外臺引小品葛根湯與竹瀝方治中。揣古人定名之義。子者。指妊娠也。癇者。謂痙攣悶憒反覆發作也。西醫籍稱爲Eclampsia。有妊娠子癇（Eclampsia Gravidarum）。分娩子癇（Eclampsia Parturientium）及產褥子癇（Eclampsia Puerperalis）三者之別。據諸家統計。大約400—500分娩中。可見一例。蓋非臨牀上罕見之症也。三者之中。以分娩子癇爲最夥。妊娠子癇次之。產褥子癇又次之。其豫後皆頗不良。若妊娠子癇及分娩子癇。於胎兒更爲不良。死亡率。母體約達20—25%。胎兒約達30—50%。蓋亦妊娠至險之候也。遠西研究此症原因。當推母血中毒之說爲最是。吾土古來療法。除祛風外。常和合利水化痰之劑。所謂祛風者。事實上有抑制痙攣之效。所謂利水化痰者。確有排泄毒素之能。可徵中醫自古積驗之方藥。與西法最新之病理學說兩相符合。論者謂斷病述理。中不如西。辨證用方。西遜於中。果能取長棄短。融會貫通。則醫學當更有美滿之成績。子宗其旨。以草斯篇。首列治方。次載驗案。運用現代知識。加以疏評與討論。糾謬繩愆。抉隱發微。不忘立場。不存門戶之見。於實地治療上。或有小補云爾。

子癇治療方

療妊娠忽悶眼不識人。須臾醒。醒復發。亦仍不醒者。名爲痙病。亦號子癇病。亦號子冒。葛根湯。若自竹近。可速辦者。當先作瀝汁。後辦湯也。其竹遠不可卽辦者。當先辦湯。此二療會得其一種。其竹瀝偏療諸痙絕起死也。非但療妊娠產婦絕死者有效。小兒忽癇痙金瘡。療之亦驗。

作竹瀝法　取新伐青淡竹斷之。除兩頭節。留中央一節作片。以磚並側。令竹兩頭虛。布列其上。燒中央。兩頭汁出。以器承之取服。

葛根湯　主痙冒。療妊娠臨月。因發風痙。忽悶憒不識人。吐逆眩倒。小醒復發。名爲子癇方。

貝母　葛根　丹皮（去心）　木防己　防風　當歸　芎藭　桂肉（切熬）　茯苓　澤瀉　甘草（炙）　獨活　石膏（碎）　人參（各三兩）　右十四味。以水九升。煑取三升。分二服。貝母令人易產。若未臨月者。升麻代之。

——外臺秘要引小品方。

疏評　右爲療子癇歷史最古之方。本經竹瀝性大寒。治暴中風。風痺。胸中大熱。止煩悶。當有鎮靜神經。降低血壓作用。葛根主治項背強。桂枝主治衝逆。人參主治心下痞堅。茯苓澤瀉主治小便不利。冒眩。甘草主治裏急。攣急。煩躁衝逆等諸般急迫之毒。此皆吉益東洞考徵仲景氏實驗之說。當歸治中風。痓。芎藭治中風入腦。筋攣緩急。防已治熱氣諸癇。手脚攣急。防風治四肢攣急。字乳金瘡內痓。獨活治奔豚癇痓。貝母治金瘡風痓。目眩項直。丹皮治瘈瘲驚癇。風噤。癲疾。石膏治心下逆氣。驚喘。口乾舌焦。不能息。此皆本經別錄之說。綜計諸藥。當有抑制痙攣。排除毒素作用。子癇所見證狀。爲突然喪失意識。眼球旋迴於上方。次發痙攣。牙關緊閉。口潰血涎。發作持續。多爲半分鐘至二分鐘之久。以深呼吸告終。全身弛緩。漸漸醒覺。於一定間歇之後。往往反覆發作。且益加強烈。間歇亦愈短促。神識遂不遑淸醒。陷於持續性昏睡。與本方敍證完全相同。藥效亦頗應合。是小品所稱之子癇。確爲遠西Eklamrsie症。葛根湯與竹瀝。確爲對症之方也。孫文垣新都醫案有以葛根湯。葛根、貝母、防風、川芎、當歸、茯苓、桂心、澤瀉、甘草、各二錢。獨活、石膏、人參、各四錢。治黃氏婦靑年初妊。已及彌月。忽午夜口中啾啾。目作上視。角弓反張。裸裎不暇羞恥。口眼偏斜。昏憒不知人事之實驗。此案是否分娩子癇。抑屬近似子癇之癲癇或臟躁症。憑此寥寥數語。無由鑑別。要之葛根湯爲療諸類痙癇之劑。殆無疑義。貝母本經更有主乳難之文。故小品於葛根湯煑服法下云爾。寔考其實。貝母利產下胎之功。不甚顯著。於妊娠子癇。毋庸多所顧忌。升麻爲解毒藥。投於分娩子癇亦頗切合。不必代貝母始用之也。

定癇湯　專治孕婦子癇。或稱風痓。痰涎上潮。目瞪口噤。肢癒脊強。陡然昏厥不語。　羚羊角片一錢至錢半　青龍齒三錢至四錢　天竺黃錢半至二錢　雙鈎藤四錢至五錢　石決明八錢至一兩　京川貝二錢至三錢　明天麻錢半至二錢　東白薇三錢至四錢　茄南香三分分冲　桑寄生三錢至四錢　鮮石菖蒲八分至一錢　用金銀器各一兩　燈芯五分先煎代水。外用　蘇合香丸擦牙以開口噤。　如因盛怒氣逆。火升痰湧。致昏厥不語者。本方去龍齒、鈎藤、金銀器。加龍膽草六分至八分。上靑黛五分至七分。(包煎)竹瀝兩瓢。(分冲)如因血虛生風。頭暈發痓。致昏悶不醒者。本方去鈎藤、竺黃、龍齒。加陳阿膠錢半至二錢。生白芍二錢至四錢。雞子黃一枚至二枚。如因伏熱爍胎。胎腐毒衝。致痓厥不醒。面靑舌赤者。本方去天麻、竺黃、川貝、茄南香、桑寄生、金銀器。加犀角八分至一錢。鮮生地一兩至二兩。光桃仁二錢至三錢。杜牛膝一兩至兩半。元明粉三錢至四錢。(冲)如因外感風熱。引動內風。氣升痰湧而癇厥者。本方去龍齒、茄南香、金銀器。加冬桑葉錢半至三錢。青防風八分至一錢。獨活七分至八分。茯神三錢至四錢。——何廉臣重纂錢氏產科驗方

疏評　錢氏原方。經何氏重纂。更形完善。其自述實驗藥理云。羚、麻、鈎藤。熄風鎮痙為君。龍齒、決明、白薇、金銀器等。潛鎮衝氣。以定癇厥為臣。佐以竺黃、川貝、菖蒲、燈芯。豁痰宣竅。以清神識。使以桑寄生、茄南香。一則強筋以固胎。一則疏肝以納氣。合而為劑。為治孕婦子癇之驗方。按本經龍齒主驚癇諸痙。鈎藤主小兒十二驚癇。本草集註論白薇治驚邪風狂痓病。金器即黃金所製者。藥性本草療小兒驚傷五臟風癇。銀器即紋銀所製者。藥性本草去驚癇。大明諸家本草論天竺黃治小兒癇疾。開寶重定新本草論天麻治小兒風癇驚氣。古書所稱小兒驚癇。不外腦神經病。所謂療驚癇之藥。富有清腦鎮痙之作用。何氏所述的係實驗。惟白薇閩蘇甬藥肆皆與白前名實互誤。天竺黃近有以骨灰偽充。用者宜審慎。桑寄生。李時珍謂世俗多以雜樹上者充之。氣性不同。恐反有害。茄南香。汪訒庵謂辛熱氣香。縮二便。益命火。證上諸說。鄙意在分娩子癇。正宜力求速娩法。以期病狀輕快或治愈。桑寄生縱有真者。亦不須用以固胎。子癇為血中毒素侵腦。治法當清血排毒。利尿鎮痙之不暇。更何可以茄南香縮其便而益其火。二藥俱在可商之列。又癇症發作之際。牙關緊急。適時痙攣暫停。神識漸醒。其噤自開。當此時始可與以飲料及藥湯。若不待醒覺後而強灌之。則有起嚥下性肺炎之虞。是蘇合香丸開噤。疑亦非妥善法也。右加減例中。以下死胎方最佳。考子癇一症。胎兒之豫後甚為不良。其死亡率達百分之三十至五十。母體則多於分娩終了後症狀輕減。雖已陷於深昏睡者。亦能由子宮內容之排出而全治。故治療子癇之方針。不必過慮胎兒之生命。務使急速遂娩。西醫手術之精妙。固不待言。吾土惟有湯劑催產一法。力鈍滯而效不確實。若錢何之方。比較可恃。臨牀上委有一試之價值。

子癇驗方　烏鯽魚頭（上海棻館收）掛當風簷際。歷八十一日。不經婦人手。遇此症以一二頭煎湯與服。得汗即愈。——周氏集驗方引醫藥新聞。

疏評　烏鯽魚頭之功能。古書無考。惟鯉魚腦髓。本草有主治諸癇之文。疑烏鯽與鯉。其效相近。揆之古方多以鯉魚下水氣。子癇症服後得汗而愈之理。疑烏鯽頭之所以愈癇。或是排毒作用歟。又婦女醫學雜誌第十期。王南山君傳述之子癇驗方。與此類似。但烏下無鯽字為異。按烏鯽及鱧魚。並有烏魚之別名。南山所驗者。不知是否烏鯽。抑是鱧魚。余謂諸魚之治效。或有共通性。此種輕而易舉之物。不妨兼收並蓄。以備臨牀證實。至方中用魚頭之義未詳。豈真排毒之外。更有以腦治腦之作用歟。

子癇豫防方

當歸散　當歸　黃芩　芍藥　芎藭各一斤　白朮半斤

右五味。杵爲散。酒飲服方寸七。日再服。妊娠常服即易產。胎無苦疾。（陸淵雷金匱今釋云。子癇之證候。爲全身痙攣。多發於兼有腎臟炎之人。則知痙攣之發。正因有毒物質不得排除之故。愚故臆揣此方可豫防子癇。若子癇既發。則痙攣極劇。決非一味芍藥所能奏效矣。）——張仲景金匱要略

疏評　子癇之原因。諸說紛紜。莫衷一是。據其症狀之種種動作。加以推勘。全與中毒症相似。故謂爲妊娠中毒症。大致無誤。此症多俄然發作。如於病發前數日。見頭痛。惡心。嘔吐。眼花閃發。眩暈等前驅症時。急施防範之法。已感鞭長莫及。必在初呈面肢浮腫。尿含蛋白之際。即宜未雨綢繆。當歸散有調理血液。利尿排毒之效。妊娠無病時服之。亦有益無損。陸先生認爲豫防子癇之劑。有相當理由。特孕婦而有腎臟疾患者。不必盡發子癇。如欲以本方試徵於臨牀者。殊難得確實之統計耳。

妊娠子癇治驗案

第一例　吾郡別駕何公。續還甘肅。眷屬仍居郡城。宅中一僕婦。重身九月。偶患頭痛。醫作外感治。其痛益甚。嘔吐。汗淋。至二鼓時。忽神迷。肢掣。目吊口噤。乍作乍止。何公少君六吉兄。當晚遣力相召。曉造其宅。六兄告以病危之故。入視搐搦形狀。診脈虛弦勁急。謂曰：『此子癇證也。勢雖危險。幸在初起。當不殞命。』六兄曰：『昨夕倉皇。恐駕到遲。故近邀女科一看。亦言證屬子癇。然服藥不效。奈何。出方閱之。羚羊角散也。』予曰：『此乃古方。原屬不謬。不知子癇疾作之由。因子在母腹。陰虛火熾。經脈空疏。精不養神。氣不養筋。而如厥如癇。神魂失守。手足抽掣。其病初頭痛者。即內風欲動之徵也。醫家誤作外風。浪投疏散。致變若此。至羚羊角散方內。惟羚羊入肝舒筋。當歸、棗仁。補肝益血。茯神安神。甘草緩急。與證相符。其餘防、獨、木香、杏仁。俱耗真氣。苡仁下胎。多不合宜。豈可以爲古人成方。漫不加察耶。』於是仍以本方除去防、獨等味。參入熟地、沙參、麥冬、阿膠、脂麻。養陰濡液。少佐鉤藤、桑寄生。平肝熄風。頭煎服後。其搐漸平。隨服二煎。搐定。頭痛亦減。六兄喜甚。予曰：『病來勢暴。今雖暫熄。猶恐復萌。』囑再市藥一劑。儘今晚服盡。搐不再作。方許無虞。次日復診。痛搐俱止。神清脈靜。納食不嘔。方除鉤藤、寄生。加白芍、玉竹、女貞、石斛。踰月分娩。母子俱得無恙。——程杏軒醫案

討論　子癇初發。多以頭痛嘔吐爲前驅。乃毒素上犯。刺戟腦髓神經所致。羚羊角散中藥品雜糅。瑜不掩瑕。顧本方所以爲臨牀家習用者。良由宋元以來婦科書中。俱引此爲子癇要方之故。迂拘之輩。震於羚角之名。以爲道盡於是。墨守成方。不知隨證變化。古今如出一轍。言之可慨。程氏之論。固有至理。惟此症竟投膠、地、沙麥一派滋膩之品獲效者。似與尋常子癇之治法不同。由

脈象虛弦上推。其舌質亦必光紅無苔。當是病者陰液素虧。神經稍受毒素侵犯。即起痙攣狀態。蓋古說邪少虛多之候也。不然。病勢方張。毒餘正熾。遽進膠黏壅錮之劑。能不慮其藉寇兵而齎盜糧者耶。

第二例　胡陳氏。年三十四歲。住馬迴橋。孕已七月。腹中早有伏熱。時時心煩。不爲之醫治。適因與夫反目。號哭半日。怒火上衝。陡發癇厥。初則讝語不已。兩手發痙。目竄上視。不省人事。約半時許。口吐涎沫。神識即醒。繼即手足瘛瘲。神昏發厥。問之不語。脈六部弦洪有力。舌紅帶紫。此陳良甫所謂子癇。由心肝熱盛鼓風。氣升痰升。刺激腦筋。頓失知覺運動之常。所以癇而且厥也。似此脈症。胎防抽壞。姑以急救母命爲首要。急急大瀉心肝之火。故以連、芩、芍、膽爲君。然火假風威。風助火勢。故以羚、麻、桑、菊爲臣。使火息風平。則腦筋自安。腦筋安而癇厥自止。佐以馬寶、西黃。異類靈動之品。以開痰清神。使以竹茹。清肝絡以舒筋也。小川連一錢。生白芍五錢。明天麻錢半。白池菊二錢。青子芩三錢。龍膽草一錢。鹽水炒。冬桑葉二錢。淡竹茹三錢。先用羚羊片八分。真馬寶一分。西牛黃一分。煎湯調下。次診。據述先進羚角煎調馬寶散二服。昏厥已醒。癇愈其半。繼服湯藥兩煎。猶覺胎熱上衝。時欲眩暈。診脈寸大於關。關大於尺。均兼弦數。此肝風尚未盡熄。挾痰火與胎熱同逆而上。議以潛鎮清熄。使肝陽潛而風息。風息則火降痰平。痰平則諸症悉除矣。石決明八錢。桑葉三錢。天麻錢半。鹽水炒川連七分。龍齒三錢。白池菊二錢。辰茯神四錢。陳木瓜一錢。先用金銀戒指各一枚。燈芯三小札。煎湯代水。三診。眩暈大減。胎上衝心亦輕。惟腹中自覺內熱。胎動不安。便祕溺澀。幸而脈弦轉柔。數象漸緩。舌紅潤略現薄苔。此心肝火平。而伏熱未清也。議清伏熱以安胎。青子芩錢半。白薇三錢。桑葉二錢。絲瓜絡三錢。生白芍三錢。生甘草五分。淡竹茹三錢。知母三錢。先用淡海蜇四兩。大地栗四個。煎湯代水。一劑而胎動漸安。二劑而大便已通。色如紅醬。溺雖利而尚熱。脈兩尺滑搏。此胎未抽壞可知。議養胃陰爲君。兼清餘熱。鮮石斛三錢。麥冬錢半。桑葉二錢。青皮甘蔗四節。北沙參三錢。生白芍三錢。淡竹茹二錢。雅梨肉一兩一片。連服四劑。胃納日增。精神漸復而瘥。（何廉臣按：妊婦熱病癇厥。較但病風痙者尤重。方用龍膽瀉肝合黃連瀉心加減。前哲陸肖愚曾用此法而效。妙在先用羚羊角湯送服馬寶、西黃。較之陸氏方法。更爲着力。惟就余所驗。馬寶雖爲子癇之特效藥。服後往往癇厥即除。隔二三日或四五日。胎亦隨落。此案幸而保全。殆由素稟尚強。胎元亦足之故歟。）——全國名醫驗案類編嚴繼春醫案

討論　此症毒素本重。復因大怒誘發。神經刺戟太甚。故來勢猛烈。有莫可撲遏之象。幸立方措置周匝。旗鼓相當。卒能剋敵制勝。全案中最可注意者。厥爲初診先服之三味藥方。羚角有抑

制痙攣作用。西黃有排泄毒素作用。馬寶疑與西黃之效力相同。但真者不易得耳。據何廉臣氏之經驗。子癇服馬寶後。往往病瘥而胎亦隨下。馬寶有否下胎之能。誠一疑問。設何氏之言果屬真確。則上述之三藥功效。與西法治療分娩子癇。（一）抑制痙攣。（二）排泄毒素。（三）使急速遂娩之三原則。完全相符。洵可謂爲分娩子癇之特效方矣。

分娩子癇治驗案

第一例　嚴衙前顧竹庵夫人。懷麟九月。患子癇症。欬逆頭痛。瞀悶嘔噁。甚則昏厥。面浮肢腫。大便不通。小溲濇少。曾見腹痛欲產之象。迭延諸醫診治。均用羚羊角散加減。浮腫雖輕。昏厥時作。幸賴名醫艾步蟾先生介紹王師往診。師曰：『此係胎病累母。必須胎下始安。否則不能爲也矣。蓋胎兒之血液循環。係由母體之鮮紅動血。由胎靜脈輸入於胎。營其新陳代謝之功能。於是吸取養料。排除廢物。成爲紫暗之靜血。由胎動脈復還於母體。從大靜脈而入心。經肺動脈以入肺。呼拔吸養。復變鮮紅之血。如此周而復始。無有止時。則孕母以一體之臟器。行二體之工作。若其胎體之廢物較少。母體之工作強健。則尚能安然無恙。倘其胎體之廢物過多。母體之工作衰弱。則必釀成疾病矣。如此症之發生。亦必因胎兒之組織異常。排泄之廢物過多。初時尚不發覺。厥後愈積愈多。廢物變爲毒質。一身盡蒙其害。在肺則爲欬逆。在心則爲瞀悶。在胃則爲嘔噁。甚則刺激於腦神經而爲頭痛。再甚則神經麻痺而爲昏厥。且九月重身。胎兒已大。前壓膀胱則溲少。後礙直腸則便閉。二便既不通。廢物更乏出路。故致病勢日重。昏厥日作也。夫治病之道。必須求其所因。伏其所主。此病之原因既在於胎。則下去其胎。實即爲此病之根本療法。況日前已見腹痛欲產之象。胡不乘勢下之。當此胎兒已大之時。下胎之後。母子均尚可活。倘再姑息養奸。任其屢次發厥。深恐母子兩命。俱難保矣。』病家深信王師言。但問下胎之後。母命可保全乎。師曰：『祇須用穩當下胎之法。必可使產母安全。請勿慮焉。何謂穩當下胎之法。蓋不用毒藥墮胎。不與峻藥破血。惟服催生之藥。使其早日產下耳。』遂用滑胎飲。加旋覆、代赭、沈香、枳殼、茯神、半夏、貝母、萊菔子、橘皮絡、石決明等。一劑而嘔吐欬逆大減。頭痛暈厥亦輕。再劑而胎胞俱下。子母俱安。從此諸恙霍然矣。——王慎軒女科實驗錄

討論　子癇固有卒然發作者。然多數於數週或數日以來。見顏面眼瞼四肢浮腫。發作前數日。常覺頭痛嘔吐。精神朦朧。眼花閃發。眩暈等前驅症。此案記載翔實。確屬分娩子癇之症。王君根據西學。以釋病原。以選方藥。故能言之成理。效如桴鼓。滑胎飲中滑石、冬葵子二藥。具利尿之效。易言之。有排毒作用也。分娩子癇。尤宜急速遂娩之理。蓋胎下則病之發作。常得自然停止。母兒生命兩可保全。如分娩稽延。則因發作頻繁。或持續經久。母體血

中国近现代中医药期刊续编·第一辑

液。缺乏養氣。致胎兒窒息而死亡。母命亦陷於危險之境。雖然。間有病經治療發作全停後。踰一二日初起分娩。且娩出生兒者。西醫籍名間投性子癇。此症殆其類歟。

第二例　一婦人。妊娠甫經足月。倏爾搐搦。人事不知。搐至緊急時。兩乳縮入如男子。踰時即甦。醫以羚羊角散及天麻、鈎藤熄風之類。均不獲效。後延陽診。用烏梅丸改爲湯。服二帖。即產一胎。搐不再作。兩乳如恆狀。按婦人之乳。猶男子腎囊。內經謂爲宗筋之所聚。統屬於肝。今此婦緣子在腹中。搐即乳縮。俗名子癇風症也。顯係肝虛所致。內經謂虛則寒。寒乃收引。故乳縮。——梁伯陽醫案。

討論　此案敘證不詳。嚴格論之。未能認爲分娩子癇。特就分娩了結後病不再作一點。則比較近似耳。其特殊之候。爲兩乳之縮入與搐搦並發。考 Sellheim 氏謂分娩時。尤於產褥時所發子癇之一部。基於乳房之某種變化。又謂子癇每因剔出乳房而愈。夫子癇之原因。據最近統計有十五種之說。此症兼見乳縮。似與乳房說最相符合。如果確實。則烏梅丸竟得免除乳房剔出之苦。國藥方之神妙。誠匪夷所思。雖然。余不能無疑者。案中證略不具。梁君所謂肝虛者。未知憑何標準。若本內經諸寒收引。以解乳縮。則更可引諸熱瞀瘛。以釋搐搦。豈真爲梅丸能治厥陰半寒半熱之症乎。國醫學漫無準則。全由臆想。諸如此類。著書立說者。復多隱約實徵。馳鶩空論。令後人更無從探討。今選此案。聊示其特殊之證治而已。

類似癲癇性希司忒利阿之子癇治驗案

一例　謝四府尊令愛與乃坦俱在任。青年初妊。將及七月矣。日間責一婢大怒。又與夫反目。號哭半日夜。即不能寐。至夜半忽口中讝語不已。目竄上視。竟於牀褥中。裸形而出。其夫力抱之。遂昏憒不知人事。問之不語。即於是夜令人延予。予適往德清。另延一醫進看。不識何病。署中人以爲祟。謝公夜起。着紅袍。執劍壓之。而號詈嘻笑。千端萬狀。急令人到德清促予來。比至悉其病狀。予令數婦女執定其手。診之六部弦洪有力。予曰：『此子癇症。非祟也。』謝公曰：『曾有此否。』予曰：『此亦妊孕時所時有。但令愛發太甚耳。』用真正霞天麴、貝母、黃連、山梔、天麻、青皮、白芍、龍膽草、青黛。加燈芯、竹瀝。一帖而知。二帖愈其半。四帖而疾盡愈。及問其兩日間景狀。毫無所知。——陸肖愚醫案。

討論　子癇之症。除痙攣昏睡反覆發作外。絕少嘻笑怒罵狂妄之態。此症因盛怒而發。所見諸候。酷肖癲癇性希司忒利阿。余故認爲非真性子癇也。古書上所稱子癇之症。以現代病理學識證之。實賅括妊娠諸種神經疾患。若右案殆其一例。以脈證相參。顯屬血壓高昇。神經亢奮之象。病由情感激惹而起。與真性子癇由於毒素刺戟者。原因稍異。故細加鑑別之。其證候亦有不同之點。黃連、山梔、龍膽、靑黛。並具降低血壓作用。天麻、白芍、竹瀝等。兼有鎭靜神經之效。藥功與病理相應。宜其獲驗之捷於影響也。

結論

中醫治療之法。其主要目標。在歸納種種證候。以推斷病屬風寒、溼熱、陰陽、虛實諸原因。病因旣認定。始得根據以處方藥。故藥劑之性能。亦因之而有溫、淸、攻、補等之差別。凡以中藥療病者。於此等法例。有遵守及講究之必要。右葛根湯似主子癇之風勝者。定癇湯似主子癇之熱勝者。何廉臣謂熱病癇厥。較但病風痙者尤重云云。殆亦是義。

羚羊角散。觀聚方要補云。出嚴氏濟生方。治妊娠中風。頭項強直。筋脈攣急。言語謇澀。痰涎不利。或發搐。不省人事。名曰子癇。薛立齋以此散。治愈一妊婦因怒忽仆地。良久而甦。吐痰發搐。口噤項強之症。不知薛氏引用時。加以化裁否。本方雖有羚角爲主藥。惜其他諸品。佐使欠當。若去取得宜。投於子癇之風勝者。不失爲一對證之劑。

日本鶴飼禮堂所著和漢藥治療要解中。有用古今錄驗療噎氣不通。不得下食之羚羊角湯治子癇症。其方爲羚羊角、厚朴、吳茱萸、乾薑、木通、橘皮、烏頭七物。初不解其用意所在。繼將藥功考證。乃知有相當學理。蓋除羚角鎭抑痙攣。木通排泄毒素。可不待論外。烏頭之成分。爲屬於殰鹼之 Aconitin。有痲痹神經之效。厚朴之主要成分爲 Ho-curare。可使運動神經痲痹。半夏含少量揮發油。及能痲痹末梢運動神經之殰鹼之數藥。與西醫用痲醉劑療法略似。惟據古本草說。烏頭、乾薑等。俱屬辛熱之品。必證見心窩痞悶。嘔吐甚。舌苔白色者。始適應之。鶴飼禮堂爲漢醫。當是援依古法而選及此方者。

上錄諸家驗案。王君治顧婦分娩子癇症。敍述綦詳。但未載痙攣之候。或因峰極之期已過。經前醫疊進羚角劑後。其勢漸殺歟。嚴氏治案病甚劇。方亦精當。是子癇中之熱勝者。梁君乳縮例。奇證奇方。耐人尋味。服湯後。得速遂娩而發作頓已。爲梅丸果有卻除斯疾之能力耶。抑胎下而病自愈耶。杏軒醫案。初病已呈液涸之象。治療卽用滋養之劑。洵能隨機應變。不爲常法所囿。綜觀四例。主病同。寒、熱、虛、實之證情不同。故方藥亦爲之有溫、淸、攻、補之異。中醫對副證不對主病之療法。與西醫迥別者在此。

產褥子癇。吾土舊無此名。疑婦科書中所稱中風痙厥者。不盡屬破傷風疾患。或有子癇症混雜其內。古今醫案中所載產後風痙之治例。屬子癇症者。當亦有之。限於時間。未遑翻索。予曩年曾遇一例。與西醫會診。故知之。其候痙攣憒悶。痰涎上潮。爲擬廣濟羚羊角散。(羚羊角一味。療產後心悶。血氣衝上血暈。)崔氏竹瀝方。(竹瀝一味。療產後忽悶冒。久不識人。或時後發。)小品大豆紫湯。(大豆一味。主產後中風困篤。或背強口噤。嘔逆直視。)華陀愈風散。(荆芥穗一味。豆淋酒調治產後中風口噤手足瘛瘲如角弓)及獨飲六神湯(橘紅半夏石菖蒲膽星茯神旋覆花治產後痰迷神昏方出何書未詳。)等方出入漸愈當病亟時湯劑注射。更迭施治自未能獨詡己功錄此以徵產褥子癇臨牀上確常遇見中醫古方儘有可採處西法診斷精確亦足資借鑑者也。

氣聽齋詩選

江陰曹穎甫遺著
瑞安姜佐景選投

甲戌正月三日怡園消寒會招飲

淑氣動新年。園林態萬千。山梅栖曉露。浣柳抱春烟。心競易志老。神腴自得仙。主人謀戒酒。敬德在賓筵。

擬崔顥長安道

楊柳鞭絲春日長。長安遊俠道相望。黃金絡馬爛生光。入市相呼羅酒漿。豪雄不如金與張。時衰忽作髡鉗侶。多年搋虎化為鼠。方知負下難與處。屋上鵂鶹作人語。

白紵歌辭

春日暲暉春草長。吳姬當爐春酒香。當筵杯斝琥珀光。一歌白紵聲低昂。坐君薜帷芍藥房。謬承歡愛樂未央。千秋萬歲毋相忘。燕歌楚舞妙入神。唾壺擊缺飛梁塵。主人置酒嚴具陳。酧飲盡歡夜嚮晨。夜嚮晨，月華西，曲終人散如雲泥。悔不打殺長鳴鷄。

春盡日厲齋漫書五首錄二

十年懶問故園看。晴日濃薰醉牡丹。別有情懷淒惻處。滿庭新綠五更寒。(自註故園牡丹為先君手植。甲辰三月。先君棄養後遂無花至丙辰始發一枝。)裊裊蒲蘭露未晞。花臺東角佇朝暉。銷魂曉色淒迷後。深鎖簾櫳燕子飛。(自註花臺蒲蘭亦先君手植。每於初夏放花色紅而無香。甲辰四月子賦悼亡。)

胃擴張之研究

王慎軒

患者五十八歲男子。二十九歲時罹脫疽。入病院爲生活者。前後七八年。失去數個指趾。自後罹胃擴張。因氣候之變。或飲食之消長。依然不能全愈。每年初夏時候。病勢增惡。屢屢併發脚氣病。主證爲腹滿與呼吸迫促。口渴甚。舌白苔。大便祕。尿量少。吐一日二三回。其量頗多。每次近一面盆。吐後腹滿去。呼吸平靜。胃內著明停水。噯氣。腹中雷鳴。耳鳴不絕。低聲不聞。脚力頗弱。甚疲勞。尿中證明有糖。爲胃擴張併發糖尿病之症也。投與茯苓澤瀉湯。患者不努力進藥。稍稍輕快。藥即暫停。緩一二日再投藥。荏苒二年。近訴耳鳴尚有。至其他症狀。已大半消散矣。（大塚敬節）

安部侯之臣菊池大夫從侯在浪華。久患胃病。請先生治之。曰：『不佞曩在江戶得此病。其初頗吐水。間雜以食。吐已乃渴。諸醫多方治療。不得一效。一醫教我斷食。諸症果已。七日始飲。復吐如初。至今已五年。迄無寧日。願先生教之。』先生診其腹。自胸下至於臍旁。均見硬滿。大夫曰：『吐則此滿立去。二三日復滿。至五日必吐。』先生乃與茯苓澤瀉湯。數日全愈。（成績錄）

一婦人年二十四。患嘔吐。三四日或五六日一發。發必心下痛。如此者二三月。後至每日二三發。甚者振寒昏塞。吐後發熱。諸醫治其嘔吐。或與驅蛔藥。不效。余診之。渴好湯水。因與茯苓澤瀉湯。使小量服之。其夜病即稍緩。二十餘日諸症悉退。惟腰間有水氣。使服牡蠣澤瀉料而愈。（藤田謙造）

泉州佐野豪族食野喜兵衞家僕亢吉者。年二十餘。請治曰：嘔吐二年所。十日五日必發。頃者胸腹脹滿。舉體不安。衆醫皆以爲不治。（中略）先生爲大半夏湯飲之。飲輒隨吐。每吐必雜粘痰。居八九日。藥始得下。飲食不復吐。出入二月。所患全愈。（東洞吉益）

王太僕曰：『食不得入。是有火也。食入反出。是無火也。』久病嘔吐。朝食暮出。肚腹作脹。腑臟便難。胃氣大傷。擬養胃調中。

參鬚　淮藥　半夏　雲苓　石斛　廣皮　白蜜　穀芽
甘蔗　枇杷葉（馬培之）

翻胃膈症已越二月。朝食暮吐。甚而嘔泛酸水。噫噯頻仍。遂使脅肋脹痛。左關脈弦。右關脈滑。舌中白膩。舌底無苔。平時恣嗜酒醴。中焦已成痰飲。

戊腹糧　關虎肚　公丁香　姜半夏　橘紅　枳殼
竹茹　炙草　淡茯苓　薏仁　白蜜（金子久）

朝食暮吐。暮食朝吐。原穀不化。顯係中寒。理中爲主。

人參　白朮　炙草　炮姜　廣木香　公丁香　白豆蔻

（蔣寶素）

富商湯名揚自謂體旺。酒色無度。行年四十。飲食漸減。形神尫羸。或教以每早進牛乳酒。初食似可。久之朝食至暮。酒乳結成羊屎形。一一吐去。大小便日夜不過數滴。全無渣滓下行。臥床不起。告急請診。按之兩尺脈微如絲。右關弦緊乍有乍無。兩寸與左關洪大而散。（中略）用熟地一兩。山萸、山藥各四兩。茯苓、澤瀉、丹皮、肉桂、附子各三錢。煎服一劑。明早令進牛乳酒。至暮則下行而不上吐矣。連服十劑。飲食漸進。遂以前方藥料爲丸。日服二次。囑戒酒色。半載而康。（齊有堂）

慎按：胃擴張之病。大半起於幽門窄狹。以致胃中食物。不易下輸。久積於胃。胃內擴張。又暴食或慢性胃炎、胃弛緩、胃癌、胃潰瘍、榮養不良。神經系病。糖尿病等。均有發生本病之可能。初起之症狀。與慢性胃炎相似。漸進則發嘔吐。嘔吐不頻頻。或朝食暮吐。或暮食朝吐。或隔數日吐一次。或一日二三次。吐出之量甚多。帶有刺戟性之酸臊臭氣。置器中。分三層。上層爲褐色泡沫。中層爲微帶黃褐色而稍溷濁之液。下層呈暗褐色。爲陳舊之食糜及粘液。此外患者往往訴有酸臭之噯氣。及嘈雜口渴。胃部膨滿壓重。或有空腹時之胃痛。尿量減少。大便秘結。舌上無苔。多帶赤色。全身榮養障礙。形肉日見枯瘦。金匱所謂之胃反。後人所謂之反胃、翻胃。卽此病也。本節第一二三案用茯苓澤瀉湯。第四五六案用大半夏湯。皆金匱法也。然二方俱治胃反。古人尚無辨明。若一概妄施。亦難取效。余之經驗。頗有分別。凡胃反吐而渴欲飲水。小溲不利較甚者。宜茯苓澤瀉湯。胃反吐而肌膚枯燥。大便秘結較甚者。宜大半夏湯。二者不可混治也。至若蔣寶素主以理中湯。齊有堂主以八味丸。均得獲效。是於仲景法外。又立妙法。亦爲吾儕所當研究也。惟遍觀古人驗案。治療此病。概用甘溫。王叔和所謂食入反出。是無火也之語。殆係臨證用藥之經驗。不可易也。毋以本病有口渴、舌赤、便秘等症。妄用寒涼攻下之藥。蓋患此者。胃中食物。多數吐出。全身榮養。大感缺乏。以致津液既不能上輸於口中。又不能下潤於大腸。遂爲口渴舌赤便秘等症。祗需強健其胃臟之機能。開通其幽門之狹窄。則胃中食物。得以下行。而全身榮養。得以如常。自然諸恙全消矣。否則誤進寒涼。妄投攻下。虛虛之禍。豈能免乎。

陽明府下證之研究

顧雨時

傷寒陽明證。有經、府之別。經證者。化熱而未化燥也。法當清之。府證者。化熱而亦化燥也。法當下之。清法姑置勿論。茲僅就下法一端。與諸同志一商榷之。夫醫者之運用下法。當有一定之標準。既審知其爲下證矣。又有緩下、當下、急下之分。更有當下、不可下而又必須下者。此下證之所以不得不講求也。先賢陸九芝世補齋陽明篇。屢言陽明無死證。此言誠非虛語。蓋陽明爲萬物所歸。如果病入陽明。則不復傳矣。祇須下之而當。可以萬無一失。其有不愈而死者。乃治不如法。醫之咎也。當熱病初期寒化之時。則用麻黃湯辛溫發散。熱化之後。則用葛根芩連湯辛凉解肌。太陽與陽明合病。則用麻杏石甘、大青龍清裏解表。和解少陽。則有小柴胡湯。陽明實熱。而需寒凉直折者。則有白虎湯、竹叶石膏湯諸方。及熱傳入府。則以三承氣湯爲主。所謂攻下法是也。熱病而至於可下之候。則見舌色淡黃、有矢氣、不大便、潮熱、口渴、齒燥、脘腹脹悶。此爲下證已具。時尚可緩。所謂緩下證是也。若舌苔由淡黃而轉爲者黃色。脘腹脹悶。更兼腹痛拒按。此乃下證畢具。所謂當下證是也。照例施以攻下。不可再緩。倘醫者失察。病家坐誤。病乃更進一層。此時舌色焦黑。尖邊芒刺。甚至神昏詀語。揚手擲足。鼻孔如煙煤。氣出如噴火。此所謂急下證也。峻劑攻下。刻不容緩矣。緩下證不下。則進而爲當下證。當下證失下。則進而爲急下證。此時若再失誤。則邪熱猖狂。體中津液消耗淨盡。其時雖欲下之。已無及矣。古人急下存陰之訓。卽指此而言也。仲聖之製三承氣。卽爲此三個下證而設也。合於真際。切於實用。一證一藥。有條不紊。誠不愧爲醫聖手跡。祇須認證清楚。可以百發百中。雖然。同一病證。而有重輕之不同。單複之各異。錯綜變化。筆難盡述。非可執一固定之方。施之於一切當下證也。先師惲鐵樵氏曰：『余治醫數十年。遇傷寒甚多。遇傷寒陽明府證之須攻下者亦甚多。然可以傷寒論三承氣湯。照方僅用三四味。不用其他副藥之下證者。百中難得一二。』良以書死而病活。死方斷難應付活病無窮之變也。設有一病。醫者審知其爲陽明府當下之候。或因藥量過重。或老人、虛人。或邪氣雖實。正氣甚虛。不加細審。妄投三承氣。其流弊所及。有下之息高而死者。有下之中氣被奪。不能言語。卽見沈困而死者。此等處必須十分審慎。故三承氣之外。又有兼顧正虛之黃龍湯。病久不任峻攻之麻仁丸。他如二陽合病。太陽未罷。而見陽明府者。則下劑中宜合太陽疏解藥。或太陽未罷。而陽明經府並見者。當先權衡緩急。如果必須用承氣者。則加羌活、葛根之類。清疏太陽陽明未淨之邪。若少陽未罷。而已見府證。或少陽與陽明府合病。則雖施攻下。必用大柴胡湯加減。以此方爲下劑中和劑也。如攻裏而不顧表。則表邪內陷。裏氣必虛。病亦隨之增劇矣。更有進者。熱邪與燥矢固結於腸部。欲下而不得。乃陽明府之正常現象。亦有燥矢內結。腸部生理起救濟作用。分泌多量液體。意欲潤滑燥矢外出而不得。反見自利者。乃陽明府之變局。謂之熱結旁流。審證既確。亦當用承氣加減以下之。必使燥矢得下。而其病方已。更有邪熱過甚。燥矢過多。非一二劑所能盡除者。則又必緩其時日。分次攻下。中間參用清熱養正。如此反復用藥。必使邪盡去而正不傷。方爲盡善之法。此外如妊娠傷寒。見陽明府證者。邪熱薰灼。胎有下墮之傾向。必速下之。以安其胎。則病易愈而胎可保。蓋有病則病當之。內經所謂有故無殞也。如以妊娠而多所顧忌。因循不敢用攻下去邪之藥。則必反致誤事矣。至於濕溫、暑溫。當下諸證。雖亦不離於陽明一經。然其用藥方法。較之傷寒下法更爲複雜。不在本篇範圍之內。茲故不贅。

傷寒與白痦

徐衡之
章成之

凡一切熱病。日久不退。而有汗者。胸前後皮膚往往發生小白水泡。卽俗所謂白痦。清代醫家。常斤斤於此。遇溼溫症。必用表藥。使其痦外達。多者吉。少則凶。晶瑩者吉。枯暗者凶。殊不知此痦。乃出汗浸潤皮膚所致。透與不透。多與不多。與病無與焉。假使能注意皮膚清潔。痦乃可以無有也。

中国近现代中医药期刊续编·第一辑

痲疹要言

章次公

痲疹在流行之時。尚不難辨識。不在流行時。當與感冒鑑別。去其共有者。而注意其特點。如發熱二三日。眼泡腫。多含淚。常噴嚏。恆腹中疼痛。或煩渴吐瀉。即須注意爲痲疹。遠西以痲疹將透。口中有Koplik氏斑。其斑在頰內側臼齒附近。有散在性紅斑。四周紅暈。中間白色。迨痲疹全佈。即漸漸消退。此說可補國醫書中所未及。但亦有不現此斑而出痦者。如見此。必出痦有據。近代學者。經驗此斑。不限定內頰。亦有發現口唇左近。及女孩下身者。誌之聊備一說。

凡健康之孩童。又在日煖風和之候。如出痲疹。不治亦預後良好。反之如體質孱弱。天氣惡劣。其痦恆不易透佈。敗毒散、升麻葛根湯。輕者銀翹散。

痲疹活人書濟生散。治痲欲出不出而雜症蓬起者。方用紫草茸、梅蓝、鳳尾草、鬱金。各一錢。牛黃一分。川山甲五分。蟬蛻一錢。爲末。麥冬煎湯下一錢。

舟仙痦述宣毒發表湯。治痦發熱時。欲出未出。各症並宜。凡地方痦發作之時。初潮之際。未明是否痦疹。當以此方主之。縱非痦候。即是感冒風寒。用之無礙。

薄荷葉八分　葛根　防風　荆芥穗　六力子　木通

枳殼　淡竹葉各一錢

引加燈芯一束。天寒加蘇葉八分。葱白六支。暑月加生黃芩一錢。

古籍對於痲疹不出。有種種之解說。或謂爲風寒所束。或謂爲熱毒內攻。甚且謂爲穢氣所觸。而徵之實際。則此中非痲疹而誤診爲痲疹者十之五。痲疹之雜有其他合併症者十之二。是當依據患者種種之症候。求其確實之診斷。而後可定處理之方法。倘因患者發熱。遽想像爲痲疹。又因不見發疹。即遽投以升麻柴胡等藥。則一汗之餘。往往反致虛脫。縱幸不致命。患者所受之損害已甚矣。

吾人治病。當從病者之吃緊處進攻。如遇幼孩高熱數日。煩而渴。神悴。當以強心扶元爲最要。雖見身體各器官之粘膜。皆發現痲疹固有之加答兒性症候。（所謂加答性症候者。例如涕汁之分泌增多。且頻頻噴嚏。甚且衄血。此加答兒性鼻粘膜炎之症候也。又淚液分泌增多。眼珠潮紅。眼瞼浮腫。且呈強度之羞明。此加答兒性眼結膜炎之症候也。又咳嗽頻發。痰多聲濁。甚且嘶啞。

或如吼吠。間亦顯中等度之喉痛。此加答兒性氣管及氣管枝粘膜炎與喉頭粘膜炎之症候也。又口腔粘膜增多。齒齦腫脹。舌苔污穢。咽頭赤腫。此加答兒性口腔粘膜炎與咽頭粘膜炎之症候也。又或發嘔吐。或起泄瀉。食慾減退。甚且訴劇烈之腹痛。此加答兒性胃腸粘膜炎之症候也。）亦不必強疹之外出。而重用表藥。吾嘗遇兩病孩。有痲疹傾向。而終不透出。用強心劑而疹卽出者。

痲疹預後之順逆。在有危險之合併症。痲疹出後之稀密。隱退時間之遲速。實無大關緊要。但古人以疹之密者爲吉。稀者爲兇。速收者危。遲退者良。社會人士亦莫不如此。此誤解也。卽如痲科活人書同生消毒散。治痲出而又收。腹脹喘急。

牛蒡子　地龍各二錢　殭蠶　貝母　防風　荊芥穗各一錢　蟾酥二錢　爲末。以淡竹葉煎湯下一錢。

夫疹之出而又收。正因併發腹脹喘息而使然。非出而又收。而致腹脹喘息也。腹脹喘息是因。疹出而又收是果。古人於『病』與『證』之因果連鎖關係。每多倒置。此其例也。夫腹脹卽西醫所稱鼓腸者是。喘息卽肺炎者是。肺炎兼發鼓腸爲習見之事。鼓腸尙有救。肺炎則難治。

肺炎所以好與痲疹合併之原因。實由於痲疹之經過中。每發輕微之氣管枝炎。而孩童之氣管枝炎。最易蔓延於氣管枝之末稍。而誘起毛細氣管枝炎。故毛細氣管枝炎。專好發於兒童。而徵之實驗。則尤好發於痲疹中或痲疹後之孩童。患者既發此症。必現劇烈之咳嗽。及著明之呼吸困難。吸氣時下側之肋骨內陷。呼氣時須努力且呻吟。痰多而稠。大都帶有膿性。此病機再進。卽轉爲加答兒性肺炎。蓋毛細氣管枝炎之病毒。由毛細氣管枝之周圍。沿肺動脈之枝椏。蔓延於附近之肺胞。故痲疹合併之加答兒性肺炎。其發生最速。亦最易。患者此時之呼吸。乃更迫促。鼻翼扇動。顏面蒼靑。脈搏疾速。體溫高騰。搐搦痙攣。接踵而發。始雖躁妄。繼必昏沉。諺所謂急驚風之一種也。痲疹諸合併症中。以加答兒性肺炎最稱險惡。在痲疹之全經過中。皆有併發者。如未佈疹。卽由欬嗆之故而陡轉肺炎。是以影響疹之透佈。痲疹正在透發之際。併發此症。其嚴重自不待言。卽治愈亦足以遷延病者恢復。亦有痲疹後續發肺炎者。卽痲疹在前驅期。及發疹期。皆安全經過。一入褪收期。本應解熱。乃熱反稽留。或既解熱而再新發高熱。由是逐漸現出危重之肺症候。故注意痲疹末期之『熱』經過。實爲窺察肺炎之要訣。肺炎預後之判定。視病者是否發生中毒症狀爲關鍵。其欬嗽劇甚而呼吸困難者。未必卽曰無救。無食慾無精彩。夜間不能安眠者。雖曰重症。可救者有之。如脈伏四肢冰冷。大抵預後不良。如中樞神經因肺炎菌之毒素而發生中毒症狀。病在此際口唇指甲呈紫藍色。呼吸困難。呻吟。食慾不振。不眠。煩燥不安。昏沉蒙昧。捻其皮膚。恬然無痛。或感覺遲者。症頗棘手也。

編者頻年療治肺炎之經驗。分『內服』『敷罨』『吸入』三法。內服藥之目的。在使呼吸困難減輕或消失。此種藥以麻黄爲主。要古人所謂開肺。使欬聲高朗。痰易咯出。以桔梗、紫菀爲主。古人所謂宣肺。今試處一方如下：

生麻黄　象貝母　橘紅　炙紫菀　射干　光杏仁
玉蘇子(包)　旋覆花(包)　粉甘草

有煩渴高熱。則用石膏、麥冬、沙參。有手冷脣青。則用桂枝、細辛、乾姜。白芥子與葶藶子。均含有揮發油。能使稀釋痰涎。易於欬出。但古人於二藥有虛實之分。葶藶瀉肺。白芥子溫肺。總之。肺炎以強心袪痰爲綱領。其他概對證施治。編者遇病孩脈搏數疾。神疲欬聲低沉。無力咯痰。亦兼用西藥 Comphor(康復爾樟腦製劑)此藥對於肺炎發生循環機能障礙。尚屬合理。國醫雖有樟腦。而不能應用。實不得已也。又常用白酒釀汁作飲料。有補充營養。預防虛脫二意。使多飲濃茶。以茶爲興奮劑。

有人見予於肺炎。好用白芍、車前子。有懷疑者。予因白芍含有安息香酸。車前子有鎮欬、增高血壓之效。皆東人新說也。

國醫急救方法。遠遜西醫。故須時時預防肺炎。予個人有一心得。即觀察病孩之鼻。分張口而動與閉口而動兩種。閉口而鼻動者。毛細氣管炎。張口而動者。爲肺炎已成。國醫既無聽筒爲診斷之助。則細心觀察病者一切表現。而探索其所以然。實要圖也。

敷罨者。以藥敷病者胸前之法也。目的在使局部血液流暢。或使表皮充血。則內臟自不充血。西藥之安福消腫膏屬於前者。芥子泥屬於後者。但芥子泥時間過久。容易起泡。祇可用於急救。簡便而平穩。多用安福消腫膏。然安福消腫膏西藥也。鄉僻之區。將焉用之。予因根據瘍科之敷藥。參以余雲岫之止痛退炎膏。擬用方藥如後。同志師其意。不必拘其方也。

羌活　香白芷　芒硝　皂角針　升麻　赤石脂　石膏
大蒜　生地榆　黄柏

研末用蜜、鷄蛋白調。或加麝香、蟾酥更佳。

吸入療法者。緩解病人呼吸困難之法也。病肺炎之人。肺循環鬱血。則炭氣增多。養氣缺乏。劇至窒息而苦悶。西醫此時灌輸養氣。養氣足。則炭酸自行減少。而血之鬱者自暢。呼吸困難者自舒。國醫于理學療法。素不重視。編者遇此等病狀時。每用香白芷、薄荷、蘇子、橘皮、桂枝等芳香之品。常效。蓋芳香藥類都能促進其呼吸機能。使之吸納多量之養氣。而達呼炭吸養之目的也。有時或用清水在室內持續煮沸。蒸發多量之水蒸氣。使病人吸入。亦以水蒸氣中含有養氣之故也。此亦不過無法中之辦法也。

本病經過中之併發症。其最危急可慮者。厥爲牙疳。

牙疳一症。西籍名水癌。蔓延甚速。往往由口角起始。不崇朝而全部牙齦潰腐。齒牙脫落。終致殞命。勢若奔馬。故俗有走馬疳之稱。其病理在舊籍言。無非責之熱留陽明。餘毒上衝。蓋因齒齦有陽明之脈。入上下齒齦之基本觀念。一則由于施用所謂清胃熱之藥。而每每奏效之故。其說理之是否。吾人可姑置不論。但在臨床上陽明之實熱腑症。其來勢亦決無如此之速。由是以言。則單純之陽明有熱。吾可斷其必不能造成本症。而本症之所以成。自必另有其原因在。

西說則以爲水癌（牙疳）之病原爲特種病菌及化膿菌所致。如是以言。較爲有徵。其詳細病理。容他日再與同志討論。茲卽先言其療治之法。

痲疹而併發牙疳者。除一面對於痲疹施用對症療法外。一面更須特別注意其牙疳。蓋在此續發病形勢緊漲時。不得不急則治標也。若熱邪過盛。大便秘結。口味惡臭。則雖猛如三承氣。竟可放膽用之。慎毋囿于痲疹忌苦泄之成見。而疑懼勿用。輕則白虎湯。或加味清胃散、黃連解毒湯、犀角地黃湯等。清涼解毒之品。擇其適當者用之。其有現虛脫症狀者。則四逆湯、十全大補湯等。亦可施用。但必須審症精詳。不可浪投。然本症之療治。外治法亦極占重要。如以硼酸水含漱。及擦以犀黃散。外敷藤黃。曾見江湖者流。每以棗砒散治牙疳甚效。意者。砒有殺菌及改變血質之功歟。

1. 三承氣湯
2. 白虎湯
3. 加味清胃散
4. 黃連解毒湯
5. 犀角地黃湯
6. 四逆湯
7. 十全大補湯
8. 犀黃散（朱家秘方）

錦紋五分　生地　赤石脂　青黛各五分　薄荷兒茶　寒水石　西瓜霜各五分　雄黃四分　月石三分　川連一分五厘　蘆薈二分　牙皂一分　梅片　犀黃各一分

9. 棗砒散

砒石一粒如米大　紅棗去核一枚

以上俱言痲疹之併發症。若係單純痲疹一病。不雜其他原因。出而復隱者。則須於透達劑外。更應加以外治法。以補藥力之不及。如薰、洗、擦、刮諸法。臨機應變。蓋外用諸法。乃藉化學的理學的種種作用。加輕微刺戟於皮膚。使末稍血管之血行暢快。以助痲疹之透佈。

「薰法」用水楊枝或西河柳葉。或櫻桃根剉碎煎湯。置大盆中。上架木架。抱小兒坐其上。乘熱薰之。汗出更佳。疹即易發。集驗良方則以葱頭連鬚搗爛。置大盆中。上架木架。再用被單罩蓋。抱兒睡其上。然後將滚水冲入。乘熱薰蒸。候稍溫抱出。切不可露絲毫之風。直待汗乾。疹出透發矣。

「洗法」用西河柳枝葉一大札。煎湯一盆。去渣。加入酒精半杯。候稍溫。抱兒置盆中浴之。以熱巾輕輕揩乾。勿令冒風。倘用水楊枝、防風煎湯浴之亦可。

「擦法」用清水一斤。入胡荽四兩。煎數沸。取出去渣。候稍溫。加入酒精一杯。乘熱蘸巾揩擦全身。務令勻遍。以皮膚紅潤為止。勿使冒風。

「刮法」凡痲疹欲出不出。面紅而天庭不起。皮厚而毒邪壅滯者。用洗擦法後。可再用薄木片。或銅圓輕輕刮之。額角、天庭、頸項、背膊皆可刮洗。刮紅再洗。仍頻飲湯藥以取汗。

「刺法」凡痲疹不得透發。煩躁悶亂。高熱。細檢患兒頭頂髮際。有紅筋紅瘰。用消毒之針刺破。并針手大指少商穴。俱以出血為佳。

凡此諸法。皆外治之可靠而無流弊。應用得當。大可補藥力之不逮。慎毋忽視。

腸炎古稱泄瀉。世俗以為痲疹之大忌。蓋泄瀉則體力易於衰弱。甚之因泄瀉而虛脫。脫則難治。反之。雖泄瀉不見虛象。如一般腸炎論治可也。無假散稱疹泄之妙藥。亦無非被護腸膜以達止瀉之目的而已。（完）

氣聽齋詩選

江陵曹穎甫選著
瑞安姜佐景投選

讀陶詩

百官辭恭帝。徐廣為哀慟。張偉受毒酒。自飲有餘痛。君仇未能復。潔身若殊衆。燕丹蓄死士。詩為君子諷。

南郊告代德。百爾俱偷生。覥顏事新主。不念舊日情。一朝殉華膴。遂喪千載名。倬彼秦三良。義重身命輕。

恬退見真性。熱中墮名節。咄嗟謝晦輩。盡瘁佐篡竊。聲勢動朝野。兄為隔門梟。二疏豈異人。空山抱冰雪。

典午既淪喪。朝市蚋聚醯。自非守固窮。安用慕夷齊。自非甘獨清。何不汨其泥。醒時多煩憂。反此大方情。區區一寸心。千載永不迷。

傳染病之國醫療法

葉古紅遺著

近人往往以國醫不識傳染病。爲反對國醫之理由。古紅業醫有年。治流行性急性病最多。雖不根據細菌診斷。而自其病之證候經過上觀察。則多數屬於傳染病無疑。吾國醫對於傳染病。雖不能必識爲何菌。却能於適當期內治愈。夫醫之責任在愈病。不在識病。苟其能識而不能治。如西醫所謂『診斷已確。苦無根本療法』者。則社會何貴乎有醫。且古紅特國醫之下工耳。國醫界技術高於古紅者。何可勝數。其所治傳染病。死亡率或低於西醫。惜不能求得精確統計證明耳。

或問：『爾承認有傳染病耶』。曰：『承認。』『承認傳染病有細菌爲病原耶』。曰：『承認。』『承認傳染之病狀由於細菌之毒素使然耶』。曰：『承認。』『爾治傳染病有新發明之滅菌抗毒藥耶』。曰：『無有。仍是國醫舊方耳。』其人笑且怒曰：『國醫古方。但知有風寒六氣耳。爾用風寒六氣之方。治療傳染病。若非大言欺人。則其病適欲自愈。爾貪天之功。以爲已力耳。不然。豈有不滅菌、不抗毒。而能愈傳染病者。』答之曰：『不然。子談細菌。淺且陋矣。所謂細菌者。兢兢然培養分離着色。費如許手續。置之於顯微鏡下。僅得窺見形態。非可以解剖而知其構造也。所謂毒素者。從液體培養基中濾出。種於動物。觀其發病而已。非可以化學分析也。藥品之直接滅菌抗毒者。除九一四、六〇六之類治梅毒外。無有人工化學製成者。九一四、六〇六之功效。亦不能萬全也。』其他所謂「血清療治」「乏克辛療治」以及種種預防注射。惟用菌體或其毒素。以漸入人體。以引起天然抗毒力。或用他人及動物之抗毒力以治此人耳。但知抗毒力存在於血清中。至於抗毒力之化學構造。及其與毒素結合之方式。至今無法說明。由是言之。滅菌抗毒。雖西醫亦全賴人體或動物之天然能力。藥物無直接效用。吾用國醫古方治傳染病。亦於種種方面助人體天然抗毒力之增長耳。豈用風寒藥以冀其滅菌消毒哉。且子亦知三因鼎立之說乎。三因者。一、細菌。二、氣候。三、人體之抵抗力。三因不具。則傳染病不成。此爲西洋較新學說。夫氣候不適於人體之調節。適於細菌之繁殖。此非國醫之「六氣」乎。人體之抵抗力在平時「爲調節機能」。非國醫之「真氣」乎。在病時爲「自然療能」。爲「抗毒力」。非國醫之「正氣」乎。國醫治病。注意六氣。用藥調和之。注意真氣、正氣。用藥輔助匡救。三因已治其二。餘細菌一因。則付諸人體之天然抗毒力。猶慮其不足。則用排毒療法。所謂排毒療法者。亦利用人體之自然療能而已。

蓋人體對於一切有害物質。皆有排除消滅之功能。細菌毒素爲妨礙生命之有害物。故人體排除消毒之功能。亦最多且大。排毒之法。視毒素之所在而異。毒素在血而近於外者。體工欲其排除於汗。當此之時。有惡寒、發熱、頭痛、脈浮諸證。國醫謂之「太陽表證」。則有「發汗解肌」之法。以助體工排毒從汗液出肌表。毒素在血而稍近於裏者。體工欲其排毒於小便。當此之時。有口渴、欲嘔、小便不利、小腹裏急諸證。國醫謂之「太陽腑症」。太陽腑者膀胱也。則有「利小便」之法。以助體工排毒從小便出。夫毒素之在血一也。爲其近外近裏之異。則排之或從汗或從尿。此膀胱經之所以爲太陽。而麻黃、桂枝之效。所以能發汗又能利尿也。

毒素在軀殼內內臟之外。胸膜、肋膜、諸淋巴之間。體工欲其分排於汗液、呼吸、小便。當此之時。則有胸脅苦滿、頭眩、欲嘔諸證。國醫謂之「少陽證」。則有「和解」之法。以助體工排毒分從尿、汗、呼吸而出。毒素在胃。體工欲其排除於上。當此之時。則有痞滿、悶塞、慍慍欲吐之證。國醫認爲「可吐」。則有吐法。助體工排毒從食管出口腔。毒素在腸。體工欲其排除於大便。當此之時。則有繞臍鞭痛。便秘。譫妄等證。國醫謂之「陽明腑證」。則有攻下之法。以助體工排毒從大便出。故非毒素之療法。如是其多方而順適自然也。排毒之法一施。毒素之僅留而未排出者。與細菌之新滋生者。人體之天然抗毒力自能抵抗之。綽有餘裕。如是則病安有不愈者乎。

故傳染病有三因。國醫三面治之而無遺。彼西醫則不然矣。氣候以爲誘因。不足顧也。抵抗力不過視年齡男女以安其藥量之輕重。未聞輔助真氣。匡救正氣之法也。僅僅注意於細菌一因。乞靈於血淸、叉克辛。製血淸不成。則曰：『未有根本治法。』束手聽其病之進行而莫救。是西醫之治傳染病。僅治一因。且不能盡。與國醫相較。方法孰密孰疏。費用孰多孰省。效果孰大孰細。必有能辨之者。故不談傳染病則已。苟談傳染病。則應速求進步者。恐在彼而不在此也。

其人詫曰：『爾何言之誇也。中醫至今不識細菌。則古方安得有排毒療法。中醫之持論。至今主張六氣。排斥細菌。或以爲世間有六氣而無細菌。或以爲細菌即是六氣。甚則高談氣化。逃入虛無漂渺之境。而置細菌實驗於不顧。故古方之發表解肌。所以祛風寒而已。古方之和解。所以調邪正之爭而已。古方之吐下。所以除痰熱食積而已。此皆中醫所公認。豈有所謂排毒哉。今爾獨以爲排毒。則附會而已耳。』答之曰：『不然。細菌之學。至於動物試驗而極。非有其他巧術。以確知其所以然也。國醫古方。則直接試驗於病人之體。積數千年經驗。得此「憑症用藥」之法。其始。但知某證宜某方而已。證之病理。方之藥理。蓋茫然不知也。其後就驗方面加以推量。乃有祛風寒、調邪正、除痰熱食積之理論。猶之細菌學據動物試驗之結果從而加以理論。乃有「側鎖」「助體」、「調理素」等免疫學說。所不同者。國人之腦富有五行六氣觀念。西人之腦富有細菌、鞭毛、阿米行動諸觀念。各從其觀念以由理論。故相去如是其遠耳。五行六氣之理論不盡真。猶免疫學之理論。不盡確也。

雖然傳染病生於菌毒。事實已無可疑。憑證治以古方。而其病愈事實亦無可疑。合此一事實。以求真理。則發表、解肌、和解、吐下諸法之爲排除毒素。亦甚顯明真確。而非附會矣。彼舊中醫以爲祛風寒、調邪正、除痰熱食積者。亦不盡誣。何則。傳染由三因而湊合而成。則有效之方。自必兼治三因。乃能勝任愉快。故發表解肌之方。兼祛風寒。卽兼治氣候之因也。吐下之方。兼除痰熱食積。痰熱食積能減損病人抵抗力。則兼治抵抗力之因也。舊中醫知二因而不知他一因。故其認識古方。亦但知二效而不知他一效耳。主張高談氣化之徒。以爲病理藥效皆屬氣化。雖同用此藥。同愈此病。而不知其理。此則鄒孟所謂『行之而不著。習焉而不察。終身由之而不知其道』者也。彼不知細菌而治之。猶能愈病。苟知細菌爲三因之首。知汗、吐、下諸法爲排除毒素。則因應咸宜。孰謂國醫不能治傳染病耶。（轉載國醫砥柱月刊一卷三期）

氣聽齋詩選

江陰曹穎甫遺著
瑞安姜佐景選投

和周緝光壽山公園作

花氣浮春遠。山光帶露濃。日暄懷戶蟷。烟護過墻蜂。游女偶相值。高人不可逢。淸時難再得。休羨馬如龍。

乙亥上巳偶與

老去息游眺。終朝守寄廬。日長蘇病氣。春暮憶家書。難覓尋芳侶。時來問字車。盤飧殊不惡。幸託故鄉魚。

上巳兼寒食。家家婦子忙。白拈薺菜碎。青挈柳條長。掃墓年光速。湔羣詩徑荒。揭來惟靜養。閉戶盡焚香。

聞聲診病術

何雲鶴

診病之要。識其常。則其變而已。聞聲診病者。以其聲之常。則其聲之變也。聲之發。由乎聲帶。聲帶之榮養滋潤。由乎一種特殊內分泌。亦猶耳目之榮養滋潤。由乎耳漿與目液也。此項特殊內分泌。乃由血液之精微。腎臟之運化而成。聲之變。或由直接。或由間接。聲帶自身用之過度。致聲分泌不勝供應而聲變者。屬直接。人體內種種組織起太過或不及之變化。波及聲帶。致聲失常者。屬間接。間接中又有局部與全體之分。若喉風、喉蛾、氣管支炎、鼻炎、肺病、胃病。致聲帶失常或發生特殊聲音者。屬局部。若陰虛。氣虛。若陽虛等。致聲帶或因潤澤不足。或因營養不足。或因奮興不足而失常音者。屬全體。兩者中局部變化。直接變化。致音失常者。屬事之常。全體變化。致音失常者。屬事之變。蓋後者不獨聲帶受其累。全體種種組織莫不受累。病已由淺入深。至難治不治之境矣。昔賢以勞病至音啞為金破無聲。屬不治。究其實。勞病至音啞。乃陰虛至五液俱涸地步。故屬不治也。喻氏以新病、小病聲不變。久病、苛病則聲變。是已得全身變化致音失常之源。惟明乎此。乃能進而推求種種聲變之所由來。而斷其病之何屬也。

聲之六大範疇

1. 出聲無力失神。屬虛。

聲帶榮養或奮興不足。

2. 出聲有力神足。屬實。

聲帶榮養或奮興並無不足。

3. 出聲壯厲高揚。喜多語。屬熱。

熱則神經奮興。(指過熱。)

4. 出聲低微沉着。惡語。屬寒。

寒則神經失奮興。(指過寒。)

5. 出聲如由甕中。屬溼。

溼者水氣過多之謂。聲帶因潮潤過度。故發聲若有所蔽。如從甕中出。

6. 出聲乾澀。屬燥。

燥則聲帶乾澀失潤。故出聲亦然。

以上六大綱互為綜錯。如虛熱甚。則出聲低微無力而語多。實熱甚。則出聲壯厲有力。而語多。餘類推。

聲之變異

聲啞失音　乾澀之進一步也。由聲帶奮興過度致啞者。屬直接或局部間接由全身變化聲啞者。五液俱枯之兆也。

譫語　多語之進一步也。其病理爲熱極。聲帶神經奮興過度而失職也。或以少陰病有譫語。疑寒極亦生譫語者。非也。沉寒痼冷決無譫語。惟上盛下虛之戴陽。始有之。究其實乃陰虛而熱之極也。

呻吟　屬氣鬱不暢。其因多端。有胸膈滿悶而呻吟。有痛楚而呻吟。當隨聲辨之。

聲寒澀不利　屬神經失職。或因寒極。或因熱極。或因虛極。參他症審之。

嘔呃　嘔呃乃胃中氣逆。上迫聲帶所致。辨嘔呃屬實屬虛。當參前述六大綱。

辨聲之道。雖不祗此數種。然能識辨此數種。已得綱要。古人隔垣聞聲知病。是至神化之境。非筆墨所能描述。但其入手之初。仍不離乎以上數種也。

流行性感冒

懷素

我國冬季。本病流行頗廣。俗謂重傷風者即此。視其症狀。可別爲三種。

（一）氣管枝炎性流行性感冒 Bronchitische Influenza　鼻、喉、氣管及氣管枝均有發炎之徵狀。甚至併發肺炎或肋膜炎。宜大小青龍湯主之。

（二）胃腸型流行性感冒 Gastroenteritische Influenza　嘔吐、下利、嘈雜、苔膩等腸胃徵狀特著。宜葛根芩連湯主之。

（三）神經性流行性感冒 Nervose Influenza　爲氣管枝炎性流行性感冒之併發症。惟神經症狀特著。如頭痛、背痛、四肢關節痛、以及不眠、精神亢奮等症。宜麻黃湯主之。

嘗見某子談感冒曰：「國醫對治本病。處方用藥。配合巧妙。一方能發揮多數之能力。」故有一統治三型感冒之經驗效方。藥用淡豆豉、霜桑葉、蘆根、茅根、山梔、連翹、赤芍、竹葉……等。須知平淡敷衍與誤藥殺人。其罪惟均。濟危扶困。死中求生。本醫者之天職也。若懼怨怪而以平淡敷衍之法。巧避嫌疑。不徒無以對病者。即清夜捫心自問。能無抱愧衾影乎。嗚呼。某子固自號新中醫者。其經驗良方竟如此。國醫之不易整理。於斯可見一斑矣。

幼科診察法

何公度

諸同學有專刊之輯。索稿於余。曰將爲補充讀物也。曰篇數欲多。字數須長。是既須精良之質。而又欲豐富之貲。愧無以應。而誼不能辭。卒卒鮮暇。而時日又促。爰乃檢引新舊諸說。率成此篇。惟此爲口耳相傳之學。古今名著。都鮮詳盡。益以見聞隘陋。謬妄自多。倘蒙董正。所祈禱焉。

幼科診法。大致同於成人。惟年幼者或不能自訴其病苦。及其經過情形。其能自訴者。或言不達意。或詞多失實。蓋小兒被診察時。每懷恐懼。或拒絕之。且屢有啼泣者。故不能如成人之詳細診察。盡望、聞、問、切之四診。夏禹鑄曰:『望、聞、問、切。固醫家之不可少一者也。在大方脈則然。而小兒科則惟以望爲主。問繼之。聞則次而切則無矣。經云:切而知之謂之巧。夫小兒六脈未全。切之無可切。而巧亦無所用其巧。問而知之謂之工。小兒於未言時。問之無可問。即於能言者問之。亦多不以實對。是問亦不必問。而工亦無所用其工。聞而知之謂之聖。小兒初病時。聲音或不失其常。至病久而氣喪。氣喪而聲失。聞之無可聞。而聖又何所見其聖。吾故曰:以望爲主。』

(望色)五藏體隱而理微。望將何從。曰體固隱矣。而發現於苗竅顏色之間者。用無不周。理固微矣。而昭著於四大五官之外者。無一不顯。故小兒病於內。必形於外。外者內之著也。望形審竅。自知其病。按病用藥。未有不如響之應聲者。內有心、脾、肺、腎、肝五藏。五藏不可望。惟望五藏之苗與竅。舌乃心苗。紅紫。心熱也。腫黑。心火極也。淡白。虛也。鼻準與牙床。乃脾之竅。鼻紅燥。脾熱也。慘黃。脾敗也。牙床紅腫。熱也。破爛。胃火也。脣亦脾之竅。紅紫。熱也。淡白。虛也。黑者。脾將絕也。鼻孔肺之竅。乾燥。熱也。流清涕。寒也。耳與齒。乃腎之竅。耳流膿。腎熱也。齒如黃豆。腎氣絕也。目乃肝之竅。勇視而睛轉者。風也。直視而睛不轉者。肝氣將絕也。以目分言之。又屬五藏之竅。黑珠屬肝。純是黃色。凶症也。白睛屬肺。色青。肝木侮肺也。淡黃色。脾有積滯也。老黃色。乃肺受濕熱。疸症也。瞳人屬腎。無光彩。又兼發黃。腎氣虛也。大角屬大腸。破爛。肺有風也。小角屬小腸。破爛。心有熱也。上皮屬脾。腫爲脾傷。下皮屬胃。青色。胃有寒也。上下皮睡時合不緊。露一線縫者。脾胃虛極也。面有五位。五藏各有所屬。額屬心。左腮屬肝。右腮屬肺。鼻準屬脾。口下屬腎。五藏裏也。六腑表也。小腸爲心之表。小便短黃澀痛。心熱也。清長而利。虛也。胃乃脾之表。脣紅而吐。胃熱也。脣慘白而吐。胃虛也。脣色平常而吐。作傷胃論。大腸爲肺之表。大便閉結。肺有火也。肺無熱而大便閉結。血枯也。不可攻下。脫肛。肺虛也。膽乃肝之表。口苦。火也。聞聲作驚。肝虛也。膀胱爲腎之表。筋縮筋痛。腎氣寒也。面有五色。一曰紅。紅病在心。面紅者熱。一曰青。青病在肝。面青者痛。一曰黃。黃病在脾。面黃者傷脾。一曰白。白病在肺。面白者中寒。一曰黑。黑病在腎。面黑而無潤澤。腎氣敗也。望其色若異於平日。而苗竅之色。與面色相符。則藏府虛實。無有不驗者矣。陳飛霞幼幼集成載六朝高陽生所作面部形色賦。爲之分註。謂經驗已久。知其不誣。可以參閱。茲不詳引。大意左頰爲肝。右頰爲肺。額爲心。鼻爲脾。頦爲腎。再參以所見之色。以定病之虛、實、輕、重等。又舊有以小兒食指爲三關者。以近掌處橫紋爲風關。又名寅關。再上一指節橫紋爲氣關。又名卯關。近指尖末一節橫紋爲命關。又名辰關。并以男左女右爲別。以淡紅爲無病之正色。其紋在無病時。都隱而不甚顯。且都在風關。鮮有過氣關者。若紋色暴露。其病必重。紫色爲熱。青色爲驚。紅色爲傷寒。白色爲疳。淡紅或黃色爲小恙。黑色爲危候。此不過備參證而已。

（脈息）小兒腕短而小。故不能分爲三部以按之。然浮、沉、遲、數、滑、濇、虛實之辨。仍當察之於此。醫者可以大拇指左右轉側。浮中沉以按之。又小兒脈搏。較成人爲數。兒年愈幼則愈數。舊說以七八至爲平脈。七歲以上。五至爲平。七歲以下。六至爲平。又診脈時。如小兒驚哭啼號。及啼哭方止。則其脈常因此而乍大乍小。且脈搏增數。如病重篤。并宜兼診趺陽脈與人迎脈（卽頸動脈）故能於小兒睡時。潛爲診之。較爲準確。否則或誤虛爲實。或誤實爲虛。西說小兒正常之脈搏數。大約如次。初生兒百二十至一百六十至。（以一分鐘。計下同。）第一星期一百廿至一百五十。第一歲一百二十至一百四十。第二歲一百十至一百二十。第三歲一百至一百十。第五歲九十六至一百。第十歲八十至九十六。凡小兒體溫上昇一度。則每一分鐘脈搏。平均約增十五至二十次。又在完全健康之小兒。有驟然見脈搏增加。或歷數小時。或至數日者。西說謂由反射性發生。其原因多屬不明。此之謂特發性發作性速動心。又幼兒有於睡眠時或因興奮及知覺神經刺激而呈不整脈。或徐脈者。此係生理的現象。多屬於靜脈竇性不整脈。此種又有呼吸性、迷走神經性及與呼吸無關之循期性之三種。凡見此者。其心房收縮與心室收縮。同時皆爲不整。其所以有此變化。原因有種種。如精神興奮、運動、發熱等。皆能使知覺神經受刺激而脈搏增數。如黃疸病則能使脈搏減少。又如細菌毒素、內分泌障礙、心藏病等。亦能使刺激發生。而脈搏因之變化。

（呼吸）哺乳兒之呼吸。與脈搏相同。卽在生理的狀態。亦時有變動。如在運動或精神興奮之際。一分時增至十次乃至三十次。醒覺時常比睡眠時爲頻數。通常吸氣較徐。呼氣較速。在三歲以下之幼兒。生理的亦常有不整者。在睡眠中。或見其間歇甚久者。如見於年長兒。則多爲病的現象。一分時之呼吸數。與年齡之關係。大約初生兒四十至五十次。未滿六個月者。三十至三十五次。一歲者三十次。二歲者二十五至三十次。五歲者二十至二十五次。七歲以後。多在二十次以下。若成人則爲十六次。凡乳兒之呼吸所以頻數者。因肺藏比較狹小。且在此時期。新陳代謝機能。極爲旺盛。且需多量之養氣故也。事實上小兒之肺藏。較諸成人。更能發散多量之炭氣與水蒸氣。又呼吸與脈搏之比例。通常爲一比四。呼吸困難時。則爲一比三。或一比二。

(體溫)初生兒之體溫爲三十七度八至三十八度。(直腸內)二十四小時之後。則爲三十七度至三十七度五。如體溫常在三十七度五以上。或異常低下者。皆爲病態。如檢溫部位在腋窩或股間。則大約低下半度左右。哺乳兒之體溫。因營養法之不同。而猶有差異。通常天然營養兒在數星期後。如在肛門檢溫。約自三十六度八分至三十七度二分。平均在三十七度左右。人工營養兒則較高數分。又日間體溫。均比夜間爲高。其差數約自三分至六分。此指健康小兒而言。

總之診治小兒之病。國醫除四診外(望聞問切)無他法。則自當以望診爲最要。西醫幼科書。亦以此爲最要。宜於未診之先。靜心細察其面部之神色。及其一動一靜之情形。則有不少病機。或可因此發見矣。如小兒醒時。並無啼哭煩躁之象。而態度安靜者。必無大病與痛楚之處。若一時安靜。或一時大聲啼哭。或以手按胸腹者。此必胸腹中有痛苦也。若面赤熱壯。可以知爲實。神疲色淡。可以知爲虛。亦可以推知其病延之新久。而最宜留意其目光之有無異狀。凡病劇者。目光必變也。再以兩手分按其前額後腦。比較其熱勢之孰輕孰重。凡後腦較熱者。則病症爲重。且易侵及神經系而變見驚厥等症。又指尖冷或兩手冷熱不同。或兩手脈象不同者。皆非輕症。次再按其胸腹等部。如有痛處。則必啼哭驚號。如有硬處。辨其任按與不任按。以定其虛實。再視其舌苔脈象。參以見證。則病無遁形矣。如有疑似。務必詳詢病家以起病原因。經過證狀。或兼診人迎趺陽脈。參互以決之。諺謂:「熟讀王叔和。不如臨診多。」誠經驗之言。蓋熟能生巧也。且各病有各病特應注意之點。當於各本病篇詳之。此外若熱之有無。大小便及睡眠飲食等之良否。則與大人無異。茲不贅焉。

徐重道國藥號

範圍最大⊙分店最多⊙貨品最好⊙價錢最巧

人參再造丸	原料道地 舒筋活絡	製法精良 價廉物美	補虛扶弱 與衆不同	中匣五角
補腎固精丸	腎虧精衰 陽痿早洩	夢遺滑精 少年斵傷	腰背酸痛 四肢乏力	每瓶一元
化痰止咳丸	新久咳嗽 乾咳音啞	痰多氣急 津液枯耗	喉癢喉熱 諸般咳嗽	每瓶一元
筋骨瘋痛藥	風濕骨痛 四肢麻木	鶴膝瘋痛 半身不遂	肩背酸痛 各種瘋症	每瓶一元
婦女調經藥	經閉血枯 經無定期	瘀血內積 腰痛骨酸	經來腹痛 體弱不孕	每瓶一元
婦女白帶丸	白帶赤帶 面黄肌瘦	尿道發炎 腰酸骨痛	小便淋濁 四肢乏力	每瓶七角
五淋白濁丸	新久白濁 小便淋濁	體虛白濁 尿道刺痛	傳染白濁 紅腫發炎	每瓶一元
清血解毒藥	花柳傳染 餘毒不清	楊梅結毒 遍體潰爛	橫痃下疳 諸惡瘡毒	每瓶一元
小腸疝氣丸	小腸氣結 繞臍攻刺	偏墜囊腫 腎囊腫大	睾丸脹痛 行動吊痛	每瓶七角
止咳杏仁精	感邪受寒 鼻塞流涕	傷風咳嗽 哮喘氣逆	乍寒乍熱 小兒咳嗽	每瓶四角

總號 上海愛文義路泥城橋西首 電話 九一一三三號 九一一三五號

首創 接方送藥 代客煎藥

電話購貨 不取送力 迅速便利

第一分號 威海衛路同孚路西
第二分號 成都路山海關路北
第三分號 新聞路辛家花園東
第四分號 福煦路成都路東首
第五分號 福煦路成都路南首
第六分號 南成都路大沽路口
第七分號 同孚路威海衛路南
第八分號 靜安寺路馬霍路東
第九分號 霞飛路呂班路東首
第十分號 愛多亞路大世界東
十一分號 地處西門暫停營業
十二分號 南京路貴州路東首
十三分號 四馬路山東路西首
十四分號 靜安寺路靜安寺東

參燕百補膏

此膏原料珍貴補力偉大男女咸宜四時可服價廉物美補品之王歷蒙政府給獎顧客贊許每瓶三元可服半月

內經之哲學的檢討(上)

楊則民

內經者古代醫學之秘錄也。撰此秘錄者。實非一手一足之烈。殆幾經擴大幾經補綴。而託名於黃帝者也。金元以後。更牽合當時盛行之太極圖說與運氣說。以皮傅內經注疏內經。於是內經遂爲神秘之淵藪。中醫之神龕。然時至今日。猶能發揮其神秘之幽光。以取信社會者。豈如倍根所稱『學說上之偶像』也哉。蓋有其真價值在焉。

海通以還。中醫受外醫之影響。與時俱進。始也存自大之心。如隋唐人以胡僧視之。繼則驚異其手術。以外科許之。今則外醫之生理衛生知識。已深入人心。來勢洶洶。欲並吾醫界全體而殲滅之。甚至取二千年來中醫所尊爲經典之內經。亦悍然爲無忌憚之攻擊。中醫至此。始皇然爲自救之謀。雖然。內經之真價。果如此脆薄而易毀滅乎。始未然也。

余巖靈素商兌出世。十餘年矣。吾醫起而與駁詰者。除惲鐵樵氏曾著羣經見智錄傷寒論研究等書。以自建所信。且與辯難外。絕無旗鼓相當之論文出世。雖有短篇與余說相抗。然都搔不着癢處。蓋余著爲有組織有根據之嚴密的論文。難以片辭單義勝之。即勝之。亦枝節耳。不足以動其論文之全體也。余不自量。欲以一隙之見而爲整個的研究。以發揮內經之真價焉。

本文結構共分二篇。上篇爲內經之合理的審定。爲導論。下篇爲內經真價之發揮。爲本論。先舉導論。繼述本論。

上篇

(一) 研究內經之態度

今之研究內經者。可分三派。一、曰取消派。持近世自然科學之見解。以分析內經。批判內經。以爲其書混沌荒謬。一切不根。宜舉而芟之。勿使誣民。如余巖其人也。而主張中醫科學化者。大抵亦主毀棄內經者也。二、曰保存派。吾國老醫有治內經功夫至深者。挾其所得。每起沈痾。因視其書若秘錄。以爲得其一鱗一爪。即可名世。聞人攻擊。不勝扼腕。然無近世科學知識。以相闡發。亦『心知其故而不能言所以然』而已。(某老前輩語) 三、曰折衷派。謂內經尚氣化。科學重解剖。道並行而不相悖。其卓越者。如惲鐵樵氏。以爲『內經認人應變無窮。後世妄欲於臟腑官能中求經旨』(見生理新語)是殆否定內經之臟腑官能部分。而肯定其應變無窮之治法矣。通人之論。自是不凡。然而內經應變無窮之學理的闡發。惲氏無所作也。

夫疾病者。為身體器官有變化。而正常機能發生障礙之謂。此固客觀之事。可以解剖見之。化學驗之。若強欲以古代粗疏肊度而得之生理、病理。與外醫抗。是韓非所謂無參驗而必之者。愚也。勿能必而據之者。誣也。保守派之無當明矣。然身體結構。至微妙也。病理變化。至錯綜也。病理上一元論。至難立。故欲以器械解剖動物試驗所得之簡單知識。以臨變化無方之病體。而立治法。求其必效。難得之數也。內經則不然。故詔人以揆度奇衡以應變。是故鍼刺至簡單也。而今之生理解剖者。莫能言其故。以肝補肝。以腎補腎之說。至陳腐也。得今之藏器療法後而變為神奇。內經雖古遠。然中醫據之以治病者千百年。其起衰扶危。如恆河沙數。取消派因其臟腑經絡之荒陋。將並其精者亦廢棄之。誣矣。故三派中。自以折衷者為是。惲氏其尤卓越者也。

不佞之研究內經。乃承惲氏之餘緒而另闢途徑者也。夫惲氏之見則是。而研究內經之方法。猶有待討論者。

（二）研究之方法

不佞研究內經之方法。與時人異。時人治內經。大抵取徑於自然科學。（其盲信記誦者不在此例）其根據自然科學。以比較內經。陳述而批判之者。靈素商兌之作者也。其剌取內經單文隻義。以皮傅科學。取證科學者。求科學化之中醫也。殊不知二者非研究內經正當方法也。易言之。皆不足以呈露內經之本質者也。

嘗試論之。內經者。先民採合古代哲學應用而演繹之。以論述當時醫藥之書也。其思想之出發點。為古代思辨之哲學。其敘述之方法。為演繹法。其思想之素質。為雜合古代之儒、道、陰陽諸家之說。與當時醫學知識而一爐冶之。其書之不純。為非一手之故。然內經固有其特殊之哲學在。為吾人欲討論內經之真價。宜以哲學的眼光衡量之。不當以自然科學之見解批評之。蓋內經之最高理論。非當時粗疏之生理、病理、治療、藥物等知識總合而得之結論。蓋為內經作者之天才的創論。取當時僅有之生理、病理、醫藥諸知識。以自證其說者也。故欲批判內經。宜着眼於其最高理論上。不宜致意於其應用說明之片段上也。不待言矣。

是故內經因取用當時之醫學知識以為論證其最高理論之材料。驟以近世科學而發現錯誤。固宜棄廢。然其錯誤為當時醫學知識粗陋之故。科學程度未足之故。而內經之最高理論。初不因此而減其價值也。茍有人為能取內經最高理論運用之。以外醫實驗解剖所得之醫學知識而為論證之材料。著成一書。固足為國人之光。然內經理論之真實性。亦不因此而增減之也。若舉例以明之。內經之最高理論。猶幾何學之定律也。其運用當時之醫學知識。以論證其理論者。猶依定律以推演各種問題也。問題推演而誤。定律不任其咎。然則因運用論證之材料——醫學知識——有誤。安得卽謂內經理論亦誤乎。故欲否定或肯定內經之真價宜於其最高理論上檢討之。不當於論證之材料上批判之。用自然科學眼光之不適於研究內經。職是之故。嘗見以爲內經之最高理論本自不誤。（詳後）誤在先民濫取材料以爲論證。此則時代限之也。吾人若能用哲學方法。以發揮其精義。更取近世自然科學之知識。以分別論證之。總合敍述之。雖光被世界可也。抱殘守缺云乎哉。然則內經之最高理論維何。曰：辯證法的觀察是已。

（三）內經之史的考證

內經合素問靈樞二書言之。關於二書之真僞。言人人殊。有以靈樞爲王冰附益者。有以爲即黃帝鍼經而掇拾素問。改頭換面以成者。有以素問自天元紀大論以下。爲王冰附益者。總之。內經非出一人之手。爲不爭之事實。蓋其先必有一大天才。以其創解。取當時醫學知識。以爲論證之材料。後人因以所見附益之。此雖假定。固合理而可信者也。其書多僞訛錯簡。整理不易。清代樸學號稱極盛。然無人用其法以整理之。俞樾諸子平議。雖有考據而語焉未詳。於以嘆中醫人材之荒落。非自今始矣。

本書著作時代問題。以吾所見。殆草創於秦漢之際而繼續完成於東漢者也。試言其故。

一、天元紀大論以後。文氣苶弱。不類西漢文辭。

二、素問好言天人之際。與董仲舒輩一鼻孔出氣。

三、運氣之說。波及於醫學界。此其勢力非至極大不致此。而東漢爲讖緯大行之時。故斷定一部分材料。成於其時。

四、內經言脈言鍼。少言湯藥。傷寒金匱純論湯藥。爲三國時作。足以反證內經時代。至遲不得過東漢。

五、班書藝文志有其著錄。雖今書或非其舊。然當時必有其書。或竟爲本書之原書。可得言也。

時代既明。可得而論述其內容矣。

（四）內容之提示與分析

原夫內經所述。約分五端：一、曰：陰陽。出於儒家之周易。二、曰：自然。取之道家之說。三、曰：五行。出於鄒衍之流。四、曰：運氣。善言天人之際。取諸讖緯之說。五、曰：藏府經絡病理鍼刺。采諸當時已有之醫學知識。而以上舉四項。整齊而亭毒之。所以組成此系統者。則以作者獨創之理論。（詳後）運用之。故能自鳴一家者也。今分別敍述於後。

古之言陰陽者。莫先於周易。曰『一陰一陽之謂道』。曰『易有太極。是生兩儀。兩儀生四象。四象生八卦』。其書將宇宙一切現象。俱以陰陽之二元（積極與消極）而觀察之。統攝之。內經作者取其說。以爲建立醫學之用。故曰

陰陽者。天地之道也。萬物之綱紀。變化之父母。生殺之本始。神明之府也。——治病必求其本。（陰陽應象大論）

內經以陰陽爲言者至多。皆原於周易者也。此其一。

五行之說。莫先於洪範。生尅之說。肇始於墨經。但至鄒衍其說斯盛耳。洪範五行。又舉其名。以在天爲五行。在人爲五事。天人相應。便有休咎之五徵。此雖開後世天人合一之始。爲不言生尅。言生尅者。爲墨子經下與經說下：

經……五行毋常勝。說在宜。

說……五合水土火。（郭校云。合當作金。幷脫木字。）火離然。火鑠金。火多也。金靡炭。金多也。合之府水（合當作金）木離木。

墨子經說下文字錯亂。然固可明爲釋五行相勝者也。自此以後。五行之說日張。雖如子思孟子不能免之。（見荀子）內經作者。不能不受時代思想之影響。亦取之以立其說。而內容則絕然相異也。（詳後）如五勞、五病、五志、五脈、五邪、五精……皆引伸五行爲辭者也。此其二。

內經之論養生也。以道家自然無爲之說爲宗。上古天真論曰：

恬憺虛無。真氣從之。精神內守。病安從來。

志閑而少欲。心安而不懼。形勞而不倦。氣從以順。各從其欲。

……所以能年度百歲而動作不衰者。以其德全也。

此外如言真人、至人、聖人、賢人諸攝生法。極與老莊無爲主義之精神相合。此其三。

運氣之說。天人合一之論。最爲人所詬病。蓋易言陰陽。推衍而及自然界。則毋以天澤火雷……而止。合諸家族。則父、男、女……而止。用之時間則四時。擴之空間則四方。應用雖牽強。猶可說也。洪範言五行。推及五事五徵。（庶徵）以未鑿說。不爲大害。而呂氏春秋淮南子……諸書。以五行言政教。開不經之端。至董仲舒則謂善言天者。必有驗於人。（對策語）於是天人合一之說。與運氣相糾而不可理。試舉其言與內經比較之。董氏之言曰：

是故人之身。首坌而圓。象天容也。髮。象星辰也。耳、目、戾戾。象日月也。鼻、口、呼吸。象風氣也。……陰陽之動。使人足病喉痺。

……身猶天也。數與之相參。故命與之相連也。……大節十二分。副月數也。內有五藏。副五行數也。外有四肢。副四時數也。乍視乍瞑。副晝夜也。……（春秋繁露人副天數篇）

內經則曰：

天地合氣。命之曰人。……天有陰陽。人有十二節。天有寒暑。人有虛實。（寶命全形論）

正月、二月。天氣始方。地氣始發。人氣在肝。三月、四月。天氣正方。地氣定發。人氣在脾。……（診要經終論）

類此甚多。難以列舉。然已足證明內經與董仲舒一流之關係矣。此其四。

後世妄人。因崇信天人合一之說。更與當時荒陋之天文知識相結於是而有司天在泉之論。以附益之。而內經從此有方士氣矣。

（五）理解內經之正確的途徑

吾人之治內經也。當屏棄一切常見而研究之。以藏府經絡求內經之旨。是不知內經也。以運氣與天人合一之論求內經。此本後人妄加。而非內經之旨也。故欲研究內經而理解之。宜求其理論。求其思想之方法。藏府經絡為當初固有之粗疏知識。內經作者只取之以論證其所欲建設之理論而已。不足重視也。

夫一種學說之成立也。必有其一貫之思想的方法。而後方能組織完整之學說。此一定者也。故有「正名」方法而後有孔子之倫理哲學。有「無名」方法而後有老子之無為主義。有「三表法」而後有墨子哲學。有「頓悟法」而後有朱明理學。他如杜威之實驗主義。由實驗邏輯而成。柏格森之生命哲學。由「直覺」方法而成。由「機械論」的方法而成自然科學。有辯證法的「唯物論」而後有風靡世界之社會科學。故英哲學家羅素謂：『一切哲學。經過分析與洗鍊以後。祇剩邏輯問題矣。』夫內經一家言也。醫藥之經典也。其成書也。有其一貫之思想與獨特之方法者也。吾人欲了解其內容。宜先了解其獨特之思想與方法。乃今之治內經者。大抵以自然科學之方法而批判之。不知自然科學之方法。機械論方法也。而內經則否。靈素商兌作者。用近世科學思想。以非難內經。內經不受也。何也。論點既異。立敵難成。此邏輯與因明兩所不許者也。

然則內經之思想方法。果何如乎。吾敢毅然斷之曰：『辯證法也。』是內經之辯證法。而非近代風靡全球之辯證法也。讀者疑吾言乎。則內經之經文。可以取證也。真理所在。難以口爭。是耶非耶。請舉吾文。而求教於吾醫界之先進。

辯證法。亦稱互辯律。為人類思想進步至相當時。必有之發見。事極平常。凡觀察自然而無成見者。皆可察覺之。故昂克爾曰：『自然為辯證法之證明。』『當人類知何者為辯證法時。其思想已為辯證法矣。』在吾國如儒家之易。道家之老子與莊子。其根本思想。皆為辯證法。（見郭沫若古代社會研究。劉侃元譯中國哲學史概論。李達譯現代世界觀）惟此思想方法。至德人黑智兒始集其大成耳。

辯證法之內容。可分為三項言之：

（一）自然界之一切。皆進展者也。故一切事物。皆有其生、長、發展、毀滅之過程。辯證法則主張於此過程之動勢上觀察事物。

（二）一切動勢之成因。由於其內在之相對物之推移而推移。故有升有降。有平有陂。有成有毀。有消有長。由此一反一正。而生變化。變化即進展也。辯證法則主於事物之進展上。以審其內在之矛盾。

（三）萬事萬物皆有整個之關聯。（或稱聯繫）猶活動影片。然宜觀察其全體。不得分割之爲片段的觀察。如分割爲片段。即爲死態而非動態矣。辯證法主一切皆當以整個的觀察之。

以上爲辯證法思考之方式。雖時代不同。古今人觀察自然之詳略有異。因而辯證法內容之深淺。亦隨時代之進展以爲進展。然於思考之方式。古今猶大同也。內經之辯證法。不能如今人之精密。毋容諱言。然其爲辯證法。亦無庸疑者。試申述之。

內經之基本觀念爲陰陽與五行。人所共知也。不知此固辯證法之觀察也。蓋陰陽以表示事物之對立。（或對待）事物對立則起矛盾而生變化。於人亦然。「陰平陽祕。精神乃治」若陰陽乖戾則疾病乃起。內經以對立爲言者。如補瀉、剛柔、表裏、寒熱、溫清、虛實、盛衰、邪正、損益、三陰、三陽……不勝例舉。而一切統之以陰陽。以爲對立與矛盾之說明。故陰陽應象大論曰：

陰勝則陽病。陽勝則陰病。陽勝則熱。陰勝則寒。重寒則熱。重熱則寒。

然人之生理變化無窮。內經作者。覺徒言陰陽。未足以盡其變。遂引用五行之說。以爲相生相消之論。而爲說明進展之法則。

蓋自然界之一切皆進展者也。其進展之過程。不外生長、發展、毀滅之過程。而內經固屢以此爲言者。如四時調神論曰：

春三月。此爲發陳。……此春氣之應養生之道也。……夏爲寒變。奉長者少。……

夏三月。此爲蕃莠。……此夏氣之應養長之道也。……秋爲痎瘧。奉收者少。……

秋三月。此爲容平。……此秋氣之應養收之道也。……冬爲飧泄。奉藏者少。……

冬三月。此爲閉藏。……此冬氣之應養藏之道也。……春爲痿厥。奉生者少。……

以上生長收藏論四時與疾病之關係。故曰『四時陰陽者。萬物之根本也。』而惲鐵樵氏曾謂『內經以四時爲本。全書皆以四時爲說。』（見生理新語）又曰『吾所謂太初第一步者。則五行六氣。本於四時之理。』（見傷寒論研究自序）誠卓見也。蓋生長收藏。即辯證法進展之法則。比較之則如下：

發陳——奉生　即辯證法生長之過程。

蕃莠——奉長　即辯證法發展之過程。

容平——奉收　即辯證法發展至毀滅之過程。

閉藏——奉藏　即辯證法毀滅之過程。

此生長收藏說。與佛家生、住、異、滅之四諦相當。亦與今生理學之胎生、幼年、成年、老年四期。病理學之潛伏、前驅、進行、退行四期相

中国近现代中医药期刊续编·第一辑

同也。

近人之批判內經者。視其言為玄言。視其思想方法為玄學方法。此大誤也。美人薩克思之言曰：

形而上學（即玄學）的思想方法。是把一切事件行為。都看作為一個不相連繫的。與周圍現象分離的單體。他——玄學者——不注意外界周圍的力量和情勢。他主張任何事件。是「非此即彼。非好即歹。」每個行為。「非對即錯。」——（彭芮生譯科學的社會原理）

試問吾內經思想。曾有如薩克思所述者乎。內經之論病變也。外則四時六氣。內則臟腑七情。皆包舉之。全以整個之聯繫的觀念視疾病。非如外醫偏重病所局部而視為單體者比也。故中醫之診病治病。常注意於全身之症狀。即用偏攻。亦只於使全身症狀進展至某程度時用之。而為暫不為常也。甚則瘍腫、瘡癤。現於局部。吾醫亦視為全身病之局部透項。而以全身療法治之。諸外科病。內服療法。皆其道也。外醫則不然。局部病之顯然者無論矣。即病進展至全身症狀已劇。亦欲探病所而治之。似局部病治法者。若是者何也。蓋如薩克思所言：「看作一個不相連繫的與周圍現象分離的單體」故也。使薩克思之言而信。則玄學之思想方法。宜屬諸外醫矣。內經作者。不以分段視人體。不以單體視疾病。而以整個的互相連繫的觀念視病體。是內經之思想方法。固辯證法的觀察也。

且內經以「寒極生熱。熱極生寒。」「重陰必陽。重陽必陰。」「風勝則動。熱勝則腫。燥勝則乾。寒勝則浮。」認為疾病之因。由於對立物之偏勝。吾人若能抑其偏勝。以歸於平。則陰陽乃和。病自不作。於是發為調節之論。故曰：

善用鍼者。從陰引陽。從陽引陰。以右治左。以左治右。……以觀過與不及之理。見微得過。（疑訛文）用之不殆。（陰陽應象大論）

此調節之論。為內經之特色。蓋辯證法以發展進展為旨。內經則以調節為言。是為辯證法之逆轉。然而內經所以與近世風行之辯證法不同者在此。其高貴之處。亦在此。吾前所謂最高理論。亦在此也。

（六）結語

總上所述。可知內經之方法為辯證法。故不適用機械的科學方法之研究與批判。其最高理論為陰陽五行。生長收藏。與調節。而以辯證法敘述之。故欲研究而理解其內含之精義。自以辯證法為最正確之途徑。內經作者之思想方法雖正確。然為時代所限。其所採用以為說明之材料。如臟腑經絡。類以近世實驗證明。多悖而不可信。而不得並其最高之思想而唾棄之。蓋論證有誤。論旨未必便誤也。又、內經經文。固有歧誤。此因後人妄加。爬疏證明。吾人之責。不得因此而輕議其書。金匱傷寒。多有妄人加入之材料。自不得因此而妄論仲景也。惲鐵樵氏著傷寒論研究自序曰：『余所欲言。（按：即四時之理。）皆古人所未言。苦無書以佐證。』詎知天壤知己。轉在海外。得辯證法以比較疏通之。先民陳言立變新奇。竊不自量。此文或足為惲先生所論之佐證乎。（上篇完）

張景岳傷寒醫案選按（一則）

——仲景以後一大進步——

章次公

余在燕都。治一王生。患陰虛傷寒。年出三旬。而舌黑之甚。其芒刺乾裂。焦黑如炭。身熱便結。大渴喜冷。而脈則無力。神則昏沉。羣醫謂陽證陰脈。必死無疑。余察其邪氣未脫。遂用甘溫壯水等藥。大劑進之。以救其本。仍間用涼水以滋其標。蓋水爲天一之精。涼能解熱。其可助陰。非若苦寒傷氣者之比。故於津液乾燥。陰虛便結。而熱渴火盛之證。亦所不忌。由是水藥並進。前後凡用人參、熟地輩各三觔。附子、肉桂各數兩。冷水亦一二斗。然後諸證漸退。飲食漸進。神氣俱復矣。但察其舌黑。則分毫不減。余甚疑之。莫得其解。再後數日。忽舌上脫一黑殼。而內則新肉燦然。始知其膚腠焦枯。死而復活。使非大爲滋補。安望再生。若此一證。特舉其甚者記之。此外。凡舌黑用補。而得以保全者。蓋不可枚舉矣。所以凡診傷寒者。當以舌色辨表裏。以舌色辨寒熱。皆不可不知也。若以舌色辨虛實。則不能無誤。蓋實固能黑。以火盛而焦也。虛亦能黑。以水虧而枯也。若以舌黃。舌黑。悉認爲實熱。則陰虛之證。萬無一生矣。

次公按：傷寒之範圍甚廣。凡一切傳染性熱病。皆稱之。仲景傷寒論所指者是也。上示張景岳醫案之傷寒。乃狹義之傷寒。後世混稱濕溫。西醫名曰：「腸窒扶斯」者也。攷仲景對於濕溫。無專門之記載。但憑「證候、」「處方、」「用藥」而已。故其治濕溫。不泥寒、熱、虛、實。與夫世俗風氣。例如：「白虎證」則用白虎湯。「四逆證」則用四逆湯。濕溫之全經過中。「白虎」與「四逆」二證。佔重要地位。故仲景治之。綽綽有餘裕也。洎乎後世。醫術漸替。清代而後。仲景精神。掃地以盡。遇有此證。竟一味敷衍。徒事塞責。試觀濕溫症。在近代之處方。初起不外豆卷、豆豉、桑葉、菊花。繼而象貝、鬱金、山梔、連翹。再進則陷入嚴重之神經症。及心臟衰弱、腸出血。此等其上焉者。至多惟紫雪丹、至寶丹、牛黃清心丸、犀角地黃湯。下焉者則仍然輕描淡寫。坐視其斃。不覺其過。不恥無功。甚矣哉。學術衰替。痛心曷極。然則中醫豈不能治濕溫。是不然也。夫濕溫之治療大綱有四：（一）營養。（二）強心。（三）補充水份。（四）保護腸粘膜。凡此數點。前二者爲最要。而近代所最忽略。宜其治療効率之低下也。今以景岳參、附、桂、地。應用於濕溫。爲學者倡。蓋所以警惕學者治此症之宜「注重心臟。維持營養」也。景岳此案。舌黑如炭。乃濕溫經過中之煙煤舌。在時醫必以爲熱而必戒參、附。其實脈細無神。其心臟業已衰弱。進而虛脫。岌岌乎危矣。宜乎景岳以參、附輩直救心臟。以地黃輩補充其營養。且從而補給大量冷水。使水分不致消失。凡此數端。學者宜拳拳勿失。勿以熱病而戒溫藥。內經不云乎。「熱病未已。寒病復起。」「溫病虛甚者死。」「急則治標。」是則濕溫證而至心臟衰弱。古人已昭示用溫藥矣。舉此一端。以爲學術上之根據。

○　○　○　○

中国近现代中医药期刊续编·第一辑

藥學研究

五加皮與五加皮酒之中毒論

趙燏黃

趙燏黃先生別號藥農江蘇武進人弱冠負笈東渡畢業東京藥學專科學校復入東京帝國大學藥學科研究民元年前一年畢業時值我國百政更新先生對於新醫藥界建樹不少先生從事藥學教育垂二十年桃李滿天下精生藥學著有現代本草「生藥學」（與徐伯鋆先生合編）行世民國二十年國立中央研究院聘先生爲研究專員專門從事整理我國本草民國廿四年又受北平研究院之聘仍繼續其生藥研究工作七八年來先生對於國藥之生產形態真僞性狀組織成分等發現甚多（詳細論文由中央北平兩研究院專刊發表）值得吾人景仰前年北平淪陷先生近始間道南旋本文以北五加皮之有毒詳說明確有發表之必要本刊得以揭露增光不少特此致謝（編者）

五加皮酒爲嗜好品中飲料之一。亦爲驅除風濕病之一種藥酒。最初由粵人製造而發售之。故粵人之嗜飲五加皮酒者尤夥。各地相繼效飲。積習成風。由來已久。然每因過飲而致人於死命者。往往聞之。卒莫知其中毒原因之所在也。最近滬上各報。載有韓某酗酒送命一則。據係購五加皮酒一瓶而飲盡之。酩酊大醉。神志昏暈。即送寶隆醫院救治。醫生謂飲酒過多。毒氣上衝。直竄腦部。破壞神經。以致醫治罔效云云。查五加皮一物。有南五加皮與北五加皮之分。南五加皮。復有數種。大抵均採用五加科植物數種之幹皮或根皮。北五加皮則爲蘿藦科植物之一種根皮。產在北方。含有毒質。是即東省之所謂杠柳。南五加皮。乃屬於五加科之五加皮。爲五加皮之正品。不含毒質。由南方輸致北方者。量少而價昂。（每斤一二元上下）北方採藥者。遂就近取用野生柳杠之根皮。呼爲北五加皮而代之。價值既廉。（每斤不過二三毛）採集尤便。習用至今。不論南北藥市。均廢棄南五加皮而不用。專取廉價之北五加皮（杠柳皮。）爲製造五加皮酒之藥料。計一年之中。因飲五加皮酒中毒而殞命者。實繁有徒。由是觀之。僞藥之充斥市場。貽害於人類者匪淺。余特表而出之。以爲世鑑。並錄拙著「本草藥品實地之觀察」五加皮論文一則於左。凡嗜飲五加皮酒者。可以戒矣。

五加皮本經上品。綱目列於灌木類。宋本草（證類紹興等）有衡州（湖南）五加皮。無爲軍（安徽）五加皮。察其圖形。

均似五加科（Aral aceae）植物。綱目及植者（卷三十三）所列之圖亦然。故本草上五加皮之正品當屬於五加科無疑也。然各地藥市之實況與本草上之記載不盡相符。查藥肆之五加皮有南北之分。南五加皮大抵屬於五加科。但亦不止一種。北五加皮則屬於蘿藦科也。屬於五加科者。前人之報告如下：

（1）Aralia Palmata Tatarinov五加（S. M.）

（2）Acanthopanax Spinosum Miq.五加（S. M.）（啓蒙）（石戶谷植考卷三十三）五加皮（H. C.）(G.）八角茶。（H. M.）

（3）Acanthopanax Siobcld auum Makino 五加。（註本）

（4）Acanthopanax se chuensis Haims. 紅毛五加。（D.）

（5）Acanthopanax actlea um Seom. 三加皮。（H. C.）五加皮（G.）

（6）Elou heroc ccus Ioucorihizus Oliv. 五加皮。（H. O.）（H. N.）（S. M.）

（7）Eloutheroc oc cus senticosus MAxim. 五加皮。（H. N.）

（8）Elouthorococcus Honryi Oliv香加皮。（新註）（H. N.）（H. C.）

（一）五加皮。（南五加皮。）北方藥肆之所謂五加皮。或南五加皮者。大抵為河南安徽四川浙江湖北湖南產品。北平市肆雖亦備之。因其產量較少。價值較昂。故銷場亦不大。著者在祁州萬盛魁藥號。得南五加皮一種。據云產於安徽亳州。其原植物當屬於五加科之Aralia屬或Acanthopanax屬之數種。祁州市品（亳州產）為管狀或半管狀之幹皮。長6—12cm徑0.5—1.0cm厚約1mm外面灰黃褐色。處處帶剝落之薄皮鱗而成污褐色。內面類黃白色。質粗糙而脆。易於破折。破折面白色。不平坦。帶一種異臭而不芳香。味稍苦。

又在保定藥肆得一種南五加皮。已切成飲片。與上列品之形式略異。皮厚約2Mm以上。捲曲成筒狀。間或成螺旋形而捲曲。徑約0.6—1.2Cm。其外面附著之皮鱗較厚。呈黑褐色。內面類白色。亦有內外均呈黑褐色者。略具一芳香性氣味而微苦。又在北平得一種南五加皮。謂產自河南。乃長達25—36Cm之幹皮。捲曲成管狀。徑0.5—1.0Cm。厚1—2Mm。外面灰紅褐色。乃至污灰褐色。內面類白色。亦附著剝落之皮鱗。破折面不平坦。露出短纖維狀。無甚香氣。味稍苦。以上五加皮。蓋亦出於Acanthopanax之同屬植物也。

（二）香加皮　藥肆之所謂香加皮。其價甚昂。（每斤約十元。）因北方舊醫不常用。故亦不多備。其原植物爲 Ac anth opasax Senticosus(Matxim.)Harms 或其他 Aralia 屬及 Acanthopanax 屬數種多刺植物。剝取其幹部之薄皮鱗。捲曲而成扁平形。長達6—12Cm.厚約0.5Mm上下。幅約1Cm。外面淡灰褐色乃至淡赭色。密布偃臥之刺針。而呈黑褐色乃至紅褐色。刺針之長約 0.6—1.0Cm。質甚輕。薄帶一種芳香性之氣味而不苦。

Acanthopanax shinasum miq。含有 Vitamin—A其含量比魚肝油大二倍餘（=2.1000=0.1312%）並含 Vitamin—B(=120.)(B.Vig)〔生誌×.2.(1936)〕

五加皮爲驅風化濕之要藥。浸酒服之。稱五加皮酒。並作強壯劑用之。

（三）山五加皮（北五加皮）北方藥肆之稱爲山五加皮。北五加皮。或同稱爲五加皮者。爲吾國北部產品。並非五加科植物。而爲蘿藦科之 Periplo ca sorium Bunge 卽東省俗呼之杠柳（名彙：manchu）。銷行於北方藥市者。以此爲大宗。價亦頗廉（每斤二三毛。）且其外形稍似南五加皮。而其芳香性之氣味亦較勝。故作南五加皮之代用品也。本品爲一種不齊之圓筒形或中筒形之捲曲根皮。長達 6—12 cm 徑 0.7—1.4 cm 厚約 1—2mm。外面灰黃褐色。似南五加皮。亦帶剝落之薄皮鱗。露出類白色之內層。質亦輕鬆。易於破折。破折面白色。不平坦。帶一種芳香性之氣味。勝於南五加皮。味亦芳香性而苦。其苦味亦較強。此種五加皮。上海鹹瓜街藥市亦備之。謂自天津輸入之北五加皮。或單稱五加皮而出售之。用本品浸出之五加皮酒。含有猛毒成分。服之者往往中毒而死。因注射其浸液於犬靜脈。凡體重1kg，致死量爲1g，又費本品1.5g，之含量溶液。注射於兎之耳靜脈。先血壓上昇。自 90—110。漸呼吸麻痺。2—3分鐘卽死。故服五加皮酒者。不可不察。市售此種有毒之五加皮。尤當嚴禁之。

南五加皮與北五加皮之區別

生藥的種類 色相氣味性質	南五加皮（真五加皮）
植物科屬	五加皮（Acalia / Acanthopanax）
藥用部分	大抵屬於狹瘦之幹皮
捲曲形狀	捲曲而成管狀或半管狀
皮鱗	帶剝落之薄皮鱗而顯污褐色
刺針	往往有刺針
香味	香氣薄弱無甚苦味
性質	無毒
生藥的種類 色相氣味性質	北五加皮（假五加皮）

植物科屬	蘿藦科—Periploca sepium
藥用部分	屬於寬鬆（比較的）之根皮
捲曲形狀	捲曲而成不齊之圓筒形或半筒形
皮鱗	帶剝落之皮鱗露出類白色之內層
刺針	絕對無刺針
香味	香氣較勝苦味較強
性質	有毒

參考書籍及其略字

本經＝神農本草經　陶弘景註（梁五〇二——五四九年）

證類＝經史證類備急本草　唐慎微撰（宋大觀二年一一〇八年）

紹興＝紹興校定經史證類備急本草　王繼先等撰（宋高宗二十九年一一五九年）

綱目＝本草綱目　李時珍撰（明萬歷十八年一五九〇年）

植考＝植物名實圖考　吳其濬撰（清道光二十八年一八四八年）

本藥＝本草藥品實地之觀察（華北之部）趙燏黃（民國二十六年一九三七年）

名彙＝植物名彙（漢名之部）　松村任三（一九一五年）

啓蒙＝本草綱目啓蒙　小野蘭山（一八〇三年）

註本＝頭註國譯本草綱目　白井光太郎　牧野富太郎等考定（一九三〇年——一九三四年）

新註＝本草新註　伊博恩　劉汝強合著（一九三六年）

生誌＝中國生理學雜誌（一九三七年）

生刊＝北平研究院生理研究所彙刊（一九三七年）

醫學碎語

唐景韓

內經有「常先身生是爲精。兩精相搏謂之神」二語。借西方物質研究之進步。證吾東方學術之精邃。益爲明顯。所謂精者。乃食物之結晶。由消化系經乳糜管而入血液。使細胞攝取後。成半透明流動之細胞原漿。由食物之精華。成爲細胞營養之精華。是曰精。神則爲細胞活動之勢力。故精屬實質。神爲形能。

凡一切有利尿作用之物品。大多據有直接影響於腎臟血管之效力。故能使其血管球之血管擴大。以促進其濾過作用。而增加尿量。

食後宜散步空地。使身心舒暢。不宜從事運動或用腦。因食後運動或用腦。則血液向動作之部流動。胃之血液。當然減少。消化因而遲緩。影響於全身營養。爲害靡淺——自強醫刊

外臺肺癰方之研究

爲先

病名與證候之討論

古書所稱肺癰之證。以遠西醫籍對照之。當是肺壞疽及肺膿瘍。然據千金之論。並諸家方中敍證考之。則氣管支擴張性空洞、腐敗性氣管支炎、穿孔性膿胸等症皆屬焉。不寧惟是。肺痿與肺癰。古書每相提並論。傷寒及集驗以時出濁唾腥臭爲肺癰主證。肺結核有因患者衰弱。不能十分喀出其鬱滯之分泌物。致易陷於腐敗性分解。其喀痰亦有帶惡臭者。是濁唾腥臭爲肺壞疽、肺結核共有之候。後人不察。認肺結核之喀臭痰爲肺壞疽或肺膿瘍者。則沿古說之誤也。千金論肺癰之證。爲口中辟辟燥。欬卽胸中隱隱痛。黃昏湯之證文爲欬有微熱、煩滿、胸中甲錯。皆不得專指肺壞疽與肺膿瘍。傷寒論桔梗白散。集驗桔梗湯中所述。則庶幾近之。吐膿如粳米粥。尤形容盡致。

蓋吾人臨牀所見肺壞疽之喀痰。分泡沫粘液層、漿液層、顆粒狀膿樣之三層。視穿孔性膿胸類喀痰爲純膿性者不同。中醫診斷病名。皮相臆測。殆無可諱。肺癰云者。因欬而胸滿。推想其病灶在肺臟。因喀痰似膿狀而腥臭。推想其肺臟有癰腫。不知氣管支諸疾患皆令欬。穿孔性膿胸等症。亦喀痰放惡臭也。

諸家方藥之統計

古今錄驗—肺癰
- 不出名湯——薏苡仁。醇苦酒。
- 葦莖湯——葦。薏苡仁。桃仁。瓜瓣。
- 桔梗湯——桔梗。白朮。當歸。地黃。甘草。敗醬。薏苡仁。桑白皮。
- 生地黃汁湯—生地黃汁。當歸。甘草。白石英。人參。附子。白小豆。白雞。

方計　湯四首

方考　不出名湯方煑服法云：「頓服有膿血當吐。」注云：范汪經心錄同。葦莖湯方煑服法云：「再服當吐如膿。」注云：仲景傷寒論云葦葉切二升。千金范汪同。千金云葦莖二升。生地黃汁湯方白雞下注云：一作雉。煑服法下注云「並出第二十一卷中。」

藥計　一十七味。薏苡仁三方。當歸、地黃、甘草、各二方。葦、醇苦酒、桃仁、瓜瓣、桔梗、白朮、敗醬、桑白皮、白石英、人參、附子、白小豆、雞頭、各一方。

千金欬有微熱。煩滿、胸心甲錯。是爲肺癰。黃昏湯—黃昏。肺癰喘不得臥。葶藶大棗瀉肺湯—葶藶。大棗。

方計　湯二首

方考　黃昏湯。黃湯下注云：「卽合歡木皮。」煑服法下注云：「范汪同。」葶藶大棗瀉肺湯附證文云：兼療胸脅脹滿。一身面目浮腫。鼻塞淸涕出。不聞香臭酸辛。欬逆上氣。喘鳴迫塞。方。煑服法下注云：「古今錄驗刪繁。」仲景傷寒論范汪同。並出第十七卷中。

藥計　三味。黃昏、葶藶、大棗各一方。

傷寒論　欬。胸中滿而振寒。脈數。咽乾不渴。時出濁唾腥臭。久久吐膿如粳米粥者。肺癰。　桔梗白散—桔梗。貝母、巴豆。

方計　散一首

方考　桔梗白散煑服法云：「若病在膈上者必吐。膈下者必利。若利不止者。飲冷水一杯則定。」注云：「出第十八卷中。」

藥計　三味。桔梗、貝母、巴豆各一方。

集驗　欬。胸中滿而振寒。脈數。咽乾不渴。時出濁唾腥臭。久久吐膿如粳米粥。是爲肺癰。　桔梗湯—桔梗。甘草。

方計　湯一首

方考　桔梗湯煑服法云：再服朝暮吐膿血則差。注云：張文仲千金備急古今錄驗范汪同。此本仲景傷寒論方。出第四卷中。

藥計　二味。桔梗、甘草各一方。

備急　腸癰、肺癰。　不出名膏—升麻、白斂、漏蘆、芒硝、黃芩、枳實、連翹、蛇銜、梔子、蒴藋根、豬脂。

方計　膏一首

方考　不出名膏煑服法云：右十味。椿令細。以水三升。漬經半日。以豬脂五升。煎令水竭。去滓傅之日三。注云：「出四卷中。」

藥計　一十一味。升麻、白斂、漏蘆、芒硝、黃芩、枳實、連翹、蛇銜、梔子、蒴藋根、豬脂各一方。

案右列五家療肺癰方共九首。計湯方七首。散方膏方各一首。藥三十三味。計甘草、桔梗各三方。薏苡仁、當歸、地黃各二方。葦、醇苦酒、桃仁、瓜瓣、白朮、敗醬、桑白皮、白石英、人參、附子、白小豆、白雞、黃昏、葶藶、大棗、貝母、巴豆、升麻、白斂、漏蘆、芒硝、黃芩、枳實、連翹、蛇銜、梔子、蒴藋根、豬脂各一方。

藥名之疑義考徵

瓜瓣、醇苦酒、白小豆、白雞、黃昏。

案瓜瓣。聖惠方作甜瓜子。太平御覽引吳普本草瓜瓣。瓜子也。本經逢源云甜瓜子卽甜瓜瓣。爲腸胃內癰要藥。千金治肺癰有葦莖湯。腸癰有大黃牡丹湯。予嘗用之。然必黃熟未甜者。方不傷胃。本草馬志云。諸方惟用冬瓜子。不見用甜瓜子者。醫燈續焰用絲瓜瓣。據上諸家所述。瓜瓣以甜瓜子仁爲是。甜瓜形狀不一。但多數爲橢圓形。長四五寸。徑二寸餘。成熟則呈有光澤黃色。有綠色縱紋。江浙人俗稱黃金香瓜者近似。愚謂諸瓜瓣性能相若。本諸個人經驗。冬瓜子之效。視甜瓜子有過之無不及。馬氏之說。

中国近现代中医药期刊续编·第一辑

可從。醇苦酒。陶弘景云：醋「酒爲用。無所不入。以有苦味。俗呼苦酒。」寇宗奭云：「米醋比諸醋最釅。入藥多用之。穀氣全也。審此醇苦酒當是釅醋。」　白小豆。又名飯豆。爲赤小豆之一種。大如綠豆而長。嘗見某書作白藊豆者非是。　白鷄。乃家鷄之色白者。揣古人用白色之意。或本內經西方白色。入通於肺之玄義歟。　黃昏。千金黃昏湯下附註云：是合歡木皮。考唐本草合歡皮又作合昏皮。以其葉至暮即合之故。其他本草別名雖夥。無有稱黃昏者。愚意黃字似屬合字傳寫之譌。未可知也。

藥效之擇要闡解

「桔梗」　本經治胸脅痛如刀刺。藥性本草破血氣。消積聚痰涎。去肺熱。氣促嗽逆。諸家本草破肺癰。養血排膿。補內漏。

「薏苡仁」　藥性本草治肺癰。肺氣積膿血。欬嗽涕唾。上氣。煎服破毒腫。

「葦莖葉」　本草綱目治肺癰。煩熱癰腫。

「貝母」　別錄療欬嗽上氣。諸家本草消痰。潤心肺。止嗽。斂瘡口。

「敗醬」　別錄除癰腫浮腫結熱。諸家本草排膿補瘻。

「白石英」　別錄療肺痿。藥性本草治肺癰吐膿。欬逆上氣。

「合歡皮」　諸家本草煎膏消癰腫。續筋接骨。本草綱目和血消腫止痛。

案吉益東洞藥徵云。桔梗一味。經張仲景之實驗。認爲主治濁唾腫膿。袁淑範云。桔梗中醫以爲祛痰鎭靜等之要藥。用於呼吸器疾病及神經系病。或以之代人參用之。以爲能補五勞養氣之強壯藥。徵上之說。諸家本草謂桔梗破肺癰。自是排膿之效。又謂養氣補內漏。或因其兼具強壯之作用。　薏苡仁。西法化驗所知。含滋養成分甚富。古來相傳治肺勞有驗。金匱要略薏苡附子敗醬散。千金薏苡瓜瓣湯。並爲療腸癰之方。方中並有薏苡，合諸藥性本草所述。當能治肺結核之喀吐臭痰。不祇用於肺壞疽肺膿瘍及其他性之潰瘍而已。本經逢原云：肺癰初起可消。已潰可斂。良以此藥於滋養功能之外。兼擅促進炎性滲出液之吸收也。葦莖。據古今錄驗葦莖湯煑服注云下注云：仲景傷寒論作葦葉。經方例釋云：古者用葦。其莖葉不甚分別。觀外臺云剉葦。義可見已。而綱目則渾云：莖葉治肺癰煩熱。本經疏證云。別錄止載蘆根而不及葦莖。大率生於水中者。多與水爲事。其根能啓水精上滋。治消渴客熱。則其莖必係導熱痰下流。而治肺癰矣。金匱今釋云：葦莖即蘆根。時珍以肺癰、煩熱、癰疽、爲莖葉所主。殆非是。綜上諸論。言人人殊。莫衷一是。愚謂蘆葦莖葉與其根之治效。大致相同。古時或用葦莖。今改蘆根亦佳。荷蘭藥鏡云：蘆根有清凉淨血。開達利水之效。和解酷厲液。稀釋粘稠液。疏解凝結。爲解凝良藥。葦莖湯以葦莖爲主要品。觀此自瞭然已。　貝母爲祛痰藥。古今中西無異議。既能祛痰。當亦有排膿作用。大明云：斂瘡口。仁齋直指方以貝母治乳癰初腫及蜘蛛咬傷等症。蘇頌引唐人筆記灌人面惡瘡。殆更兼消散炎腫之功。敗醬善消腫排膿。惟須實熱瘀滯之症。愚於腸癰肺癰用之屢驗。　白石英。近人有破結核菌外殼之說。陶氏云療肺痿。信而有徵。甄權又謂治肺癰吐膿。夫肺痿與肺癰。虛實不相侔也。藥物固屬以偏濟偏。宜於虛者。不宜於實、白石英之治肺癰吐膿。當是肺壞疽肺膿腸等症。久潰不斂。藉其和緩強壯之作用。以奏潤肺鎮欬之效。　合歡皮之考徵。見前黃昏下。經方實驗錄云。肺癰補救之方。推千金黃昏湯為最。張璐玉稱其兩幹相著。即粘合不解。取其粘性。實足以補肺藏之罅漏。而收其全功。較世傳白芨。尤為穩當。本草求真云：合歡皮單用煎湯。而治肺癰吐濁。合阿膠煎湯。而治肺痿吐血。皆驗。然氣緩力微。用之非止錢許。可以奏功。故必重用久服。方有補益之效。合歡得晉唐先哲賞識於前。張曹諸賢表彰於後。自此為臨床家所注意。良材不致見棄。肺癰潰後調補之方。又添一特效藥矣。

方劑實驗示例

集驗桔梗湯　千金葶藶大棗瀉肺湯　古今錄驗葦莖湯。

驗案　曹穎甫云：「辛未七月中旬。余治一陳姓疾。初發時。欬嗽、胸中隱隱作痛。痛連缺盆。其所吐者。濁痰腥臭。與懸飲內痛之吐涎沫。固自不同。決為肺癰之始萌。遂以桔梗湯（桔梗五錢甘草五錢）乘其未集而先排之。進五劑。痛稍止。諸證依然。脈滑實。因思是證確為肺癰之正病。必其肺藏壅阻不通而腐。腐久乃吐膿、所謂久久吐膿如米粥者。治以桔梗湯。今當壅塞之時。不去其壅。反排其腐。何怪其不效也」淮南子云：「葶藶愈脹。脹者壅極不通之謂。」金匱曰：「肺癰、喘而不得眠。即脹也。」千金重申其義曰：「肺癰胸滿脹。」故知葶藶瀉肺湯非瀉肺也。瀉肺中壅脹。今有此證。必用此方。乃以葶藶子五錢。大黑棗十二枚。凡五進。痛漸止、欬亦爽。其腥臭挾有米粥狀之痰。即腐膿也、後乃以千金葦莖湯。（鮮蘆根四兩生苡仁一兩。桃仁五十粒。多瓜子五錢。）並以大小薊、海藻、桔梗、甘草、杜赤豆。出入加減成方。至八月朔日。先後凡十五日有奇。用藥凡十餘劑。始告全差－經方實驗錄

案右選肺癰驗案。初投桔梗。次用葶藶大棗。末以葦莖加味。有膽有識。可法可師。桔梗為排膿之方。葦莖具下熱散結通瘀之力。肺癰當初中期。在所必用。葶藶大棗乃逐水之劑。證文冠以肺癰二字。嘗疑古書傳鈔有偽。今得事實徵明。始信其有抉壅之功。

傷寒論桔梗白散

驗案　原南陽云。一士人久欬。午後微寒熱。飲食無味。半眠半起。人以為勞。經數醫不效。迎余至其家。未診。聞欬聲、已疑為肺癰。診之。脈不細數而浮大數。咳嗽時。左膈間痛。穩穩引背。晝夜吐

痰甚多。間帶血。曾灸四花。服獺肝。皆不效。乃驗其痰。有膿如米粥。真肺癰也。然告之不信。諭以投痰水中。辨痰膿之異。始信余言。因與肺癰湯（甘草、桔梗、貝母、括蔞根、杏仁、白芥子、生薑）兼用白散二度。經數十日而愈。——叢桂亭醫事小言

案此症似限局性肺壞疽。因其經過極緩慢也。肺壞疽患者。易陷羸瘦貧血。取慢性經過時。往往疑為肺結核。若誤作結核治則鮮效。本案殆其類也。以驗痰辨症。最屬診斷要訣。白散雖迅利之劑。病毒久鬱而正氣未虛者。得之有摧陷廓清之烈。東人善用峻方。足予吾儕矩矱。

方證辨誤

古今錄驗葦莖湯與千金黃昏湯　傷寒論桔梗白散與集驗桔梗湯。

案錄驗葦莖湯。首標肺癰二字外。不詳證候。千金葦莖湯證文與黃昏湯一字無差。就藥効徵之。宜以葦莖湯為是。蓋欬有微熱煩滿。係癰膿欲成之兆。胸心甲錯。為血瘀不化之候。葦莖苡仁。主消腫排膿。桃仁、瓜瓣。善破血通瘀。藥證適應。殊無疑義。彼單味合歡。為能勝任。　白散與桔梗湯。亦證同方異。試循繹諸候。加以推勘。似當屬之桔梗湯。特桔梗湯與白散。藥力之劇易雖殊。而効能相近。桔梗湯證而壅實者。非藉白散之盪滌不為功。然則謂二方同主一證。亦無不可。

方治選論

古今錄驗桔梗湯　備急不出名膏

案桔梗湯治證云：肺癰經時不差。此當是肺壞疽或肺膿瘍久潰不斂。血液耗損。而瘀濁未淨。故用地黃、當歸等。以和養血液。甘、桔、薏苡、敗醬等。以排泄瘀濁。誠屬慢性潰瘍之良劑。愚謂本方若以黃耆易白朮。排膿生肌。尤著卓效。備急不出名方。兼療腸癰肺癰。方中升麻、白斂、漏蘆、連翹、蒴藋根、蛇銜等。消腫排毒。皆為瘡瘍家要藥。更有芒硝具軟堅之效。製膏外敷。俾藥力吸收入於患處。如西藥治肺炎、腹膜炎之安福消腫膏是。惟有無應效。須待臨床之證實。吾人今後。如遇盲腸周圍炎。蟲樣突起炎及肺膿瘍諸症。可如法試用。亦實地研究方藥之一種工作也。

* * * *

中国近现代中医药期刊续编·第一辑

論輕靈劑

楊則民

近世醫家用藥。多主輕靈。視施用經方如犯大辟。不論急性熱病。(流行病)慢性雜病。設病人體力猶強者。其入手數方。大抵以輕靈劑與之。幸而病愈。即自傲能以輕藥愈大病。薄使用經方者爲未達於理。觀其所用。爲『輕透絡熱』『輕解氣熱』『辛涼發表』『宣通肺胃』諸藥。無不作用輕微。經方家因斥爲『醫不好病藥不死人』之無聊方劑。其病愈爲自愈而非藥愈。爲此而費去之口舌與筆墨多多矣。不佞治醫向無封畛之見。以爲醫者天職。在能愈病。使經方而有益治療。固當遵用。輕靈劑而有効病體。顧可薄視乎哉。設存門戶之見。藥非輕靈。即爲失葉法薪傳。用必經方。斯爲仲景信徒。不悟輕病而與大方。是爲牛刀割鷄。重病而與輕劑。是爲以卵敵石。二者皆不可也。是不可以不論。

近世所謂輕靈劑者。大抵氣味芳香。作用緩弱之品。其醫治作用。相當於外醫之荼劑與健胃劑。此類藥物。大抵爲芳香性苦味質之植物。其藥理作用。(一)於口腔。能刺激味神經與知覺神經。使知特異之味。反射的使唾液之分泌加盛。可以增進澱粉之消化。(二)於胃。能直接刺激其粘膜。胃與口腔一受刺激。皆能一時反射的使胃液之分泌亢進。可以增進蛋白質之消化。(三)於腸。能刺激腸壁。反射的使腸液與胰液之分泌加盛。可以促進澱粉蛋白及脂肪之消化。此類藥物。用之適當。則食慾亢進。且使胃腸發輕度之充血。可以促進營養品之吸收。而營養狀態爲之一變。故各種慢性雜病之結果。引起消化不良。及營養障礙者。用此類藥以恢復消化機能。改造營養狀態之結果。可以旺盛生活力。增進抵抗病毒之力量。使現症得以減輕。病勢得以稍殺。近世醫家於慢性病而有營養障礙時。好使用肺胃藥。(即輕靈劑)往往有效。實以此故。然此惟病輕者可用耳。

因傷食或病後恢復期。或腸胃發生慢性黏膜炎而下利。或腸胃內容異常。腐敗發酵。或生理的腐敗液發酵。因而反射的發熱頭痛。如流行症者。以此類藥物與之。可以有效。(使消化活潑之效)許多類似流行病症狀。用此類藥物有效。覈實言之。實爲腸胃病用之以爲制酵、健胃、驅風、(亢進腸蠕動排洩濁氣)矯臭故耳。

芳香性藥物皆含有揮發油。而揮發油據外醫藥物學謂：能將攣縮之平滑肌。使之弛緩。故於胃痛疝痛有效。於腹痛亦有效。

方劑中加入此類藥物以爲佐使。可以促他藥之吸收。於下劑稍能刺激腸管而助長其效。爲上述各種目的而用此類藥物。近世醫家名之曰：「靈其氣機。」

爲鍵胃、制酵、驅風、矯味、緩痛等目的。而使用輕靈劑。以治急慢性胃腸消化症候已顯著者。已如上述。然輕靈劑之功。尚不止此。

一、曰發汗劑。如葱白、蘇葉、薄荷、荆芥、桑葉、菊花、銀花、豆豉、牛蒡、青橘葉、廣橘皮、苦杏仁、連翹等。皆近世醫家視爲解熱發汗之輕靈劑者也。然以藥理作用言之。實非發汗藥。所以用之而能發汗。則爲溫湯之效。非上舉藥物之效。吾親見有因用白虎而大汗出。下劑吐劑而大汗出者。若據此以言白虎、下劑、吐劑、爲發汗劑者。寧非大誤。然則因所服藥汁之爲溫湯而得汗。遂謂上舉藥物爲汗藥。豈非倒果爲因也哉。溫湯可以發汗。仲景本有明文。傷寒論五苓散條下有『多服煖水以取汗。』桂枝湯方後。有『啜熱粥一升』諸文。設如後人言。則五苓散與桂枝湯。皆爲發汗劑矣。無是理也。

溫湯發汗。爲人人皆有之經驗。不論冬夏。服熱粥。啜熱茶。即有汗出。急性熱病既發汗。汗孔一時閉結。得用溫湯發汗。與其他感冒相同。但僅用溫湯則或起惡心。甚至嘔吐。此於病人不宜。故用上舉各藥煎湯。因其含有芳香性與苦味質。可以刺激味神經與嗅神經而起快感。得以防止嘔吐。且使消化器亦受輕微刺激。以速溫湯之吸收也。至溫湯所以發汗之故。則如下述：

生體基本之各細胞。其被膜殆完全有滲透性。若存在於生體細胞周圍之液體。其滲透壓低於生體細胞內滲透壓之時。則細胞即在低滲透壓溶液中。於是周圍水分乃滲入細胞。而細胞乃膨脹。若周圍之滲透壓較高時。細胞處於高滲透壓溶液中。而細胞之水乃流出於周圍。知乎此而溫湯發汗之理可以明。蓋服溫湯後。生體內之水分增加。細胞內外之循環因以旺盛，而生活機能爲之亢進。且以多量之水之排出。將滯積於組織中之代謝產物。一時洗出。唾液、胃液、膽汁、諸腺之分泌機能。皆隨之亢進。汗腺亢進之結果。則爲發汗。腎臟分泌亢進之結果。則爲利尿。肺臟分泌亢進之結果。將不潔物隨痰液排出。使肺部清潔。純粹溫湯之生理作用已如是。近世醫家乃以芳香品投入煎湯熱服。則刺激細胞。以亢進諸腺與各臟器之分泌。將愈效愈速。體內之有毒物。(代謝物)與病毒素。（細菌毒）可以由組織中流出。從速排洩於體外。如此。則病理機轉可一變而爲生理機轉矣。

芳香性藥物與溫湯之作用。不但發汗利尿之結果。可以排除毒素。洗刷組織。旺盛血行。改變營養狀態而已。且因芳香刺激。可使消化良好。如此。則生活力因病的影響而變態者。可使復常。抵抗病毒之力。可以加強。而正在發生之病原體。經此頓挫。暫時得以斂其方張之勢。或竟撲滅之。

爲解熱發汗。頓挫病勢。加強抵抗力之目的。而用輕靈劑。以治急性熱病。往往奏效之故。不過如是。然此惟輕病有效。體力壯健者有效。若遇重病而與此種清輕疏通之劑。不僅遷延時日。直養癰遺害耳。

據右所述。可知上舉各藥。並非汗劑。只輕微刺激。助長溫湯之生理作用而已。蓋此種藥物作用不強。入溫湯內。但隨溫湯之作用以爲作用。可以發汗。可以通便。可以利尿。可以健胃。可以宣肺。可以清熱。若求其藥物作用。至不確實。前人知之。乃目爲輕清疏解之劑。輔相體功之自然治愈以爲用。後人不察。相率不用經方。而但尚輕靈。其然。豈其然乎。

吾友徐君究仁謂時令病輕症。其人體力強。本可自然治愈。雖發熱、惡寒、頭痛、胸悶。與重病初期症狀相似。但只用輕通疏宣之品數味。靈其氣機。可隨手愈。荆芥、薄荷固可清熱。桑葉、菊花、大豆卷、絲瓜絡。更無不可以清熱而愈病。旨哉斯言。得此中三昧矣。

二、曰：解熱劑。如大豆卷、絲瓜絡、西瓜翠衣、石斛、茅根、蘆根、竹葉、荷葉、蓮子心、燈芯諸藥。既非芳香。亦無作用。石斛、茅根、蘆根等。僅黏漿質而稍有糖味。其不足以解熱治病。尚待言者。此等藥。仲景方中所不收。顧近人竟於此大發議論。不曰：「輕清透氣。」卽曰「輕清透絡。」此真庸人自擾矣。當急性熱病細菌發揮其作用時。而謂用此等藥卽可解熱。人其誰信。然竟有用此而愈者。則又何耶。吾謂當反證諸外醫之待期療法也。外醫治傷寒無專方。無定法。死守其所謂病型。以待期使其自愈而已。國醫遇汗解不愈而胃有炎症。或體液因汗亡失過多。而腺體分泌不足時。卽用上舉各藥。煎水內服。謂之透絡透氣。作解熱劑用。謂之甘寒生津。亦作解熱劑用。然果能解熱與否。則無人敢作肯定語也。故使人體強。自然能由自救之結果而一旦熱解。或病原體受生體抗毒素之防禦而不能發揮勢力。則其病亦瓦解。是其病之解除。非由此種藥物作用也明矣。醫者不知自反。竟貪天之功。以爲己功。因而推及此種藥物醫治之效能。其說之無當。亦明矣。

總而言之。此類藥物。能輕度促進腺體之分泌。亢進消化器官之機能，因而改變營養狀態。入於溫湯。得助長其治療之勢力。使病毒素得由組織排除。以旺盛生活力。藉以撲殺或抑制病原體之進行。乃爲事實。然其主作用爲溫湯。此類僅輔佐之耳。（前人所謂靈其氣機）復次。不論急慢性病。生體原有自然治愈之傾向。醫者宜利用之以輔相自然。乃爲可貴。若其病重。生體不足以抵抗時。則宜加強抗毒力。並用撲殺或制止病毒進行之病予之。若不知斯義。以輕靈劑易用。可以無過。其心尚足問乎。嗚呼。必如吾友徐君之亮識。可以用輕靈劑而無過。自此以下。余欲無言。

* * * * * * * * * *

特載

想到便寫

葉勁秋

現在看來。如再爲中醫學術問題有所討論。已是多餘的事。因爲中醫的基質整理的方案。雖未曾具體決定。可是大體說來。已很明白清楚。只要埋頭工作便了。中醫無學理可談。文學巨子。醫界名流。都已說過。中醫所賴以存在的立足點。值得探索的真價值。祇在於久長的歷史。衆多的經驗。繁庶的藥物。國醫館不如國藥館。早已判決了它的命運。舍光明正確的大道而勿由。定要迴旋於荆棘途中。不知是何心理。年來因國步艱難。各種謬誤思想。益見明顯。民族特性之根本改造。更其迫切。醫藥非細事。多數人在注意是好現象。

扼要說來。中醫不是問題。中藥務須研究。中醫療病的特點。在於對「症」發藥、「病」是不易認識的。診斷談不到。僅僅根據十分顯著的痛楚與現象。憑藉主觀直覺來判斷禍福。因此。中醫書籍。雖然汗牛充棟。究心中醫藥的人們所必須置辦參考的。不過三類：

（一）各種本草經

（二）各種經驗方

（三）各家筆記體醫案

惟其如此。所以中醫教育無法列入教育系統。如其真的列入了教育系統的話。那末一定不是中醫教育了。濫用國家名器。也是取禍之道。

本草、驗方、醫案、這三類醫書。大半是根據事跡而來。比較真實。所謂理論。可以閉著眼睛瞎說。想什麼便寫什麼。前人已經發現。有書爲證：

李顯若云：「薛瘦吟治疾疏方。雄談驚座。惟執於用古。持論雖透澈。而服其藥者。往往不效。」

董級備要方四庫提要云：「古所謂專門禁方。用之則神驗。至求其理。則扁鵲有所不能解。」

徐靈胎云：「禁方者義有所不解。機有所莫測。」

武叔卿云：「於理固難通。於實用靈驗。」

理論與事實分成兩橛。儒醫大出風頭。先醫方紙揑在骨董商手中評價湖海鈴醫。各有一二靈驗秘方。這就是中醫學制命的實況。真的有愛於中醫者。該舍理論而勿談。

暗合科學。這句是最近幾年來的時髦話。語意中便已放棄了中醫是哲學的那個成見。不知科學究竟是什麼一回事。中醫界的妙人妙事多得很。請看吧。科學是這樣的麼。

湯玉湯玠皆世業婦人醫。有奇效。時有他醫視爲虛羸。不敢輕藥者。往往投以大黃而愈。歲用之數百斤。無錫有施教者。劑必用人參。亦歲至數百斤。識者比之李廣程不識之用兵。

丁煥字伯文世爲小兒醫。至煥而其術始精。然性好飲。痘疹時行。無貧富貴賤爭致之。一日診視常至百餘家。家爭飲之。煥不辭也。多至沉醉。握小兒手。輒睡去。主人覺之醒。曰：『我知之矣。歸至室。則塡街滿戶。悉取藥者。』（上二則見武進陽湖合誌）

明季大江南北。以針名世者。尚有二家。一爲姑蘇凌漢章。其於周身穴道。不須按揣。隔衣針之。亦百不失一。所謂目無全牛者也。一爲六合李千戶。針法亦極精。但按其穴。必須去衣折量。先以墨記其應針之穴。然後下針。其術不同。而神乎其技。則初無二致。人謂其異曲同功。（見金針秘傳）

皇漢醫學這個名詞。曾在國內熱鬧過一回。至今還有人津津樂道。皇漢、皇漢、這個名詞的亂叫亂喊。便是日本人也不甚明白其所以然而發生疑問。日人大塚敬節謂：

『去年曾與民國駐日大使館書記官洪松齡君晤面。相與雜談漢方醫學。繼而余問皇漢醫學一語。乃指日本醫學與中國醫學相融合所產生之醫學而言。今貴國亦用此語。其故安在。洪松齡君笑曰：『皇爲形容詞。大之義也。』誠然誠然。不以皇字爲名詞。而以爲漢字上之形容詞。頗有趣味。且皇國作爲日本之專稱。亦頗可笑。因發皇古義之皇字。偶思及此。』

魯迅先生說：『外國人論及我們缺點。不欲聞。說好處就相信。講科學者不大提。有幾個說神見鬼的便介紹。…』金澤醫學專門學校卒業者。何止數千人。做西洋醫學的也有幾十位了。然而我們偏偏刮目於可入無雙譜的湯本先生的「皇漢醫學」。即使湯本求眞的皇漢醫學。壓倒一切。眞的了不起的話。那末。由我們中國人來介紹。也要留個相當的餘地。因爲漢醫是我們中國人的國粹。有了五千年的歷史。今日突飛猛晉的業績。不是黃帝之胄。卻是後生小子的日本。不羞死亦富愧死。那有顏面來亂嚷亂捧呢。至於皇漢醫學究竟是什麼一回事。請參觀余雲岫先生的皇漢醫學的批評

『國畫家吳昌碩先生逝死的時候。僑居上海的日本人。爲他開追悼會在他靈前恭敬致祭當作美術界莫大損失國人方面反而不覺得什麼除了畫商抬高價錢之外沒有什麼表示。其他美術亦然日本的大村西崖聞得江蘇甪直有楊惠之的雕刻。不遠千里特來參觀事前以爲這古代名家作品。必定保藏嚴密。不輕易得見。誰知那古代國寶。正在破廟的頹垣敗瓦中。彷彿廢物一般。棄置着。原來我國真正的國粹須經鄰人來掘發鑑賞才有意義啊。』

近日心緒不甚甯靜。毋病猶未全愈。而汪生浩權索稿殊亟。隨寫雜感如此。抱歉抱歉。廿七年十二月廿七日。

急救溺死

徐衡之　章成之

不會游泳的人，或是自殺的人。跌入水中。水就要竄入肺臟和胃腸的中間。結果就要窒息而死。這就是『溺死』。『溺死』的人。倘是施救尚早。或有復蘇的希望。施救方法。先要拖至岸上。解除濕衣。將溺者的腹壁。貼住救者的右膝。左手托住項部。右手在溺者背上。用下壓。這時候肺中及胃中的水。都可流出。等到流完後。並用人工呼吸法。一方面還要用乾布。摩擦身體各部。等到有了呼吸。皮色轉紅。可用熱水袋。湯婆子等。熨貼身體各部。倘能吞嚥。就飲些姜湯溫酒等。

小兒泄瀉與蘋果粥

小兒胃腸機能薄弱。最易引起消化不良之泄瀉。時下醫家。恆斤斤以禁乳爲戒，然而治療迂緩。影響營養。日久羸瘠堪虞。最好以蘋果代乳。法將蘋果去皮。用刨刀將蘋果肉磨成粥麵狀。每餐一二只。雖日盡數只無礙。食後禁絕湯水。雖不服藥。亦能速愈。但須注意者。一、蘋果須刨成粥麵狀。二、對於痢疾則效力幾微。三、花紅亦可代蘋果。

近是齋診餘散記

趙錫庠

仲景祗有桂枝。並無肉桂之名。初不分溫中與解表也。自有肉桂之後。世乃以桂枝解表肉桂溫中矣。

桂枝或肉桂之藥效。在其所含之一種特殊揮發油。嗅之芳香。入口辛辣。在藥物分類上。當屬興奮劑。內服之後。則血行增速。體溫增高。顏面紅采。手足和煦。可以強心。故古醫書謂之溫中。可以增進新陳代謝。振奮生活機能。故古醫師謂爲溫補。若煎湯溫服。再進熱粥碗許。則通身溫和之後。且能稍出微汗。故爲解表要藥。

表證之主要證狀爲惡風、惡寒。桂枝主治惡風、惡寒。故傷寒論表證諸方。幾無不有桂枝。日人東洞吉益著藥徵謂桂枝主治上衝。其說自有仲景明文爲據。然稽之藥理。及仲景無言之條理。似以主治惡風、惡寒爲近是。東洞氏治仲景之學。謹嚴守法。可無間言。然傷寒論晉已散軼。經王叔和東西抄錄湊成。當非原來面目。況醫藥一半綜錯變化。實非任何文字所能詳舉無遺。愚以爲吾儕讀仲景書。固當務謹嚴求堅實。然必須明體要得條理。方不較死守條文。困煞句下。

仲景用麻黃發表。必佐桂枝。不佐桂枝。則其方之主旨。不在發表。其故有二：一、桂枝主治惡寒。一、體溫高升。血行加速之局勢。大有助於發汗。

桂枝既佐麻黃發汗。而桂枝湯則主治自汗出。服桂枝湯又須微發汗。似近神奇。然苟明桂枝證之機轉。及歠熱粥取微汗之所以然。自可澈然大白。愚臨床所見之桂枝證。其表熱皆不甚壯。病者或直不自覺發熱。而惡風怯寒之情。則現之於色。其皮膚之寬弛。汗孔之粗大。亦歷歷可見。蓋斯時皮膚呈一種半麻痺的鬆懈狀態。桂枝是興奮劑。自是對證之藥。惟恐桂枝之藥力。不能集中。乃歠熱粥以驅之於皮膚。熱粥入腹。體內溫度。驟然增高。調節機能起作用。乃大量輸送血液於皮表。桂枝之揮發油。亦隨血液而大量集中於皮膚。微汗特桂枝藥力已集中皮表之象徵乎。非桂枝湯之目的。厥在征取此漐漐微汗也。自汗出如皮膚衰憊之一徵象。桂枝湯是起皮膚之衰。非直接止汗也。故桂枝湯不能治虛性興奮之自汗出。

夏日傷風多桂枝證。服桂枝湯。惡風、自汗差後。鼻塞、欬嗽亦隨之而差。桂枝證有鼻鳴云云。蓋即此也。

國院門房張某。不詳其名。同學輩皆以老張呼之。國院中輟。

移居曹家渡。與愚診所近在咫尺。夏日貪涼。宿水門汀上。感寒閉汗。邀愚診之。神識昏蒙。壯熱、無汗。愚從俗書香薷、荊芥等予之。藥後。汗出熱減。神志乃清。然仍自汗、惡風。周身痛楚。噫氣頻頻。呻吟呼苦。乃與桂枝湯。明日來。諸證皆差。稱謝不已。愚笑謂之曰：「此不值謝。桂枝湯吾院師生孰不優爲之。」

溫熱家妄分傷寒、溫病。及其治病也。則皆溫病矣。於其他各證。尚有方敷衍。至桂枝證。則敷衍之方亦無之。吳鞠通著溫病條辨。不得已。仍列桂枝湯於其首。良苦也。王氏章氏輩不諒。譏謂仍未跳出傷寒圈子。過矣。

昔人論附子乾姜曰：「附子走而不守。乾姜守而不走。」蓋附子之藥效迅速。其消失也亦迅速。然與桂枝較之。則桂枝之迅速。尤甚於附子。竇可續之曰：「桂枝走而不守之尤也。」

揮發油能制止呼吸器之分泌。苓桂朮甘湯之治痰飲。即是此理。

寒往熱來。熱往寒來。往來不已。斯之謂寒熱往來。一日一寒熱。不可謂爲寒熱往來。故世人以小柴胡治瘧疾。百無一效。桂枝柴胡湯治瘧疾效。桂枝白虎湯亦效。其效似在桂枝之興奮。

目下藥肆。備桂約五種。首曰：蒙自桂。闊大如板。外皮甲錯。飲片方上書肉桂或肉桂心者。即以斯應之。市價三換、五換、十換不等。（重一兩價一元。曰一換。五元曰五換。）次安南桂。作卷形。外皮平細。鄉村藥肆不備蒙自桂者。以此代之。海上藥肆則以之研末配丸。亦應飲片。方上書肉桂末者。價甚廉。甚香甚辣。次官桂。外形類安南桂而稍薄。味亦較淡。再次曰：桂皮。庖廚佐味用之。不入藥矣。上四者。皆爲桂樹之皮。至桂枝則係桂樹之枝梢。產之川中。其色與上四者不同。外皮作深紫色。皮內作深紅色。藥肆連木切之。木堅實。須以水潤透。方可切之成片。水潤頗損其味。

世之辨肉桂者。俱以味甘油重不甚辣者爲上品。謂爲溫而不燥。不知燥乃言其過。溫係記其功。溫即是燥。燥即是溫。不溫方不燥。不燥則不溫。加油加蜜。即甘而肥矣。然則如之何始可。曰：辣甚者揮發油亦豐。藥效亦最大。當以辣者爲上品。愚嗅之味之屢矣。辣甚者香亦盛。味淡者氣亦薄。此明證也。皮之內面作紅黃色者。爲本色原貨。其甘其油。方是真甘真油。皮之內面作紫黑色者。是經人工加油加蜜者矣。

桂枝或肉桂之揮發油。最易揮發走泄。切成之片。日久味淡。不及臨用時而現切者。故藥肆皆備原貨。以應配藥人之欲現切者。桂枝或肉桂於煎煮時。香味幾走失大半。切勿煎之過久。愚嘗囑病家。先浸以沸水。俟冷再煎。一沸即可。愚自服。嘗置入熱水瓶。注以沸水。一二時後服之。蓋如斯方能確獲預期之效果。

※ ※ ※ ※ ※ ※ ※ ※

診餘隨筆

沈濟蒼

古籍所謂「下消者溲是脂膏。」其所涵之病症有二(一)糖尿病患者之尿中含多量糖份沉澱。故溲如脂膏。(二)神經衰弱者之尿中排泄多量燐酸鹽等結晶體沉澱。則溲亦如膏脂。斯二者皆宜投煖腎之劑。後者以不飢不渴爲鑑別。

惡心者。心下溫溫欲吐而無物無聲也。古人分爲寒、熱、痰而施用藥劑。辨苔最爲明顯。苔白爲寒。用炮姜、吳萸、薤白之屬。苔黃爲熱。用連翹、竹茹、黃芩、黃連之屬。苔膩爲痰。用半夏、陳皮、茅朮、雲苓之屬。惟求諸實際。以上藥物。皆健胃鎮嘔劑耳。

嘈雜者。似飢非飢。似痛非痛。心下熱辣不寧。爲胃消化不良及神經性胃症狀。古人以新起者宜行氣開鬱清火降痰。(青皮、香附、鬱金、山梔、連翹、旋覆花、竹茹、竹瀝之類。)蓋亦健胃劑、鎮嘔劑之複合耳。至於五更嘈及久嘈不愈者。謂是血虛宜養血。實有至理。蓋神經衰弱者之嘈宜養血。經閉期之嘈宜養血。養血藥皆強壯劑。着重其原因療法也。

胃病多不宜煎劑。以其水量太多故也。古人早見及此。多用丸劑及散劑。如左金丸、交泰丸、越鞠丸、枳朮丸、平胃散、五磨散、木香調氣散等。今人縱能用之。亦往往以其方藥改爲煎劑。徒使藥力未曾發揮。而胃中遽受大量水份。影響胃肌及消化機能。誠不思之甚。

西醫治白帶之非因淋菌性者。已逐漸進步。不注重洗滌而着重補充糖質。改善營養。增給維他命及鈣質等。此與中醫用強壯劑及爲鯽骨、牡蠣(二味皆含鈣)等之旨相同。西法對於白帶患者節制食鹽。以鹽能促進滲透能力。助長陰道壁炎性滲出物(卽白帶)之故。考中土有以金櫻子治白帶者。彼具麻醉成份。豈其亦能制止陰道壁之分泌歟。

耳鳴有因耳咽管卡他及慢性鼻炎而致者。富非貧血神經衰弱之補劑所能治愈。時下「耳鳴卽腎衰」之一貫治療法。不可耳食而飽。

臨床上遇血尿。吾中醫但知辨別寒熱虛實。究其病原如何。病灶安在。類多茫然不知所以。今參考西籍。加以分析。亦臨床診斷之一助焉。

(一)腎臟出血。

a.新生物。(尿中大塊凝血。大量出血。腎臟部有觸痛。)

b.出血性腎炎。(尿色酷似肉水。)

c. 腎實質內出血。（觸腫。間歇性或發作性疼痛。血尿。）

（二）膀胱出血。

a. 乳頭狀瘤。（間歇出血尿急尿凝血。）

b. 結石。（間歇性出血。行動急尿了痛波及龜頭。）

c. 潰瘍。（膿血性尿。急劇尿痛。）

（三）尿道出血。

a. 急性淋性尿道炎。（血膿分泌物。）

b. 血性射精。（攝護腺炎。精囊炎。腫物。攝護腺肥大。）

c. 瘤。瘜肉。腫物。

病灶普通鑑別之點：

1. 先期血尿（尿前血）——尿道出血。
2. 終期血尿（尿後血）——膀胱。後尿道。
3. 完全血尿——攝護腺。
4. 凝血——腎或腎盂。

傷寒漫談

真性傷寒。例當至兩旬以上。方得恢復。甚有纏綿一二月者。誠重症也。中醫以發熱之病。皆屬諸傷寒。其意義殊廣泛。以致重篤性感冒。不明性瘧疾等。往往亦歸納於傷寒一類。有病發熱而投藥一劑即愈者。病家以爲神奇。醫家因認其病爲傷寒。故亦自詡妙手。此例甚多。可嘆亦復可笑。其實真性傷寒。決無若是易易。今以假作真。遂成此種畸形之局面。吾輩負醫學改進之責者。當有以矯正之。

中醫對同一發熱之病。有因時令之轉換。而更易其病名者。如春溫、暑溫、濕溫、秋溫之類。今以其症觀之。惟濕溫一症。庶爲真性傷寒。其症在第一星期。寒熱并見。熱勢逐漸增高。日輕暮重。至第二星期。則熱度稽留不退。耳聾面垢。兼發白痦、紅疹。病輕者至第三星期。諸症漸漸減退。病劇者往往見心臟衰弱。（其證脈微細。但欲寐。冷汗出。四肢冷。中醫之術語。謂之少陰證。）及腦症狀。（循衣摸床、神昏、譫語。中醫之術語。謂之厥陰動風。）治不得法。即致危險。醫家手段之高下。即於此時可以見其崖略。

以經驗之統計言之。真性傷寒。其舌質初起即現紅絳。上被白膩或黃膩之苔。舌尖則苔剝而成三角形。其有舌質淡者。多數非真性傷寒。以此鑑別。心中便有主宰。又熱度稽留不退。上下午無大差別者。常爲真性傷寒。若其熱弛張不定。上下午相差二三度者。在真性傷寒。實爲少見。但瘧疾則多見此象。此兩點一經道破。固屬平淡無奇。惟守秘者當可居爲奇貨。故特表而出之。

傷寒在熱勢稽留時期。中醫之術語。謂之陽明病。病劇者。雖用任何涼藥。其熱終不稍退。此時醫家病家。不可冀求速效。祇要維其體力。切勿克意退熱。且不可妄用解表發汗之劑。以免心臟衰弱。急轉少陰。少陰之定義。前已言之。其脈細數無倫。成人每分鐘達一百四五十至以上。即是心臟衰弱之明證。此時而不思維持心臟。其病立殆。余曾屢見世人以爲傷寒脈數僅僅關乎熱重。却不慮及心臟衰弱。致多不起。觸目心傷。司命者最宜愼之。

真性傷寒。病至最高峰。最怕腸出血。其輕度者。爲肉眼所不能見。如大便塘泄。色黑有紅點者。便有腸出血之可能。若於此時。病人之熱度脈搏。驟然減低。則更可確定其爲腸出血。其病至此。固屬極險。然亦非必死之症。用藥得法。尚有挽救希望。余亦曾數數經驗。若因腸出血而腸穿孔。由腸穿孔而腹膜炎。加以體力衰弱。失却抵抗之力。則難乎爲治矣。

老同學江晦鳴業西醫。曾謂余曰『熱病初起之一二日內。欲知其病之久暫。可於當用藥中。加阿司匹靈二粒。如服後汗出不惡寒者。其病易愈。若汗出而惡寒仍不可解者。則病必纏綿』云云。余以爲此雖經驗之談。但不免有以藥試病之嫌。且西醫以細菌爲立場。設非村醫無化驗設備者。不能如此草率也。夫阿司匹靈爲發汗劑。流行性感冒服之。能解除寒熱、頭痛、骨節痠楚症。頗具功效。若傷寒便不相宜。多服往往汗出過多。發生亡陽現象。(亡陽亦中醫之術語。意指汗出太多。體溫脈搏急劇低降。促成心臟衰弱之謂。)更有真性傷寒。在熱度稽留之時。用以退熱。危險殊甚。吾人不可隨便試服。自取其咎。以傷寒最懼心臟衰弱故也。又金雞納霜有退熱作用。治瘧有偉效。但有傷寒之嫌疑者。亦不可亂投此藥。以強制體溫之升騰。否則亦能促成心臟衰弱。禍不旋踵矣。以上兩藥。在民間極爲普遍用之對症。固屬有益。設或誤投。其弊亦厲。願病家愼之。

關於傷寒症之飲食問題。頗有研討之價值。如西醫主張多服牛乳。中醫則反對之。其理由爲牛乳性熱。對熱病不甚相宜。夫牛乳性熱。其說亦偏。惟牛乳多服作脹。且脾胃薄弱之傷寒病人。服之易致泄瀉。亦爲常見之事實。故西醫本身亦有反對之者。甚則指牛乳爲傷寒之培養基。此亦過甚之辭。皆非中庸之道。夫傷寒病人服牛乳。亦自有法。每日不得超過十二兩。若牛乳中加入石灰水。可免泄瀉之弊。能如此留意。則服牛乳並無問題。但牛乳最宜用於恢復期。在進行期中。高熱不退。牛乳究不相宜。故吾人常用之米湯。實較牛乳爲優。弗必競奇炫異可也。橘汁富含營養成份。對傷寒病人。極端相宜。吾人宜提倡之。

脚氣述要

脚氣分溼性、乾性兩種。溼者浮腫麻木。乾者但痛不腫。甚則兩腿反見枯細。惟溼性脚氣之與脾虛足腫。乾性脚氣之與風濕腿痛。如診斷粗略。最易蒙混。其鑑別方法。當視膝蓋鍵有無反射力。及咽喉有否反應而定。此法知者甚少。而行之甚易。診斷膝蓋鍵有無反射力。可令病人沿桌而坐。而足下垂。醫者以手掌橫擊膝蓋骨下端。如係脚氣。則因膝蓋鍵麻痺而反射消失。與普通之腫脹疼痛。極易辨別。若再加以咽喉之診斷。則更易瞭然。法用壓舌器探撥喉間。如起泛嘔不適。是爲有反應。設若並無反應。則爲脚氣無疑矣。

脚氣之主要證狀。除上述數點外。其四肢及口唇之知覺。必感痺鈍。甚則少腹亦麻木不仁。面色皖白。眼瞼現虛浮狀態。胸脘苦悶。心悸怔忡皆是也。濕脚氣足腫過膝。上延少腹。以致氣促悶亂欲死者。便是脚氣冲心。且有起病卽見衝心症者。其危險可立而待。乾性脚氣衝心者不常見。惟延久失治。可使兩足不用。亦纏綿之症耳。

脚氣一症。患者甚多。其原因爲缺乏乙種維生素。凡初因坐臥陰濕之地而得之者。多屬濕脚氣。舌淡苔滑。脈來弦遲。二便不暢。食慾不振者。用藥除補償其維生素外。當用溫運、健脾、化濕、滲利之劑。如鷄鳴散之類。（吳萸、蘇葉、梹榔、陳皮、木瓜、桔梗、生姜。）甚則加附子。脚氣衝心宜蘇子降氣湯加減。（蘇子、橘紅、半夏、前胡、當歸、肉桂心、川朴、甘草。）與黑錫丹同用尤佳。少腹麻木不仁。小溲艱難。則用金匱腎氣丸。（熟地、山藥、山萸、丹皮、茯苓、澤瀉、附子、肉桂。）至於乾性脚氣。前賢謂爲血虛生風。且有治風先治血。血行風自滅之論。故多用養血祛風之藥。所謂養血。乃是增加營養。所謂祛風。實爲鎮靜神經。古人驗方。與近代新學理不謀而合。如四物湯（熟地、白芍、當歸、川芎。）加牛膝、木瓜。獨活寄生湯（獨活、桑寄生、秦艽、防風、細辛、川芎、當歸、熟地、白芍、桂枝、雲苓、杜仲、牛膝、人參、甘草。）等。皆爲治此症之要方。且獨活寄生湯治乾脚氣兩足反見枯細者。（卽萎縮性脚氣。）尤爲出色。屢曾經驗。幸毋忽視。脚氣不論乾濕。倘身熱脈大舌紅者屬熱。重宜用生地、丹皮、赤芍、大小薊、側柏葉、紫草茸、牛膝、車前等藥涼血活血。不可拘執溫運溫養之法。亦屬緊要。如脚氣病狀稍退。兩足痿軟無力。艱於步履。其善後之方。當推健步虎潛丸爲最佳。（虎脛骨、牛膝、陳皮、熟地、瑣陽、當歸、知母、黃柏、白芍、龜板、生姜、羊肉。）一面力求身心之安靜。臥牀休養。徐圖收功。若急切勞動。常使病體遷延。有害無益。

各種豆類穀類及米皮細糠等飲料。富含乙種維生素。常服多服。頗有相當效果。機米因外皮之剝蝕太過。對脚氣患者。不宜服食。當以衛生米卽糙米代之。麵食亦佳。切忌鹹味。丹方如連皮花生。煨紅棗。甲魚煨大蒜。俱屬富含營養之藥物。採作輔助療法。亦殊佳妙。

診斷脚氣。除上述諸證外。尚有心臟右室之擴張。心尖第一音之不純。以及肺動脈第二音之旺盛等。皆爲脚氣之主要證候。惟以篇幅關係。時間匆促。略之可矣。若膝蓋鍵反應消失。固爲脚氣之主要證候。已如上述。但患脊髓痨者。因脊椎之炎腫。壓迫下肢神經。使兩足痿軟。故亦見此候。若該爲脚氣。則毫釐千里。是不可不辨。此當詳詢其既往證狀。有梅毒嫌疑而下肢不用者。庶幾爲脊髓癆。且患脊髓癆者。其兩目失卻光的反射作用。運動必失常軌。閉目之後。兩手動作。即不能以意思命令之。此皆脚氣所無。用以鑑別診斷。自易瞭然。

脚氣病照例不發熱。但實際上脚氣往往見發熱之症。世乃謂脚氣當發熱。誤矣。夫脚氣之有發熱。實爲併發症。是兩種病同時發生。非一種病也。單純之脚氣。往往脈數而不發熱。故凡兩足麻木而脈數無熱者。即當疑及脚氣。經驗之談。幸勿漠視。若脚氣併發熱症。便當詳其發熱之原因而共同施治。方不致隔靴搔癢。

至於傷寒併發脚氣。脚氣併發傷寒。其病皆屬難治。一、因傷寒熱勢稽留。不惟能傷及人體內原有之維生素。即用含有維生素之藥品。以治脚氣。在高熱時亦能使之不生效力。故屬難治。二、因脚氣病與心臟病有連帶關係。脚氣冲心。便是心臟衰弱。而傷寒末期。(即傳及少陰或直中少陰。)則脈微細、但欲寐、四肢逆冷、冷汗諸證。亦是心臟衰弱之候。今以二者皆易致心臟衰弱之病。同時併發。其危險可不待言。一得之愚。似爲前人所未述。併記於此。就正高明。

* * * *

產後血暈急救法

徐衡之　章成之

婦人生產以後。常有血暈之症。急救之法。鐵錘燒紅淬以米醋。取煙薰鼻。須臾即甦。此法方書載之。老嫗習之。幾同民間療法矣。惟世人僅讚其效之神。莫明其用意何在。則稍解科學之士。必目爲倖中。而未敢一試。爰本所知略釋如左：

所謂產後血暈。並非惡血上衝。乃分娩之際。血液麕集腹部。腦中起急性貧血所致。故暈厥之時。口張、手撒、面白、脈微、虛脫症狀。顯露於外也。醋之主要成分。爲乙酸 C_3 Boh 遇驟熱。則分解而生猛烈之酸臭。取此氣由產婦鼻腔吸入刺激神經能使下部多量之血復還於上。則厥逆頓止。神志自清。惟當注意者。薰嗅時間。不得過長。(以二分鐘爲限。)否則有崩壞赤血球。而成中毒之虞。此法不但治產婦血暈。其他因出血太多(如吐血血崩)。而虛脫者。亦可用之以救急也。

胎前血崩治驗

繆康壽述
子慎齋錄

數年前。蘇城皮市街。天后宮橋南。永興協紗緞莊同居。顧姓婦人。結褵之後。未及朞年。已得藍田種玉。懷孕七月。偶患濕瘍。赴某西醫院治療。一經手術。忽患胎漏如崩。後復延某助產女士及某西醫。均斷爲胎盤前置。急須剖腹去胎。否則血崩不止。恐致母子俱危。或問『剖腹以後。子能生存乎。』彼曰：『子恐難以生全。』又問『母能保全生命乎。』又曰：『母體又難保全。』伊夫倉皇失措。復諭其至戚許玉岡先生。蓋玉岡先生。乃吾蘇瘍科專家許芝軒先生之哲嗣。家學淵源。學識兼優者也。復商諸樊淸渠先生。而樊先生雖屬錢業鉅子。素嫻岐黃之術。均謂此症。頗爲危急。盍不延女科專家繆康壽診治乎。遂遣使促予上午赴診。予雖門診擁擠。不克抽身。因思救人之急。當如己之急。遂乘肩輿馳往病家。見玉岡先生。已先我而至矣。診得脈象滑數躁疾。望得面色皖白無華。舌苔薄白。頭目眩暈。心悸自汗。腹痛腰痠。胎動不安。漏紅如冲。予曰：『症情雖危。尚屬無妨。此因西醫手術震動胞脈。以致擾血妄行。胎漏如崩。刻因血去太多。血脫氣孤。虛陽上越。治以血脫補氣。用大劑固攝胎元之法。崩冲如得減少。可保母子均安。縱使崩冲不止。亦不過半產而已。何須剖腹去胎。小題大做乎。』病婦不願剖腹。乃夫亦頗韙予說。遂不從西醫之言。囑余立方。用吉林參、野於朮、綿黃耆、化龍骨、左牡蠣、烏鰂骨、厚杜仲、桑寄生、春砂仁、菟絲子、蓮房炭、地榆炭、生草梢。一劑而崩減。詰朝復請余診。諸恙均輕。仍以昨法損益。二劑而諸恙霍然。仍以原方加減。調理後。至足月生產。產後母子。果均平安無恙。

刮痧

徐衡之
章成之

世俗所謂發痧。其涵義至廣。如霍亂。中暑。急性胃腸炎。急性傳染病之前驅期。其有眩暈仆厥吐瀉諸種急性症狀。皆名爲發痧。民間遇此諸症。有刮痧急救之法。或輒應效。而究不知其所以然。玆此種原理。乃皮膚微血管被壓迫。破裂出血。(此時皮膚即發紅)。血管中之血液流出。與肌肉中之蛋白質接觸。發生一種抵抗免疫作用。故輕者。刮痧後。精神頓覺興奮。同時眩暈仆厥甦醒。民間行之屢驗。究不知其中實有至理也。

水菓與人身的關係

使謹

水菓是人人嗜食的。但是食後牠對於我們身體究有多大益處。亦爲一般人所欲知者。最近瑞士植物學專家有名臘底斯瓊勃琪者。在太平洋雜誌上發表一文。敘述水菓對於人身的關係。極爲詳盡。大要如下：

『水菓是人身內部毒素的惟一敵人。牠是天生的清毒劑。多食水菓。較之醫師注射清血針等更有力而且安全得多。因爲水菓對於滯留於人身血內的毒素。能給以直接而有力的攻擊。無論那一種水菓。都含有這一種清毒素。當這種清毒素流行到身體的曲折部分。如關節、筋肉等處。和潛伏在內的毒素發生衝突。毒素被刺激而從新有游移。這樣雖或全使身體某部感到疼苦或不舒服。然而損人健康的毒素。却在無形之中消滅殆盡了。』

『水菓的功效。並不僅如此。牠對於每一個人身體的發育。也有着一種無形的促進。大家承認脂肪與蛋白質是身體發育不可或缺的要素。而多數水菓中都含有這種寶貴的東西。除香蕉、柿子以外。無花果、棗子、與葡萄乾。均含有大量的蛋白質與澱粉。胡桃之類的硬殼果子。含有極豐富的脂肪與蛋白質。梨、柚、和橄欖。可以助人發胖。大部分都有輔助身體發育的價值。』

『我們建造房屋。不能單用磚木。必須兼用水泥和油漆等使身體發育也不能只用脂肪與澱粉的基本要素。而還須兼用其他的物質。水菓中所飽含的維他命是基本要素以外必要的東西。橘子尤其是番茄。都含有豐富維他命A、B和C。蘋果、檸檬、李子。和葡萄是維他命B和C的最大來源。維他命C是可以防禦貧血症和皮膚病。身體缺乏這種東西。便要發生頑性的皮膚病。並減小身體內部對於疾病的抵抗力。而所有的水菓中都含有維他命C。』

『水菓治病的科學。到現在雖還不甚發達。然關於這方面的智識。却顯著地在天天增加着。我們知道上好的橘子。幾乎是預防流行性感冒的特效藥。而番茄和生梨。可以刺激胃臟。增加胃的消化素。並促進食慾。文旦、蘋果對於消化作用是有特殊價值的。並且後者又是一種天然的潔齒妙品。蘋果粉最近已用作治療痢疾而有顯著的成功。楊梅可以治瘡毒。石榴可以治酸症和由尿酸過多所引起的各種疾病。葡萄汁是處置發熱的特效藥。杏子可以作安神止疼劑。葡萄、櫻桃則可以止嘔吐。枇杷可以止咳嗽。就是我們認爲與身體健康有妨礙的毛桃。牠也有治療瘋濕的功效。』

不過、我們食水菓有一點要注意。就是要揀熟得正好的。不熟的水菓。不但含有植物絲質。而且還含有大量的酸質。這植物絲質是人身所不需要的。而過多的酸質又容易刺激腸胃。以致引起別種腸胃病症。

從遊一得集

王中

業師徐小圃先生。爲海上兒科聖手。名聞遐邇。滬人士稔知其名。一經先生診治。莫不春回妙手。先生診務雖忙。然臨症絕不苟且。所用方藥。肯負責任。大刀闊斧。起死回生。超突前賢。追蹤仲聖。鄙人得添列門牆。耳濡目染。有不能已于言者。慨自近世醫者。大都畏棄長沙。風從吳葉。治病但求無過。立方避重就輕。豆豉、豆卷、桑、菊、銀、翹。搖筆即來。在輕病固不難治效。而沉痾遂無從挽救。師於臨證之暇。嘗喟然誡余儕曰:「治病不能絲毫放鬆。處方自宜當機立斷。吾之多用經方重劑。並非立異鳴高。眩人耳目。蓋用藥如用兵。救人如救火。偶一蹉跎。病勢轉進。病情瞬息萬變。焉容徘徊瞻顧。迨至病候垂危。雖進重劑而有鞭長莫及之嘆矣。」余不敏。不能領悟師學之萬一。聞命之下。時惶悚不安。爰將見聞所得。不嫌詞費。錄之以供研究。雖不能曰:挽醫林之頹風。新世人之耳目。然於芻蕘之福利。不無小補。讀此篇者。當不以斯言爲阿好歟。

天花

天花一症。變化多端。危險特甚。故昔時幼科之外。尚有專門痘科者。惟自發明牛痘接種以來。成效大著。幾絕跡人寰。頗不易見。而業兒科者亦不多覯。據衞生局統計。上海一埠數百萬人口中。每年之患天花者。僅百人而已。然今年因種種關係。竟致流行。夭於是者。不可計矣。觀前賢之論。聚訟紛紜。不知所宗。錢氏仲陽言痘疹禁汗禁下。而偏主寒涼。痘毒過盛有餘之症。未始不合。陳氏文仲偏主溫補。則正氣衰弱不足之症。亦屬不謬。然多膠於一見。不足爲大匠法。至遜清葉天士出。參合諸家之說。廣集衆長。寒熱攻補。隨症施治。而著痘疹要略一書。痘科症治。至此漸得明朗。乃近世醫者。既無確切之經驗。又復輕信一家之說。陷於祇補無攻之境。咸認參耆溫補。始能托毒成漿。硝黃攻下。當在禁例。殊不知毒重火深氣血壅遏者。若毒火不消。氣血必焦燔無疑。若更補之。則毒火乘之而愈熾。氣愈受蒙蔽。血愈受侵炎矣。惟病家往往聞補即喜。言攻則懼。不知毒重火深之痘。補之必斃。所謂毒重火深之症者。痘色焦紫稠密。血行旺盛。血壓亢進。胃腸燃燒廢物挾毒素發酵。故舌苔厚膩。或燥裂、或焦絳。脈象弦數。心臟機能皆見亢盛之象。則下劑之應用。實急不容緩。蓋其既能引血下行。降低血壓。又可制止胃腸燃燒炭物之發酵。及直接排除毒素。嘗見宋祥麟氏曰:「痘而曰毒。其猛烈可知矣。毒既猛烈。非火而何以猛烈也。毒既爲火。是毒盛卽火盛。痘既爲毒。毒既有火。其不可補助可知矣。」又云：「攻瀉之力。斬關奪門。梟烈毒火。當之尚且退避。於氣血獨無損乎。況痘賴氣血爲始終。一有虧損。何以領載而成功也。不知有病則病受。病受其藥。則銷鎔在邪毒。邪毒一去。氣血不爲毒害。而得通融灌溉於痘矣。不惟無損於氣血。正所維護氣血也。」祥麟此言。對於痘之毒重火深者之症治。詳發無遺。殊屬可貴也。

法大馬路晉安里壹號。有宋姓者年十五。兩歲時曾種痘一次。患天花已五日。延師往診。觀其痘色焦紫不鮮。模糊平塌。頭面背部異常稠密。神志不清。發狂譫語。腰腹疼痛。口渴喜冷。舌苔厚膩而黃燥。脈象弦數。大便已四日未行。陽明實症。顯有可徵。卽書大劑犀角地黃湯。加生軍、元明粉、知母、銀花、山梔、連翹、歸尾、蘆根等清涼之品。二劑而始得腑行。痘色焦紫依舊。神昏譫語略減。腰痛雖除。咽喉梗痛。邪火雖猖。惟時已七朝。故去硝、黃。而加鮮金斛、板藍根、山豆根、紫地丁。連進三劑。神志得甦。煩躁亦除。雖無黃漿而次第漸靨。舌苔前半亦化。於是去犀角加清養之品。調理數次而痊。

方姓童年十一。住入仙橋。幼時曾種痘兩次。天花見已三朝。始來師處求診。大便不行。痘稀色潤。與辛涼透達之品。翌日來。已見清漿。惟腑秘不通。戛齒。舌膩。脈息弦數。與前方加生軍、元明粉下之。二劑而腑行。舌化。漿亦濃厚。粒粒如珠。戛齒亦減。再進涼血清胃之品而愈。

都姓小兒。住法大馬路西新橋大華食品公司。初診熱已三日。泛惡、驚惕、欬嗆、氣促、神倦、肢冷、頭額紅點、已見兩日、卽係天花。故以紫艸、前胡、桔梗、青皮、橘皮、仙夏、茯苓等輕清透洩之品。二劑後。頭面背部非常稠密。惟色滯不妍。模糊平塌。總非佳象。脈數較前已緩。欬嗆、氣促、驚惕均減。腑秘兩日未行。舌苔厚膩。口渴煩躁。卽擬前方加生地、丹皮、山梔、連翹、生軍。二劑後。祇得大便兩次。脈仍弦數。苔仍厚膩。痘點稠密依舊不綻。邪火充斥。前方藥力不夠。急當再下。與前方加元明粉。翌日往診。得大便四次。色黑粘膩。舌苔漸化。項平亦起。清漿亦灌。陽明裏實。顯有可徵。既得腑行。苔亦漸化。且時已七朝。於是去生軍、元明粉。予養血清火之品。連進三劑。適爲十朝。漿濃漸靨。頭面擦破者。亦有堆沙之象。亦不痰升氣急。惟舌苔又膩。左目微開。餘毒恐有內竄之勢。仍宗養血、清火、解毒法。嗣後毫無音信。業師深爲焦慮。恐有變端。越數日。倏來改方。據述數日來經過頗好。沙堆甚厚。靨結而固。惟昨夜不能安寐。故請改方云云。於是加清心安神之品而去。越旬餘。此孩又得喉症而逝。良可惜也。

痧疹

痧疹西醫譯稱痲疹。在中國各地。稱謂不一。因習俗之故。未能統一此病在小兒科領域中。頗佔重要之位置。每一小兒幾皆經傳染。以幼稚之體質。抗兇狠之病毒。其抵抗力不足者。往往變症多端。險象百出。馴至命登鬼籙。可不惜哉。

顧痧疹雖多變化。要非不治之症。苟醫治得法。調護得宜。未嘗不能挽回沉痾。轉危爲安。特爲醫者。膠柱固瑟。執一不化。泥於「痧疹係火毒有餘之症。」「痧須清涼」之說。而致妄投寒涼。強挫熱勢。迨藥力作用消失。非惟熱勢復起。徒勞無功。反致減弱抵抗病毒力量。若抗病力不足者。每因而不起。病家既無淺近之醫學知識。復不識痧疹之底蘊。祗知痧疹係屬火毒。偶見麻桂。即驚而駭懼。不敢服。反誤信不合理之治療。貽誤病機。坐視夭殤。如此死者。固不可盡歸咎於醫者。病家亦有以致之也。

痧疹宜於溫者之論。頗不多見。然亦非自業師始。昔賢張景岳氏曰：「疹脈細軟無力。當知變通。速救元神。宜用溫補托法。參酌用之。若執疹爲陽毒而概用清涼。則必不免矣。」

馮楚瞻氏曰：「今醫徒守古人疹多實熱之論。以有形有餘之藥。攻無形多變之虛。捨其實在之虛。攻其無形之毒。勢必愈熱煩躁。而增洩瀉喘促。甚至不起者多矣。宜全真一氣湯。」

王肯堂氏曰：「痘喜溫暖。疹喜清涼。此法人皆知之。然疹初出。亦須和暖。斯易出。」

醫宗金鑑曰：「若過用寒涼。冰伏毒熱。則必不能出透。多致毒氣內攻。喘悶而死。」

高士宗氏因次兒夭折。頓悟治疹用涼之謬。故曰：「因悔昔日所見之皆非。益信治病求本之不謬。余自此始知根源。寒涼攻伐。概置之不用。所以屢治而屢效也。」嗣後屢以附桂等辛熱之品。治愈無數。又曰：「因死吾子。得生他人。治疹之法。可無憾矣。余因附載於冊。雖不能見信於兒醫。而正道闡明。實有俾於兒科治疹之根源。而爲有子出疹者。所當致慎也夫。」

莊一夔氏著福幼編云：「疹科諸書。俱用寒涼。斃人多矣。」因附載痧疹用溫驗案。且曰：「倘以疹爲熱症。進以寒涼。豈能生乎。」諸家之論。班班可攷。夫痧疹用涼用溫。固各有其適應症。不可偏執。惟今之醫者。獨喜用寒涼。畏辛熱之品如蛇蠍。視前賢之論若敝履。此實吾所百思而不得一解者。是以痧疹之變化更多。而獲治者之少也。

近人章次公氏曰：「如遇幼孩高熱數日。煩而渴。神悴。當以強心扶元爲最要。雖見身體各器管之粘膜皆發現痲疹。固有之加答爾性炎症候。亦不必強疹外出。而重用表藥。吾嘗遇兩病孩。有痲疹傾向而終不透出。用強心劑而疹即出者。」章氏此言。確爲經驗之談。而亦深得古人之旨者也。

去冬痲疹盛行。夭者不計其數。業師以辛溫強心療法治愈者。亦不可勝數。茲爲糾正時弊。特將用溫而愈之犖犖大者。舉之如后。以示治疹用溫之規矩。而為病家之南針也。

趙姓小兒。住阿拉白司脫路永康里六十三號。猩紅熱後未滿一月。復發熱出疹。初診頭面雖見。鼻準不現。欬嗆稀而不暢。氣急鼻煽似有肺炎之傾向。大便溏洩。舌苔白膩。脈象濡數。渴而不欲飲水。即與麻黃、葛根、杏仁、薤白、紫菀、遠志、益智、破故紙、姜夏、橘皮、天將殼等辛溫透達法。翌日往診。鼻準仍舊不透。身熱汗微。欬仍不暢。氣急鼻煽依舊不減。且神志時現昏迷而有囈語。淚涕不見。便洩亦不減少。舌苔雖化。而仍不引飲。脈仍軟數。肺部雖有炎勢。而心力不濟。顯有可徵。仍宗前方。加附片、黑錫丹、磁石、龍齒。連進兩劑。而熱解。欬暢、氣急鼻煽亦平、便洩亦止。仍與溫培之品調理而痊。

前寶山縣長張明經先生之公郎。初診即查得痧疹固有之科普列克 Koplik 氏斑。與麻桂等辛溫藥透疹。且用麻黃、西湖柳、浮萍等藥加陳酒薰洗。蓋藉化學理學之種種作用。加輕微刺激於皮膚。使末稍血管之血行暢快。以助痧疹之透佈。用之得當。固大可補藥力之不逮。次日往診。痧疹見而隱約不顯。熱雖不壯。而呻吟不安。欬嗆尚嫌不暢。氣急鼻煽時甚時減。舌苔薄白。脈軟數。與麻黃附子細辛湯加味。始終以此法損益治之。連進五劑。方得熱解、欬暢、氣平、神安。若中途疑惑。改弦易轍。必致僨事。可見治病當以證為標。隨症發矢。藥無不效也。

金廷蓀先生之孫小姐。查得痧疹之證據後。即進桂枝、天蟲等透疹藥。翌日往診。疹仍未出。熱起伏。欬稀不暢。汗甚多。大便溏洩。苔白。脈濡數。與前方加附片、葛根。二劑而疹即現。惟便洩十餘次。氣促煩躁。舌化無苔。汗仍多。脈仍濡。再進桂枝、姜、附等品。二劑而疹回熱解。便洩亦止。再進疏化潛陽而愈。此症雖舌光煩躁。然非真正熱化之象。蓋未至渴飲。脈洪大。若疑辛溫之峻猛。而易以沉寒涼藥。必致惡候叢生。不可救藥。甚矣辨症之難也。

俞姓小兒。住陶爾斐斯路。欬已逾月。四日來體溫忽增。苔白。脈濡數。檢其口腔。有科氏斑。即斷係痧疹。與桂枝、細辛、杏仁、薤白、桔梗等辛溫透達之品。次日來。疹仍未見。欬陣作。而汗頗多。於是加黃耆四錢。一劑而疹即現。惟汗仍多。而脈頗軟。宗上方加附片。兩劑而疹回。惟熱未解。咳陣作不已。時欲戛齒。與小青龍法。細辛、五味、乾姜、桂枝、白芍、附片、黃耆、磁石、龍齒。兩劑而熱解、咳減。諸恙均除。

有俞姓者。來求診。師告其將出痧疹。病家因毫無痧疹徵象。不信。越三日。疹果現。復來診。與辛溫透達之品而去。疹回而熱解。經過頗順。更越數日。又來求診。據云係誤食黃豆芽所致。師聞其聲。如為白喉。檢其喉果是。即與附桂等辛溫之品。病家頗為疑慮。復赴西醫處檢驗。果屬不謬。後更調理而痊。

山東路觀音閣浙湖怡昶記綢緞莊黃叔明之子。病後又染痧疹。熱四日而疹不現。無汗。便溏。咳陣作而不暢。氣急鼻煽。面色青晄。舌剝。脈軟數。症頗惡劣。即與麻黃、附片、加透達之品。蓋透疹之外。尙慮其心力之不濟也。連進兩劑。疹現即回。氣急鼻煽仍甚。動則多汗、便溏、引飲、得飲則嗆。涕淚俱無。脈仍軟數。惟舌化光紅。於是前方加黑錫丹、石羔、牛蒡、竺黃、膽星。次日。病家來函質問。謂附片、麻黃、黑錫丹等俱爲熱藥。何以更用石羔等寒涼之品。師謂用藥乃醫者之權衡。職責所在。病家爲得干涉。既不信任。可不服余藥。按是症爲痧疹併發加答爾性肺炎之現象。面色青晄。而見呼吸困難。此乃肺循環鬱血所致。因肺之呼吸面積爲之縮小。故鼻乃從而煽動。麻黃能增高血壓。俏除肺循環之鬱血。惟病後脈軟多汗。可知心臟異常衰弱。故以附片黑錫丹強其心。而使不致衰脫。西醫療治此症。亦恆用強心劑。蓋使肺循環鬱血減退。則肺炎自能緩解。而呼吸困難亦得暢順矣。然其舌色光紅。則石羔等寒涼之品。既能直接俏炎。又所以防止辛熱之品。過於俏耗其津液。而致維他命『丙』之缺絕。方藥之配合。固有寒溫同用之處。決非病家所能想象而知者。迨盡服兩劑。熱較輕。涕淚亦見。氣急鼻煽亦平。於是去石羔。加祛痰之品而痊。此症若無膽識。勢必執持不定。因循人事。徬徨歧途。則必誤事矣。

上陳諸症。皆以溫法治愈。此非囿於溫之一見。實以小兒痧疹抵抗力弱。心臟衰弱。須時時牢記。故用溫治法之機會較多。若遇舌光絳、脈弦數、煩躁、引飲、諸熱化症象。則心臟機能亢進。爲有用溫之理。實以此證較少。故用涼治法之機會較少耳。

白喉

白喉最易侵犯二至十歲之小兒。病原菌爲白喉桿菌。係爲 Loffler 氏所發見。咽頭病變蔓延頗速。扁桃腺顎弓懸壅垂皆可爲灰白色之僞膜所被覆。更可蔓延至鼻腔。或口鼻周圍之皮膚。最危險者爲向上蔓延至喉頭氣管或氣管枝。往往發生窒死。尤以小兒之喉頭狹小。更易遭此厄運。須知白喉之危險。並不在細菌本身。而在其所產生之毒素。作用於心臟。發生重篤之麻痺及衰弱等症狀。國醫謂之毒陷心臟者近是。白喉血清亦非對白喉桿菌呈作用。乃中和細菌所產生之毒素。即所謂抗毒素者是。因之如白喉現虛脫症者。血清已屬無效。此時捨強心療法外。別無治法。

自白喉忌表抉微一書流行。即以此症爲陰虛受邪。謂病者必宿有蘊熱。潛伏上焦。陰液暗耗。迨一經感染外邪。而病遂作。治療因之着重於養陰。養陰清肺湯。乃引爲白喉對症要方。後之醫者。旋祖此術。極力敷演。未識生地、麥冬、元參、丹皮等品。適足以營養病菌。益使猖獗。絕對不合白喉病理。白喉之真正治療。遂湮無人悉。近人惲鐵樵先生。大非此方。而謂麻杏甘石殊有奇效。百發百中。然按之實驗。此方對於喉頭咽峽炎。確有良效。又初期白喉。

以石羔能中和菌毒。包圍病灶。制止分泌。麻黃以發汗。能使菌毒由汗而洩。尚能奏效外。殊鮮功績。茍至心臟發生麻痺。則石羔抑制心臟之力量甚大。麻黃有發汗作用。可減低心臟抗病之力。是以麻杏甘石至此亦屬藥不對症。至是強心療法。實屬急不容緩。國藥強心劑。附子是尚矣。白喉症而用附子。驟視之殊覺駭人聽聞。不知用之得當。因而起死回生者。實繁有徒。此實臨床治療上一大貢獻。今將實驗數則錄出。以供研究。

肺病療養院兼格羅療養院院長黃鼎湖先生。某夜遽延吾師往診其姪。入其室。即聞音嘶之聲。面色晄白。大汗涔涔。如雨淋漓。按其脈已散。氣急鼻煽。瞳人散大。檢其喉。斷係白喉。惟脈息已散。危象畢露。虛脫即在頃刻之間。血清亦已不爲功矣。即書附、桂、龍、牡、黑錫丹等。以冀萬一。不意翌日往診。喉頭白腐得減。諸恙均瘥。再宗溫化法調理兩次。病竟霍然。

中法銀行葉振民先生之女公子。患白喉症。喉頭白腐。欬嗆音嘶。身熱汗微。朝衰暮盛。舌薄白。脈數而軟。經施汝雄醫生注射白喉血清。方宗麻黃附子細辛湯。加桔梗、射干、馬勃、杏仁、川朴等品。調理七次而愈。

黃金大戲院職員徐某之子。住貝禘鏖路美仁里。初診祇扁桃腺紅腫而有白點。身熱不甚。有汗不少。欬嗆痰多。舌白膩。脈濡數。因無音嘶之聲。且白腐蔓延亦不甚。似係感冒引起之扁桃腺炎。與桂枝、杏仁、象貝、射干、桔梗、馬勃、牛蒡、姜夏、橘皮、南星、玉樞丹。翌日來。忽痰鳴氣促。且有音嘶之聲。頭汗甚多。喉頭腫腐依舊。於是斷係白喉。即書桂枝、黑錫丹、南星、龍、牡等藥予服。且往吳聘周醫師處注射白喉血清。一劑後。白腐較昨略減。惟氣急音嘶如故。熱亦不解。再與前方加黃厚附片、黃耆皮。竟一劑而白腐盡去。熱亦得解。欬嗆音嘶氣急均瘥。惟面目虛浮。經調治三次而全愈。

章次公先生曰：「古人之所謂白喉。乃今之喉頭炎。西籍之真性白喉。乃古時之喉風症。」醫者一見咽喉白腐。即認係真性白喉。而投以養陰清肺或麻杏甘石。旋即獲愈。於是同聲稱頌二方爲白喉之對症良藥。未識白喉之最要徵候。除咽喉白腐之外。尚有其特徵在焉。白喉之灰白色僞膜。蔓延頗廣。口蓋弓及懸壅垂皆可波及。且拭之不去而甚厚。決非如咽峽炎之限於扁桃腺。又因僞膜之被覆。以致喉頭狹窄。而發呼吸迫促。及特有之笛音。Croupstridor其欬嗽則具特有之犬吠聲 Crouphusten。上列諸症。皆有此聲音（音嘶。）此點在臨床診斷上最爲重要。氣管白喉肉眼不能察見。非用細菌之檢查不可。臨床上多以此聲爲據。業師一聞其聲。且見頭汗。色晄。氣促諸證。即知其爲真性白喉。絕無誤者。師云：「白喉初起除注射血清以中和菌毒外。強心劑之應用頗爲重要。蓋臨床上最易發見心臟機能障礙症狀。本病之致死。亦以急性心臟痲痺與衰弱爲最多。茍至頭汗淋漓。顏面蒼白。氣促音嘶。脈軟細數。若再誤認喉症屬火屬熱而與寒涼。必致覆水難收。死而後已。」

消渴

消渴本有上、中、下之分。凡渴而多飲爲上消。多食善飢爲中消。渴而小便數。膏濁不禁爲下消。下消近似西醫所謂之糖尿病。近世醫者治此症。皆宗寒涼生津之品。觀陳飛霞氏曰：「消渴雖爲火盛水衰之證。然由虛熱者多。實熱者少。若作有餘治之。誤之甚矣。」又趙獻可言三消之症。當用引火歸元法。宜附桂八味丸。若過用寒涼。恐內熱未除。中寒又起。陳趙之言。誠知消病之真理。而知消病之治矣。

數年前。劉紹寬先生介其門下羅姓探員來求診其子。方三齡。患消渴症。頻頻索飲。小便清長。海上兒科名醫。診治殆遍。遷延日久。形體羸瘦。虛熱起伏。面浮足腫。詢以小便次數。據云一晝夜達五十正字多三劃。計二百五十三次。誠足驚人。且索飲不已。脈虛軟。舌光口糜。爲日已久。頗難圖治。與附子、桂枝、白芍、洋參、川連、花粉、蛤粉、白薇、煨益智、沙苑子、桑螵蛸、菟絲子等溫培之品。一劑後。小便即減至一百餘次。再服。虛熱除。口糜化。小便減爲八十餘行。惟徹夜不寐。煩躁殊甚。舌化光紅。脈仍虛軟。氣陰兩虛。顯有可徵。改予黃連阿膠雞子黃湯。仍合附子、夜交藤、北秫米、破故紙、覆盆子、巴戟天等溫培脾腎之品。連進三劑。腫消而索飲減。小便亦減爲卅餘行。夜寐亦酣。仍宗強心營養法調理兩次而痊。今壯健如常。已八歲矣。書云：「若飲一溲一者可治。飲一溲二者不治。」今羅姓小兒。晝夜竟溲二百餘次。亦獲治愈。若非胸有成竹。具過人之膽識。焉能有此治驗哉。

夏秋之間。此病流行素廣。今歲流行更多。醫者對於此病每多忽視。有陳姓兒。福建籍。住福履理路。據述病經五旬。始即泄瀉。惟飲食如常。故不以爲意。越六七日。見其精神不振。終日昏睡。腹膨便溏。小便奇多。故往尤學周先生處診治。斷係脾虛症。方用姜、朮、山藥、扁衣等健脾之品。再診因發現小便甚多。故加附片二劑後。小便果減。於是去附加清養之品。服八九劑。其效不著。因改延徐伯遠先生診治。投以四君加減。連服數劑。小便略減。溏瀉亦差。惟精神萎頓。食慾不振。即住廣慈醫院治療。斷係蟲病。經灌腸及服殺蟲劑後。不數日而告痊愈。且囑家長前往領回。距意返家方一小時。即瀉一次。嗣後連瀉六次。翌晨又瀉五次。糞係不消化之渣片與血絲。脚冷且腫。虛熱起伏。索飲甚多。而小便清長。日夜三四十行。胃不思納。精神疲倦。終日昏睡。病家慮其不起。改至師處求診。按其脈遲而軟。惟體溫在卅八度左右。察其舌潤而無苔。投以七味白朮散加附片、川連、縮泉丸、破故紙、巴戟天等溫培之品。服二劑。間日來診。熱已平。體溫反較常人爲低。足腫稍退。神倦如故。小便尚多而清。泄瀉較減。日夜祇三四次。再與前方加肉果、訶子。且因汗多溲多加龍骨、牡蠣。越五日又來診。便泄已止。精神漸健。足腫已消。亦不厥冷。小溲祗四行。惟脣裂舌紅。病家對於溫培之品頗爲疑慮。然察其舌雖無苔而潤。脈仍虛軟。師乃喻以此屬虛火上浮。火未歸元。正須溫培以潛浮火。即書黃厚附片五錢。老熟地一兩。上安桂一錢。白朮五錢。龍骨一兩。牡蠣二兩。煨益智四錢。破故紙四錢。菟絲子四錢。白蓮鬚四錢。夜交藤五錢。北秫米五錢。且告以儘可連服。決不誤事。病家始安心照服而痊。

乳中毒 (脚氣)

嬰兒之罹此病。多由授乳婦患脚氣之故。脚氣之病原。Baeiz氏、Scheuba氏等倡爲傳染病說。日人榊氏、山極氏倡米中毒說。又山浦氏倡魚中毒說。更有貧血說、寄生蟲說、酸化炭素說等。皆各異其說。莫衷一是。自維他命學說出。始知本病係缺乏維他命『乙』所致。吾國古時多歸之於濕。致本病流行於陰霾溽暑及海濱低濕地之大都市。是以知濕確爲最大之助因也。

小兒之哺乳。原以生母爲最合。惟今之都市婦女。或因職業關係。或求個人舒適。哺養乳兒大都委諸乳傭。其乳汁之是否佳良。是否合於乳兒營養。不加嚴密注意。此輩乳傭大都來自內地。水土不服。往往猝然發生疾病。尤以滬上接近海濱。地土卑濕。最易發生脚氣。而主僕無知。哺乳如故。不知乳兒日服其乳。漸中其毒。一旦病作。延醫服藥。未悉病原。當然藥不中肯。卒致夭殤。可不惜哉。

本病之症狀。西籍分爲神經性症 Neruen Form。萎縮性症 Atropkisshe Form。水腫性症 Hydropische Form。急性惡性症 Acute perniciose Form。普通先見嘔吐、乾嘔。或同時發生洩瀉。顏面漸轉蒼白。煩躁不悅。睡眠不安。易於啼哭。哭聲不展。迨毒中心臟。則發現機能障礙症狀。呼吸迫促。頭汗涔涔。上眼瞼下垂不起。目慢無神。啼哭時口脣發青藍色。症狀近似慢性腦脊髓膜炎。惟本病之膝腱反射多消失。慢性腦脊髓膜炎則多亢進。且慢性腦脊髓膜炎心臟無變化。腦症狀特顯。有瞳孔異常。反射作用遲鈍或消失。頭項痙強等症。本病則僅在惡性脚氣之末期有之。此皆二症之鑑別點也。

洪姓小兒。住霞飛路永慶坊十號。患乳中毒。症極惡劣。高熱肢顫。涕淚俱無。氣急面青。神蒙且躁。頭項痙強。目慢無神。啼不出聲。苔白乾燥。口渴引飲。溺長且清。脈則軟數。即書安桂、黑錫丹、蘇葉、藿梗、川連、姜夏、橘皮、竹茹、菖蒲、磁石、龍齒與服。翌日往診。高熱不減。氣仍不平。嘔亦不止。舌質絳。苔仍糙。惟項強轉軟。汗甚多。再進前方加龍、牡、旋覆、代赭。一劑仍無顯效。再進。壯熱減。肢顫停。嘔亦減。略有咳嗆。涕見無淚。動仍氣急。舌質仍絳。邊尖淡紅。是藥已對症。病有轉機。仍與上方。且因脈軟、溺長而加附片。連進兩劑。始得熱解、嘔止。啼聲亦展。咳嗆漸多。涕淚均見。舌絳尖碎。脈仍軟。前方再加洋參、竺黃等清養之品。以善其後。

葉姓小兒。住福建路樹源坊十五號。病經半月。始延葉師診治。病初起即有嘔吐。今則頭項痙強。瞳孔散大。反射作用遲鈍。頗似慢性腦脊髓膜炎。惟有頭汗、煩躁、氣急、目慢無神、啼聲低小不展諸證。涕淚俱無。舌白膩。脈軟而數。似爲乳中毒。檢其乳鑑。果無膝腱反射。乃斷爲惡性脚氣之末期。恐非人力所能挽囘。病家始述經過。謂病起延中醫診治。斷爲食滯。方用消導疏化之劑。未效。乃改延西醫。謂係乳中毒。故已經注射維他命「乙」多針。且內吸維他命「乙」及強心劑。針藥幷施。仍屬無效。前日起更見瞳散項強諸證云云。師與安桂、乾薑、黑錫丹、磁石、龍齒、龍骨、牡蠣、茯神、棗仁等溫潛之藥。翌日往診。頭汗、目慢得減。項強較軟。瞳散不斂。啼聲低小依舊不展。氣急如故。便秘不通。方已中病。病有轉機。宗前方加附片、巴戟、菟絲、半硫丸。連進兩劑。諸恙均除。病竟霍然。惟啼聲不展。於是加黃耆。再進兩劑而音出。爲疏溫培之品以善其後。可見循途守轍。投無不效。此症之得以獲痊。亦云幸矣。

濕溫

日醫湯本求真著皇漢醫學。認腸窒扶斯初期惡寒發熱爲麻黃湯證。葉橘泉先生著近世內科國醫處方集。謂腸熱症初期爲弛張熱型。治法冠以大小柴胡湯。聶雲台先生謂真傷寒之速愈特效藥爲苦參七液丹、甘露消毒丹。腸傷寒之症治。言人人殊。無由歸一。竟可令人墮入五里霧中。致其原因。皆由於國醫之病名龐雜。頭緒繁賾。無嚴格之界限以區分故也。

國醫之濕溫即西醫之腸窒扶斯。凡見身熱起伏、神倦、苔膩、頭昏、胸悶諸證。國醫即謂之濕溫。但此種症狀。如胃腸炎、腸胃型流行性感冒、及各種熱病、傳染病等皆可見之。若僅視此數種症狀而斷言其爲濕溫病。則未免失當。章次公先生爰列濕溫主要徵狀計共一十二條。

(一)心身先覺違和。約三四日後始現病狀。

(二)熱度與脈搏作反比例。且脈多濡數。偶有重複脈。

(三)面部無反應。且有垢膩之色。

(四)舌苔邊尖紅中白膩成三角型。有時伸舌時見顫動之象。

(五)病者雖覺懊憹異常而不能言其所苦。

(六)有紅疹與白痦。

(七)迴盲部有觸痛感。

(八)鼓腸下利。所下之物如豌豆汁狀。

(九)脾臟腫大。

(十)白血球減少。

(十一)有韋他氏 Widal 反應。

(十二)尿呈地阿錯 Diaoz 反應。

（此三條均須借助化驗）

且濕溫之病者。有特異之病氣。自汗而熱不解。有時有鼻衄。有時有頭痛。若具以上諸症而謂之濕溫。則此濕溫乃西籍之腸窒扶斯無疑。下舉濕溫諸案。固不敢斷言均係真性腸窒扶斯。因吾國醫界向無細菌之檢驗。惟視其症狀實屬近似耳。

白克路久興里十五號。名律師黎晃先生之女公子。由朱子雲先生介紹。延師診治。高熱已經九日。汗出不澈。前醫曾進豆卷、桑葉山梔、黃芩等輕泄之品。壯熱不減。頭暈且痛。咳嗆不暢。胸宇窒悶。昏睡譫語。齒齦紅腫。口氣穢惡。舌苔白膩。浮黃。右脈浮數。左脈頗耎。即擬麻黃湯加磁石、龍齒。以鎮靜其神經。鷄金、瓜蔞。以消導其積滯。翌日往診。兩手脈象均見浮數。舌苔前半化。熱起伏。汗出不及頭。頭仍眩而痛。夜寐不安。仍有譫語。時呼腹痛。宗前法加石決、瓦楞。再進一劑。熱稍減。神稍安。咳得暢而稀少。頭尚痛。且有鼻衄。兩目赤絡散布。齒齦紅腫仍甚。症有化熱之象。於是改擬羌活、川連、荊芥、薄荷、天蟲、蔓荊、牛蒡、夕藜、竹茹、赤苓、菖蒲、磁石、龍齒等品。連進四劑。無甚出入。熱仍起伏。耳聾更甚。白痦甚多。更有惡寒。左脈又耎。心力不足。頗爲可虞。於是與桂枝、白芍、銀柴胡、青蒿等品。三劑後。熱依舊如故。病家亦甚爲焦灼。小便甚多。且清而不黃。於是前方再加附子。竟一劑而熱解。

鄭姓小兒。住西愛咸斯路和平邨四號。延師往診。熱已五日。有汗起伏不解。神倦胸悶。舌白潤而不多飲。脈濡數。與桂枝湯加芳香之品。越三日。熱依舊起伏。有白痦。肢冷。腹痛。鼓腸下利。如醬豆汁狀。舌中白膩。邊尖俱紅。呈三角型苔。即斷爲溼溫。方宗葛根芩連。連進三劑。熱勢較輕。脈仍軟而數。與熱度不符。且時有譫語。神志時現溷濁。舌白化而仍不多飲。再與桂枝、芍藥、附片、厚朴、茆朮、葛根、菖蒲、磁石、龍齒、仙夏、橘絡等品。連進七劑。時方十九日。而得熱解。又調理兩次而愈。

法院推事馮世德先生之公子。病溼溫。熱已八日。朝衰暮劇。白痦甚多。懊憹異常。胸宇不暢。足冷。神懞。鼓腸下利。口渴引飲。小便清長。舌苔白膩尖紅。脈濡數。師擬附、桂、羌活、葛根、芩連、蛤粉花粉、藿梗、益智、破故紙、覆盆子、菟絲子、白蓮鬚等。連服五劑而熱解。渴飲溺長亦減。舌苔邊尖俱紅。中灰而黃。鼓腸下利。仍與前方出入。越旬日。諸恙悉平。惟知饑嗜食。煩躁不寐。舌光。脈耎。即擬黃連阿膠鷄子黃湯。加肉桂、棗仁、茯神、磁石、龍齒、石膏、夜交藤、北秫米、烏梅炭等。以善其後。

新聞路一三〇九號王姓小兒。發熱六日。已見白痦。有汗。神倦。終日昏睡。腹痛陣作。鼓腸下利。四肢厥冷。舌白膩。脈濡數。與桂枝加附子湯。加芳香燥溼之品。兩劑後。便泄減。舌膩化。呈三角型苔。脈雖轉緩。尚有微熱。仍宗原法。四劑而熱解。

丁少君住李梅路裕安里三號。患溼溫。壯熱汗微。有白痦。欬不暢。肢節痠楚。頭疼脅痛。不能安寐。舌白膩。渴喜熱飲。脈濡數。師予大劑麻黃湯。加蘇、藿、蔻、砂、朴、朮等品。連進六劑。壯熱得汗較輕。欬嗆氣急。便秘溺渾。舌苔前半化。中白膩。脈軟數。自汗甚多。因改與桂枝加附子湯。加消導化痰之品。竟兩劑而熱解、欬除。舌化無苔。小便清長。脈息虛軟。即與強心營養法以善後。前方加黃耆、當歸、蓯蓉等品。

新閘路高照里三號王姓童。患濕溫適兩旬。熱雖得解。神昏肢搐。瞳孔散大。反射作用消失。頭項亦已痙強。脈軟將伏。慢脾絕症。羣醫束手。延師往診。即擬大劑附、桂、玳瑁、茯神、棗仁、磁石、龍齒等強心鎮靜藥。次日、神志略安。瞳孔雖大。已能收縮。右脈較大。病家因久病恐其陰液耗傷。察其舌仍白潤。於是原方增損再進。翌日往診。竟神甦、項軟。瞳散亦斂。嗣後加黃耆、當歸、蓯蓉、巴戟等品。調理數次而痊。按慢性腦膜炎治愈者極少。濕溫症抵抗力不足而罹肺結核者。往往菌毒入腦而成此症。王姓童之能速愈。依理推測。或無結核之故。然此症之得以挽回。絕非倖致也。

新閘路大新南貨號周姓童。延師往診。患濕溫已十六日。白痦密布。寒熱無汗。入晚爲甚。煩躁懊憹。神識不清。時有譫語。不能安寐。小便清長。鼓腸下利。口雖渴而喜熱飲。脈軟而數。舌苔黃膩而潤。與附、桂、磁石、龍齒。合葛根芩連。次日往診。身熱如故。煩躁較減。稍能安寐。便溏亦止。舌中黃膩。邊尖俱化光紅。呈三角型苔層齒間甚乾燥。且流鼻衄一次。病家粗知醫理。慮其熱極而津液不足。惟小便仍清而長。脈數而軟。故仍與前法加柴胡、青蒿、川連、荊芥、薄荷。服藥前且頻與楓斗茶。此法連進兩劑。熱勢較輕。夜寐亦安。煩躁譫語亦減。舌起糜苔。時欲噫噯。稍有咳嗽。於是與桂枝加附子湯。加化痰、芳香、鎮靜之品。五劑而熱解、欬除。舌苔光潤。再進前方加當歸、蓯蓉、龜版、白朮等培養之藥漸痊。此症當初診之時。病家再三質疑。視其啼哭、懊憹、焦急。認爲木火上熾。視其兩手撮空、戛齒、譫語。認爲痰熱迷戀厥陰。而當與三甲法。視其齒唇乾燥、口渴、鼻衄。認爲陽明症。且謂久病陰傷。不滋其陰。陰液將有枯竭之虞。復謂附桂溫藥。其性剛烈。多用更有動肝生風之慮。經師據理解答。守定已見。卒獲斯效也。

繆姓小兒住西摩路四一四號。患濕溫已三星期。虛熱起伏。頭汗淋漓。虛痦密布。神倦昏睡。寐則露睛。大便溏泄。小溲赤少。舌起糜苔。脈軟而緩。不耐重按。症有虛脫之象。師即與大劑四君子湯。加附、桂、芪、朮、龍、牡、茯神、棗仁等品。連進十數劑。精神漸振。脈息亦起。口糜化而生厚苔。大便數日不行。仍宗前方加血片、蓯蓉、當歸等品。調理兩次而復元。

孫少君住雷米路三十七弄與順南里四十號。延師往診。濕溫適三星期。身熱無汗。白痦層出。神昏煩躁。四肢厥冷。耳聾舌強。不能言語。舌光紅。脈軟數。症已垂危。諸醫謝絕。師與桂枝加桂合黃連阿膠鷄子黃湯。加玳瑁、棗仁、茯神、磁石、龍齒等藥。以盡人事而已。連診兩次。諸恙如故。病孩生死。伊家屬早已置之度外。惟一息尚存。不忍坐視待斃。守服前方十數劑。竟得神甦。熱解。

蘇城望族陸某。住金神父路二一五號。某日清晨。延師往診其公子。病起寒熱頗壯。無汗。頭痛。延醫某。投以豆豉、豆卷、山梔、連翹、桑葉、薄荷等品。一昨又進羚羊。惟熱壯依舊不減。汗出不澈。頭痛未除。巔頂尤甚。胸悶欲嘔。且有鼻衄。煩躁異常。懊憹善怒。不能安寐。寐則囈語。醒來更形不舒。渴不多飲。而喜冷飲。惟舌苔白潤。脈象浮數。顯係表邪未解。濕濁中阻。即擬辛溫解表之劑。病家因見辛溫之藥。畏不敢服。更延時醫某。投以淸水豆卷、薄荷、荆芥、杏仁、鬱金等藥。翌日又請調理名家診治。斷係腑中有積。所以熱不肯解。方用厚樸、檳榔、枳殼、瓜蔞、杏仁等藥。次日又加麻仁丸。然腑秘仍舊不行。於是再加桃仁、風化硝。一劑後。屢轉矢氣。肛門覺墜。便仍不解。醫謂病家急當通腑。便通積滯下行。熱勢當可迎刃而解。昨方又加番瀉葉、郁李仁。竟一劑而腑行甚多。惟熱勢仍盛。於是謝絕另請高明。病家又延師往診。病已十有一日。脘腹滿悶而拒按。鼓腸下利如豌豆汁狀。小便短赤不利。舌苔中間厚膩。呈三角型苔。脈軟而數。三五不調。右手不能舉動。表邪未解。氣陽不足。顯然無疑。方用羌、獨活、葛根、附、桂、厚樸、茆朮、砂仁、蔻仁、薤白、棗仁、磁石、龍齒等藥。守定此方。連進十數劑。諸恙方得輕減。惟熱尚未盡。頭汗涔涔。盧瘖層出。夜寐不酣。於是再進黃耆建中合黃連阿膠鷄子黃法。嗣後更加熟地、人參、當歸、蓯蓉、杜仲、萸肉、巴戟等培補之品。調理凡數十次。共服附子三斤。桂枝八兩餘。參斤許。黃耆、棗仁二三斤。熟地五六斤。厚樸四兩。茆朮八兩餘。磁石、龍齒各八九斤。始得全愈。此症幸得病家信任。方能大劑用藥。若再模稜兩可。或投輕便之方。定難保全也。

綜觀上列諸案。驟見方藥。似覺峻烈異常。然細察病情。多屬垂危重症。夫治病須有精深之學識。豐富之經驗。而後可以應付裕如。治重症更須絕不苟且。用藥肯負責任。始能獨挽沉疴。方不愧爲醫者存心濟世之意。此吾師之所以迥絕凡庸。而得以名震滬上者。豈偶然哉。

氣聽齋詩選

江陰曹穎甫遺著　瑞安姜佐景選投

六月十七日晨興偶作

雲氣懶如中酒。雨絲輕抵澆花。一陣薰風吹過。牆頭紅映朝霞。

老去知醫嘗藥。興來爇竹烹茶。市人夜語挑菜。游女晨妝買花。

臨砌盆花易瘁。後園野草偏長。淸晝閉門不出。賣冰聲裏斜陽。

水淨不生蚊蚋。樹低難集蜩螗。月上夜風徐動。小庭一綫微涼。

編後記

本刊原爲國醫科同學補充讀物。故以諸教師之作品爲夥。初意擬付油印。聊供同學研究。既思中醫問題。理應公開討論。况今國難當前。各處名醫。方集中滬上。更宜利用此時此地。藉刊物作有系統之探討。以成整理中國醫藥之基本工作。爰經本社編輯委員會決議。廣徵稿件。充實內容。毅然出版。與讀者相見。此爲本誌發刊之動機。

關於內容方面。皆本諸科學。事事重實際。不尚空談。不作個人宣傳。誠如陸淵雷師於發刊詞中所給予我們的啓示。——不致徒造字紙。——因之。材料務求精審。切合實用。舉凡以科學原理解釋中國醫理藥理。及中醫改進之方針等。均盡量揭載。對於本刊宗旨不合之諸大作。只得付諸割愛之列。

此次所集稿件。琳瑯滿目。美不勝收。惟以篇幅有限。未克盡量登載。只得移至下期刊出。尚希作者與讀者原諒。

此外。當特別指出者。如陸淵雷師於百忙中。爲本刊著述傷寒論概要一篇。多至二萬餘言。是繼續傷寒論今釋所未完之工作。其價值。相當偉大。復經編者再三懇求。承陸師允准於本期一次登完。俾讀者得窺全豹。

本刊作者。皆屬當代名流。諒讀者所稔知。無需編者一一爲之介紹。

下期起。本刊擬加刊有價值之譯著。及民間效方。諒爲讀者所樂聞也。

又本刊之出版延期。由於集稿費時。加之印刷遲誤。更欲不留錯字。前後凡經五六校。此亦延誤出版期之重要原因。

本刊承陳一航先生惠以題詞。溢美不敢當。然陳先生之文。其令妹冰玉女士之書。皆甚精美。雖未能製版印出。當寶藏以自勉。特此誌謝。

編者學力苦淺。未能使本刊盡善盡美。請讀者多多指教。

末了。本刊於發稿期間。蒙多數讀者訊問。又承方椒伯丁乙卯程國樹顏伯穎諸先生作實力之援助。足見愛護本刊之熱誠。附此一併誌謝。

編者